角膜テキスト臨床版

―症例から紐解く角膜疾患の診断と治療―

著者

西田　輝夫（山口大学名誉教授）

森重　直行（医療法人松井医仁会　大島眼科病院，副院長）

近間泰一郎（広島大学大学院医系科学研究科視覚病態学，准教授・診療教授）

福田　憲（高知大学医学部眼科学講座，准教授）

全日本病院出版会

序　文

　角膜は小さな透明組織ですが，外界の情報を限内に導入し網膜に焦点をあわせる光の人口として極めて重要で，少しの混濁や形状の変化が大きく視機能を左右します．眼球の一番表面にあることからしばしば感染や外傷の標的となります．1980 年にアメリカから帰国してからその角膜に魅入られて 40 年以上にわたり角膜の臨床と研究に携わってきました．

　1993 年から山口大学医学部眼科学教室を主宰する機会をいただき，角膜の臨床と基礎研究に基づく病態の理解を一つの観点から一貫した考え方で捉えることの大切さを痛感し，「角膜疾患の確定診断―透明・屈折の基礎から臨床まで―(メジカルビュー社，1998 年)」を上梓しました．その本の序文で，「私を指導し育ててくださった国内外の先輩や同僚から受け継いだものを，今，ティーグラウンドに立ち 21 世紀に活躍の場を求めている若い医学徒に継承することが私の責務です」と述べています．その後，山口大学の教授を定年退職するのを機会に，診察させていただいた沢山の症例をもとに，角膜の構造や機能を理解して疾患を考えるという観点から単著で「角膜テキスト(エルゼピア・ジャパン，2010 年)」と「ケースで学ぶ 日常みる角膜疾患(医学書院，2010 年)」を上梓しました．多くの教室員の諸君が協力してくれました．そして今その時の教室員達が，幾つかの施設で現役の角膜専門医として活躍してくれています．

　この度，育ってくれた教え子があたらしい本を出しましょうと誘ってくれました．今までの私一人の単著ではなく，私の考え方に共鳴して頑張って臨床研究を続けてきている彼らが中心に執筆し，私もその執筆陣の一人として参加させてもらえました．このように多くの角膜専門医が育ち，それぞれの場で活躍してくれているのはとても嬉しいことで，また誇りでもあります．

　本書では，再び先ず症例を提示してから議論するというスタイルを踏襲しました．森重直行君(大島眼科病院 副院長)が中心となり，近間泰一郎君(広島大学 准教授・診療教授)，福田　憲君(高知大学 准教授)が最新の知見を元に執筆してくれました．言わば私の教え子の先生方のまとめでもあります．最早手術もできなくなり，外来診療を細々と続けている私にとっては，学ぶことが多くありました．「老いては子に従え」とはよく言われますが，従える次の世代の先生方が育ってくれていることに感激しています．

西田輝夫

序　文

　私が角膜の診療を志して27年の歳月が経過しました．言い換えれば，師匠の西田先生に角膜の教えを乞うようになって，27年が経過したことになります．その間，西田先生に厳しく指導され，諸先輩方に助けていただきながら，数多くの角膜疾患の診療を担当することができました．今でも角膜疾患の診断や治療選択に迷うことが多く，それは自分の伸びしろと捉えて，毎日遭遇する患者さんの診療を行っています．何が起こっていると考えるか，どうやって診断するか，そしてどのように治療していくか，その思考のプロセス，ストラテジーの構築は，自然と西田先生の考え方に基づいて行っている自分に気づかされます．医師国家試験に出てくるような一対一の解答ではなく，多角的に患者さんを観察し，様々な可能性を考え，一番可能性が高い病態を念頭に置き，それでいて自分の考えが正しいかどうかを常に見直しながら，患者さんに向き合う．当たり前のことかもしれませんが，そのスタンスが染みついているのは，西田先生の熱心なご指導のおかげと今でもひしひしと感じます．西田先生の考え方を弟子たちが咀嚼し吸収し，そしてその吸収したものをアウトプットしたものがこの一冊の本になりました．もちろん，西田先生のお考えも，この本に直接注ぎ込んでいただいています．世界中には，GraysonやSmolinといった偉人の名前の冠された角膜の名書が多くあります．この本が，それらの名書に少しでも近づけるよう，そしてこの本が臨床の現場で活躍される眼科医の先生方のお役に立てるよう，願ってやみません．「西田輝夫の臨床角膜学」ともいえる本書を，是非とも臨床の現場で，目の前の患者さんの診療にお役立ていただければと思います．

　本書を刊行するにあたり，株式会社全日本病院出版会代表取締役社長末定広光様には本書の企画から刊行まですべてのステップでご尽力いただきました．また，全日本病院出版会編集部の神林結衣様には，急遽の担当交代の後任として，万全のピンチヒッターの役を果たしてくださいました．この場をお借りして，心より御礼申し上げます．

森重直行

＊本書では，読者の利便性を考え薬品は一般名と商品名の両方を記載しています．筆者らは，特に一つの商品を推奨するものではありません．

角膜テキスト臨床版 —症例から紐解く角膜疾患の診断と治療—

CONTENTS

第1章　角膜に白い部分がある　2

1. 浸潤　3
1）カタル性角膜浸潤　3
2）角膜フリクテン　5
3）コンタクトレンズ起因性角膜炎　8
4）角膜感染症　9

2. 沈着　10
1）角膜ジストロフィ　10
2）帯状角膜変性　11
3）角膜アミロイドーシス　13
4）脂肪沈着　14
5）角膜染血症　15
6）Salzmann 結節変性　16

3. 瘢痕　17
1）角膜感染症治癒後の瘢痕　17
2）外傷後の瘢痕　20
3）角膜上皮欠損後の瘢痕　21

4. 浮腫　21
1）水疱性角膜症　21
　コラム　スペキュラマイクロスコピー　24
　　角膜内皮細胞の自然経過　25
　　水疱性角膜症は進行性疾患である　25
2）上皮浮腫　25

第2章　角膜の感染症　28

1. 細菌性角膜潰瘍（グラム陽性菌）　29
1）ブドウ球菌　29
2）肺炎球菌　31
3）コリネバクテリウム　32
4）アクネ菌　33

2. 細菌性角膜潰瘍（グラム陰性菌） ⋯⋯⋯⋯⋯⋯⋯⋯⋯⋯ 33

   1）緑膿菌 ⋯⋯⋯⋯⋯⋯⋯⋯⋯⋯⋯⋯⋯⋯⋯⋯⋯⋯⋯⋯ 34

   2）モラクセラ ⋯⋯⋯⋯⋯⋯⋯⋯⋯⋯⋯⋯⋯⋯⋯⋯⋯⋯⋯ 35

   3）セラチア ⋯⋯⋯⋯⋯⋯⋯⋯⋯⋯⋯⋯⋯⋯⋯⋯⋯⋯⋯⋯ 36

   4）淋菌 ⋯⋯⋯⋯⋯⋯⋯⋯⋯⋯⋯⋯⋯⋯⋯⋯⋯⋯⋯⋯⋯⋯ 37

3. 角膜真菌症 ⋯⋯⋯⋯⋯⋯⋯⋯⋯⋯⋯⋯⋯⋯⋯⋯⋯⋯⋯⋯⋯ 38

   1）酵母菌 ⋯⋯⋯⋯⋯⋯⋯⋯⋯⋯⋯⋯⋯⋯⋯⋯⋯⋯⋯⋯ 39

   2）糸状菌 ⋯⋯⋯⋯⋯⋯⋯⋯⋯⋯⋯⋯⋯⋯⋯⋯⋯⋯⋯⋯ 41

4. アカントアメーバ角膜炎 ⋯⋯⋯⋯⋯⋯⋯⋯⋯⋯⋯⋯⋯⋯ 42

5. ウイルス性角膜炎 ⋯⋯⋯⋯⋯⋯⋯⋯⋯⋯⋯⋯⋯⋯⋯⋯⋯ 45

   1）単純ヘルペスウイルス 1 型 ⋯⋯⋯⋯⋯⋯⋯⋯⋯⋯⋯ 45

   2）水痘帯状疱疹ウイルス ⋯⋯⋯⋯⋯⋯⋯⋯⋯⋯⋯⋯⋯ 50

   3）サイトメガロウイルス ⋯⋯⋯⋯⋯⋯⋯⋯⋯⋯⋯⋯⋯ 52

      コラム 角膜塗抹検鏡検査の重要性 ⋯⋯⋯⋯⋯⋯⋯⋯ 54

第3章 角膜がフルオレセイン染色で染まる ⋯⋯⋯⋯⋯⋯ 58

1. 点状表層角膜症（SPK） ⋯⋯⋯⋯⋯⋯⋯⋯⋯⋯⋯⋯⋯⋯⋯ 58

   1）ドライアイに関連する SPK ⋯⋯⋯⋯⋯⋯⋯⋯⋯⋯⋯ 60

      コラム シルマー試験 ⋯⋯⋯⋯⋯⋯⋯⋯⋯⋯⋯⋯⋯⋯ 64

   2）電気性眼炎 ⋯⋯⋯⋯⋯⋯⋯⋯⋯⋯⋯⋯⋯⋯⋯⋯⋯ 65

   3）Thygeson 点状表層角膜炎 ⋯⋯⋯⋯⋯⋯⋯⋯⋯⋯⋯ 66

   4）上輪部角結膜炎 ⋯⋯⋯⋯⋯⋯⋯⋯⋯⋯⋯⋯⋯⋯⋯ 67

   5）中毒性角膜症（点眼薬，内服薬） ⋯⋯⋯⋯⋯⋯⋯⋯ 69

   6）兎眼性角膜炎 ⋯⋯⋯⋯⋯⋯⋯⋯⋯⋯⋯⋯⋯⋯⋯⋯ 72

   7）アレルギー性結膜疾患に伴う角膜上皮障害 ⋯⋯⋯⋯ 74

2. 角膜びらん ⋯⋯⋯⋯⋯⋯⋯⋯⋯⋯⋯⋯⋯⋯⋯⋯⋯⋯⋯⋯ 76

   1）単純びらん ⋯⋯⋯⋯⋯⋯⋯⋯⋯⋯⋯⋯⋯⋯⋯⋯⋯ 76

   2）再発性角膜上皮びらん ⋯⋯⋯⋯⋯⋯⋯⋯⋯⋯⋯⋯ 78

3. 遷延性角膜上皮欠損 ⋯⋯⋯⋯⋯⋯⋯⋯⋯⋯⋯⋯⋯⋯⋯⋯ 80

   1）神経麻痺性角膜症 ⋯⋯⋯⋯⋯⋯⋯⋯⋯⋯⋯⋯⋯⋯ 83

   2）糖尿病角膜症 ⋯⋯⋯⋯⋯⋯⋯⋯⋯⋯⋯⋯⋯⋯⋯⋯ 84

4. 糸状角膜炎 ⋯⋯⋯⋯⋯⋯⋯⋯⋯⋯⋯⋯⋯⋯⋯⋯⋯⋯⋯⋯ 86

5. 角膜上皮異形成 ⋯⋯⋯⋯⋯⋯⋯⋯⋯⋯⋯⋯⋯⋯⋯⋯⋯⋯ 88

第4章 両眼とも同じような濁りがある 92

1. 角膜ジストロフィ 92
 1）顆粒状角膜ジストロフィ 93
  ①顆粒状角膜ジストロフィⅠ型 93
  ②顆粒状角膜ジストロフィⅡ型 96
 2）格子状角膜ジストロフィ 99
  ①格子状角膜ジストロフィⅠ型 99
  ②格子状角膜ジストロフィ変異型 99
 3）斑状角膜ジストロフィ 100
 4）膠様滴状角膜ジストロフィ 100
 5）Bowman 層ジストロフィ 102
 6）その他の実質ジストロフィ 102
  ①Central cloudy dystrophy of François 102
  ②Pre-Descemet corneal dystrophy 102
 7）角膜内皮ジストロフィ 103
2. 角膜が濁る代謝性疾患 103
3. 角膜が濁る全身疾患 105
 1）Stevens-Johnson 症候群 105
 2）移植片対宿主病(graft versus host disease, GVHD) 106
 3）眼類天疱瘡 107

第5章 角膜が変形している 110

1. 円錐角膜 110
2. Pellucid 辺縁角膜変性 116
3. 球状角膜 117
4. 後部円錐角膜 118

第6章　角膜の周辺部に病変がある　　122

1. Mooren 潰瘍　　122
2. Terrien 辺縁角膜変性　　124
3. 全身疾患に関連する角膜潰瘍　　126
4. Dellen　　129

第7章　角膜内皮に何かある　　132

1. Fuchs 角膜内皮ジストロフィ　　132
2. 後部多形性角膜ジストロフィ　　136
3. Pre-Descemet corneal dystrophy　　137

第8章　角膜の外傷　　140

1. 角膜異物　　140
2. 化学熱傷　　141
3. 角膜熱傷　　144

第9章　角膜の手術　　148

1. 全層角膜移植　　149
   - コラム　角膜移植と白内障手術　　158
   - 角膜移植後の屈折矯正　　159
2. 表層角膜移植　　160
   - コラム　深層角膜移植と Dua 層（Dua's layer）　　162
3. 角膜内皮移植　　163
   - コラム　角膜内皮移植の再移植　　167
4. 角膜輪部移植・培養上皮移植　　167
5. クロスリンキング　　169
6. 治療的レーザー角膜切除術　　171

第10章 小児の角膜に何かある … 176

1. 輪部デルモイド … 176
2. Peters 異常 … 177
   コラム 赤外光を用いた角膜実質浮腫眼の観察 … 178
3. 強膜化角膜 … 179

第11章 角膜所見 … 182

第12章 角膜の治療法 … 186

1. 角膜上皮を保護する方法 … 186
2. 角膜穿孔の管理 … 187
3. 自家調整の点眼薬 … 189

第13章 角膜に関するいろいろなこと … 192

1. オキュラーサーフェスという考え方 … 192
2. 角膜実質のコラーゲン構造の特徴 … 194
3. デスメ膜皺襞のできるメカニズム … 195

INDEX … 196
文　献 … 200

角膜テキスト臨床版
―症例から紐解く角膜疾患の診断と治療―

第**1**章

角膜に
白い部分がある

第1章 角膜に白い部分がある

　角膜は透明組織であり，その向こう（内側，眼内）にある虹彩が観察できるので，本来は透明である．角膜はしばしば"黒目"と表現される．この角膜が様々な原因で"白く"なると，"角膜に異常がある"ということは一目瞭然である．しかしながら，その"白さ"すなわち"混濁の感じ"は様々であり，疾患によって"混濁の感じ"は異なる．混濁が形成されるメカニズムが原因の病態により異なるため，"混濁の感じ"に差異が生じる．したがって，角膜の"混濁"は，ただ"角膜が白い"ということではなく，病態を反映した"混濁"として区別・鑑別することが肝要であり，その鑑別が角膜疾患の診断に直結する．

　図（図1.1）に，角膜に混濁をきたしている状態，すなわち様々な混濁具合の前眼部写真を列挙している．どの症例も，"角膜が白い"と表現できるが，それぞれ，浸潤，瘢痕，沈着，浮腫と区別できる[1]．これらを"混濁の感じ"からどのタイプの混濁か判断し，現病歴や既往歴・家族歴，炎症所見など，他の情報を参考に原因となる疾患の診断を進め，適切な治療法を選択していくこととなる．

【浸　潤】（図1.1-A）

　角膜内に炎症性細胞が侵入し，集簇することで混濁をきたす状態であり，炎症性角膜疾患でみられる．炎症性細胞の集簇が浸潤病巣を形成し，はっきりとした混濁と判断できる時もあれば，角膜実質全体にぼんやりとした混濁としてみられることもある．細隙灯顕微鏡で観察すると，明るいスリット光を照射した際に実質中にキラキラと輝

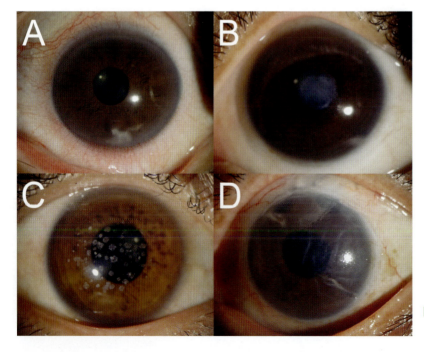

図1.1

くような微細な構造がみられ，これが浸潤してきた細胞である．角膜に浸潤がみられる場合には，角膜だけでなく結膜，眼瞼に充血を中心とした炎症所見がみられることが多い．炎症の原因は，感染性のものと非感染性のものとがあるが，この鑑別が難しい症例もしばしば経験する．治療方針が全く異なるため，感染性か，非感染性かの鑑別は極めて重要である．

【瘢 痕】（図1.1-B）

先行する角膜疾患が存在し，その治癒後にみられる角膜実質の混濁である．基本的には生体反応として角膜実質細胞が活性化し，新しいコラーゲンなどを合成・分解した結果としての混濁であり，角膜線維化（corneal fibrosis）とも表現される．原疾患の病態により，角膜実質混濁の深度が異なることが多く，診断の参考になる．瘢痕部分は組織収縮をきたすため，角膜実質が薄くなることもある．感染症や外傷など，外的刺激が原因で発症する角膜疾患に続発するものが多く，角膜実質のあらゆる層に発生しうる．

【沈 着】（図1.1-C）

角膜内に本来存在しない異常な物質が沈着し，混濁をきたす状態である．病変と正常組織との境界は明瞭であることが多い．基本的に非炎症性であり，細胞浸潤を伴わない．したがって，緩徐に進行する疾患がほとんどである．

【浮 腫】（図1.1-D）

角膜内皮細胞の機能低下・機能不全により角膜内の水分の排出が滞り，角膜実質内に過剰な水分が滞留することで生じる混濁である．浮腫が生じるには，角膜内から排出されようとする水分量と角膜外から実質内にしみ込もうとする水分のバランスが崩れることにより生じるため，バランスの崩れ具合により浮腫の程度は様々である．また，上皮欠損など角膜上皮のバリアの破綻でも浮腫は生じる．

1. 浸 潤

1）カタル性角膜浸潤

症例

48歳女性．右眼の充血と異物感を主訴に来院した．眼科的既往歴はなく，コンタクトレンズの装用もしていない．角膜上方周辺部に白色混濁および軽度結膜充血を認めた．また，白色混濁と強膜の間に混濁がみられない部分がみられた（図1.2-A）．フルオレセイン染色を行うと，浸潤病巣より小さい上皮欠損がみられた（図1.2-B）．充血の程度が比較的軽いこと，眼脂の分泌がないこと，角膜全体の角膜実質内の細胞浸潤や前房内炎症を認めないことから，カタル性角膜浸潤と診断し，1.5%クラビット点眼・0.1%フルメトロン点眼 各1日4回で治療を開始した．1週間後には結膜充血も軽減し細胞浸潤も消退し，自覚症状は消失した（図1.2-C，D）．

カタル性角膜浸潤は，非感染性の角膜炎の一つである．細菌の菌体タンパク質に対する過敏反応（一種の免疫反応）が病態と考えられている[2]が，コンタクトレンズ装用者でも多くみられることから，様々な物質に対して起こる過敏反応が原因と考えられる．

異物感，充血を主訴に受診することが多い．「黒目が白くなっている」と病変部位に気づいて受診することもある．角膜周辺部に白色円形または楕円形の浸潤病巣を認め（図1.3-A），しばしば上皮欠損を伴う（図1.3-C）．この細胞浸潤と強膜との間には透明帯（細胞浸潤による混濁がみられない部位）が存在（図1.3-B）するのが本疾患の特徴である．細胞浸潤は病巣に限局しており，角膜全体に波及することはなく，眼脂の分泌もみられない．上皮欠損はみられたりみられなかったりで，

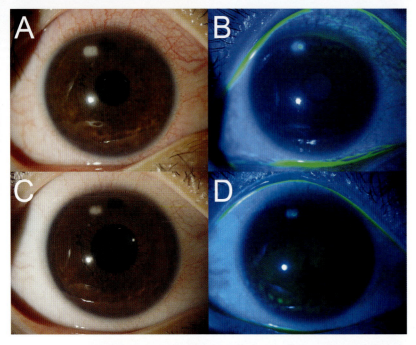

図1.2 カタル性角膜浸潤
A：受診時．上方結膜を中心に充血がみられ，11時半方向の輪部寄りに白色病変（浸潤病変）を認める．
B：フルオレセイン染色を行うと，浸潤病変よりも狭い範囲の上皮欠損を認める．
C：1週間後．結膜充血は軽減し，浸潤病巣も小さくなり浸潤が消退していることが推測される．
D：フルオレセイン染色を行っても染色はみられず，上皮欠損が消失していることがわかる．

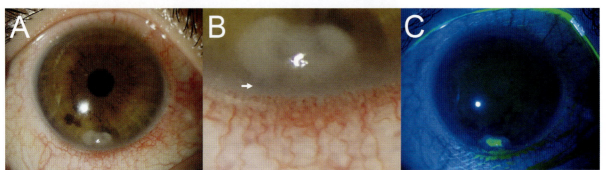

図1.3 カタル性角膜浸潤
A：角膜下方周辺部に白色混濁を認める．病変周囲の結膜を中心に軽度充血を認める．
B：病変の強拡大像．輪部近くに浸潤病巣が存在するが，浸潤病巣と強膜の間に透明帯が存在する（矢印）．
C：フルオレセイン染色．浸潤病巣より小さい上皮欠損がみられる．上皮欠損はみられたりみられなかったりで，必須ではない．

必須ではない．眼瞼炎との関連も言われており，浸潤病巣は瞼縁と接する2時，4時，8時，10時方向にみられることが多い．しばしば結膜充血がみられ，程度も症例によって異なる．また，角膜浸潤の程度は様々で，表在性の血管侵入を伴うこともある．感染性角膜炎と異なり，前房内炎症はみられない．カタル性角膜浸潤は角膜感染症との鑑別が重要であり，診断に迷う場合にはステロイドを投与せず抗菌剤のみで経過観察する．角膜実質の細胞浸潤が拡大せず，眼脂の増加がみられなければ本疾患の可能性が高い．

> **治療レシピ**
> ①0.1％フルオロメトロン点眼……………………………………………………1日4回
> ②抗菌薬（ニューキノロンなど）点眼……………………………………………1日4回
> 点眼加療のみで角膜内の細胞浸潤は軽減し，炎症の消退に伴い結膜充血も軽減する．

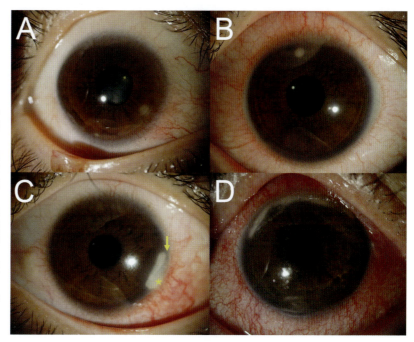

図 1.4
いろいろなカタル性角膜浸潤
A：4時方向に比較的軽微な浸潤巣がみられ，結膜の充血も伴っている．他の部位の結膜充血は軽度
B：12時方向に円形の浸潤層がみられる．ソフトコンタクトレンズ装用者にみられたカタル性角膜浸潤で，瞼縁と接触しにくい部位に浸潤巣がみられる．
C：3〜4時方向に帯状の浸潤層がみられる．一部透明帯が維持されている（矢印）が，浸潤巣が強膜と接触している部分（★）もみられる．結膜の充血も強い．
D：10〜2時方向にかけて角膜輪部に近い部位に沿った帯状の浸潤巣がみられ，透明帯も維持されている．結膜充血も顕著

2）角膜フリクテン

症例

14歳女性．左眼の充血を主訴に来院した．アレルギー性結膜炎の既往はあるが，アトピー性皮膚炎はない．左眼の角膜中央部には表在性の血管侵入を伴う結節性病変を認めた（図1.5-A）．スリット光で観察すると，結節性病変周囲の実質浅層に軽微な細胞浸潤がみられた（図1.5-B）．角膜フリクテンと診断し，1.5%クラビット点眼およびリンデロン点眼1日4回で治療を開始した．2週間後，結膜充血および結節性病変の混濁は軽減し，結節周囲の細胞浸潤は消失した（図1.5-C, D）．点眼治療開始後4週間後，結節性病変があった部分に瘢痕形成を認めるが，結節性病変周囲の細胞浸潤はみられない（図1.5-E, F）．

　角膜フリクテンは，角膜に表在性の血管侵入を伴う結節性病変を形成する炎症性疾患で，小児期から思春期の若年者に好発する．アクネ菌や結核菌，ブドウ球菌などの菌体タンパク質に対する遅発性アレルギー反応[3)4)]とされている．異物感や充血を主訴とすることが多く，また病変部位が比較的角膜中央部に及ぶため，視力低下をきたすことも多い．進行すると角膜穿孔をきたすこともある．結節性病変が結膜に形成されると結膜フリクテンと呼ばれ，結節性病変周囲の結膜充血がみられる．角膜フリクテンは非感染性炎症性疾患であるが，重篤な状態となることもあるため，活動性が高い時には消炎を図り，慎重に経過観察する必要がある．感染症との鑑別が重要であり，フリク

テンでは膿性眼脂の分泌はみられないことが鑑別のポイントである．
　小児期から思春期の患者に長期にわたりステロイド点眼を投与するため，眼圧のチェックは必須である．ステロイドレスポンダーの場合には，低濃度ステロイド点眼に変更するか，非ステロイド系消炎点眼薬に変更する．
　フリクテンでは，上述のように病原微生物の膜成分であったり菌体毒素成分が抗原となったりしてアレルギー反応を生じている．この病原微生物の感染場所として着目されているのがマイボーム腺であり，マイボーム腺の感染および炎症が角結膜に波及し眼表面の炎症を惹起しており，既出のカタル性角膜浸潤や酒皶性角膜炎なども含めて，

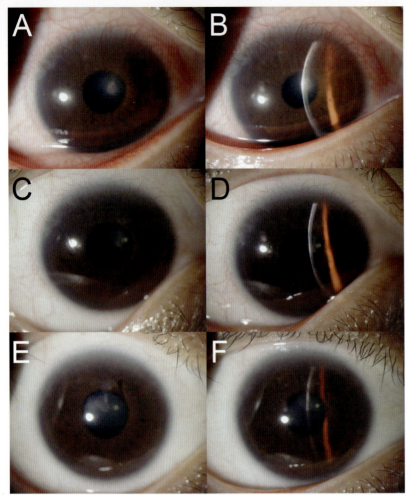

図1.5
角膜フリクテン
A：角膜中央部に表在性の血管侵入を伴う結節性病変を認める.
B：スリット光で観察すると，結節性病変周囲の実質浅層に軽微な細胞浸潤がみられることがわかる.
C：点眼治療開始2週間後. 結膜充血は軽減し，結節性病変の混濁も軽減している.
D：結節周囲の細胞浸潤は消失した.
E：点眼治療開始後4週後. 結節性病変があった部分に瘢痕形成を認める.
F：結節性病変周囲の細胞浸潤はみられないままである.

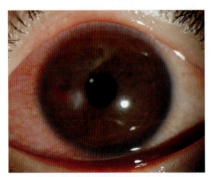

図1.6 角膜フリクテン
角膜中央部やや9時方向に，表在性の血管侵入を伴う細胞浸潤の集簇(結節性病変)を認める. 結膜の充血はみられるものの，角膜その他の部分の細胞浸潤はみられない. 上眼瞼縁の充血も顕著である.

マイボーム腺炎角結膜上皮症(meibomitis-related keratoconjunctivitis, MRKC)として一つの疾患概念としてとらえる考え方[5]がある. 実際に，角膜フリクテンの患者のマイボーム腺の形態に顕著な異常がみられる[6]ことから，マイボーム腺に生じた異常(おそらくは感染症)により角膜の炎症を引き起こしていると考えられる. したがって，角膜の炎症であっても眼瞼にその炎症の原因がある場合，眼瞼炎(化膿性霰粒腫や麦粒腫)の治療を行う必要がある. 特に，セフェム系やマクロライド系，テトラサイクリン系の抗生剤の内服が奏効することがある.

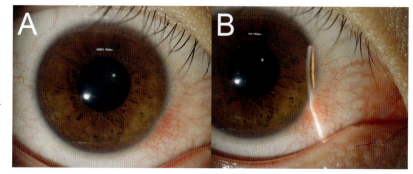

図 1.7
結膜フリクテン
A：4 時方向結膜を中心に充血がみられる．角膜には異常所見がみられない．
B：4 時方向輪部にスリットを当てると，結膜の隆起（結節形成）が観察される．

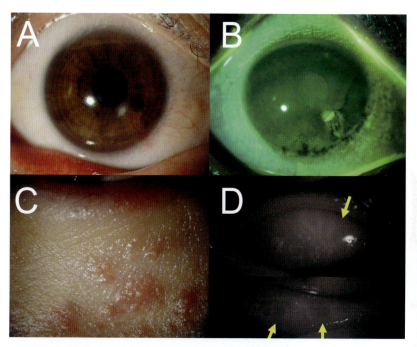

図 1.8
酒皶性角膜炎
A：角膜中央部に表在性の血管侵入を伴う浸潤病巣を認める．浸潤病巣は隆起性病変の形態をとっておらず，結節を形成していない．
B：浸潤病巣に一致して上皮欠損を認める．
C：左頬部にみられた皮疹．発赤の中心に白色の膿瘍様の病変を認める．皮膚科で酒皶と診断されて治療中である．
D：左側上下眼瞼のマイボグラフィー．上下眼瞼ともにマイボーム腺の脱落を認める．酒皶性角膜炎には，ミノサイクリン内服が奏効する．

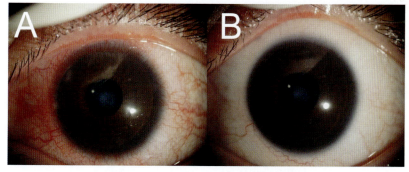

図 1.9　**マイボーム腺炎角結膜上皮症**
A：左眼の結膜充血を認める．9 時および 10 時半方向の角膜輪部に細胞浸潤巣を認める．上眼瞼炎は発赤しており，一部マイボーム腺開口部の閉塞を認める．角膜病変はカタル性角膜浸潤であるが，マイボーム腺の異常を伴っておりマイボーム腺角結膜上皮症と考える．
B：治療後．ベタメサゾン点眼，レボフロキサシン点眼に加え，セフメノキシム内服（3cap 分 3，7 日間）を行った．角結膜の炎症は消退し，瞼縁の発赤も軽減した．

> **治療レシピ**
>
> ①抗菌薬点眼
>   セフメノキシム点眼……………………………………………………………1日4回
>   または
>   アジスロマイシン点眼………………………1日2回2日間→1日1回2日目以降，12日間
> ②0.1％フルオロメトロン点眼…………………………………………………1日4回
>   抗菌薬は上記いずれかを点眼，炎症所見の軽減をみながら，ゆっくりと漸減していく（例：1日4
> 回1か月→1日3回1か月→1日2回1か月→1日1回2か月）．
>   アジスロマイシン点眼は点眼日数の制限がある．まず2週間投与したのちはいったん2週間から
> 4週間は投与間隔をあける．
>   炎症が強い場合は，フルオロメトロン点眼に代えてベタメサゾン点眼を用いる．
>   眼瞼の炎症の程度に応じて，内服を併用する．
>   セフジニル内服………………………………………………………300 mg（3cap）分3
>   クラリスロマイシン内服…………………………………………………400 mg分2
>   ミノサイクリン内服………………………………………………………100 mg分1
>   上記いずれかの薬剤を3日間～7日間程度内服する．
>   小児においては，ドライシロップで対応し，体重に応じて減量する．

3）コンタクトレンズ起因性角膜炎

症例

　20歳男性．右眼の充血を主訴に来院した．ソフトコンタクトレンズ（SCL）装用者．11時方向中間周辺部と瞳孔縁に近い5時方向角膜に小円形の細胞浸潤巣を認めた．結膜の充血も顕著であった（図1.10-A，B）．スリット光を当てると，角膜全体の実質浅層から中層にかけてびまん性の細胞浸潤がみられた（図1.10-C，D）が，眼脂の分泌はみられなかった．詳細に病歴を聴取すると，コンタクトレンズを装用したまま寝てしまったとのことであった．コンタクトレンズの過装用による角膜炎と診断し，コンタクトレンズ装用を中止させ，クラビット点眼1日4回のみを処方し経過観察した．角膜実質の細胞浸潤および充血は徐々に消失した．

　コンタクトレンズ（CL）は角膜に接触する医療用具であるため，CLが原因となる角膜障害をしばしば経験する．CL装用者が，充血や異物感を主訴に来院し，角膜に細胞浸潤などの炎症所見がみられた場合，CL関連角膜炎を疑う．

　CL関連角膜炎では，カタル性角膜浸潤に類似した浸潤巣を形成する．浸潤巣は複数みられることもある．角膜上皮欠損はみられないか，みられても浸潤病巣に一致する程度である．浸潤病巣はカタル性角膜浸潤と同じように周辺部に形成され

ることが多いが，角膜中央寄りに形成されることもある．また，角膜全体の実質浅層に細胞浸潤を認めることもある．時に角膜実質浮腫を伴うこともあり，これらの多くはソフトコンタクトレンズ（SCL）の過装用でみられる．充血だけでなく視力低下を伴うが，SCL装用中止し経過観察するだけで自然治癒する．

　一方で，CL装用者に感染性角膜炎を発症することもある．CL装用者に好発する感染症は，緑膿菌に代表されるグラム陰性桿菌感染症とアカン

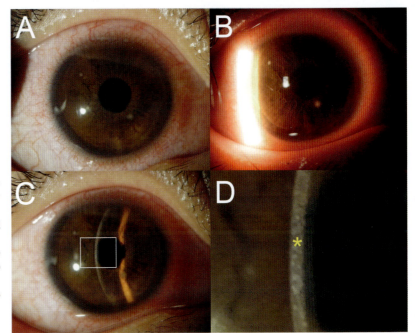

図 1.10
CL 関連角膜炎
A：11 時方向中間周辺部と瞳孔縁に近い 5 時方向角膜に小円形の細胞浸潤巣を認める．結膜の充血もみられる．
B：強膜散乱法で観察すると浸潤巣が観察しやすい．
C：スリット光を当てると，角膜全体の実質浅層から中層にかけてびまん性の細胞浸潤がみられることがわかる．
D：Cの拡大写真．★の部分が実質浅層から中層の細胞浸潤である．

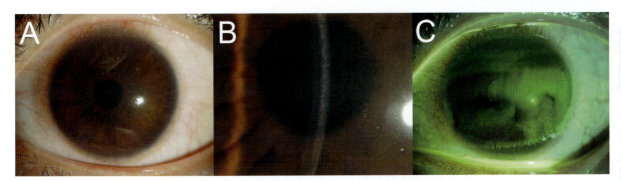

図 1.11　CL 過装用による CL 関連角膜炎
A：毛様充血と角膜中央部の混濁を認める．
B：角膜中央部の拡大写真．実質浅層から中層にかけて，細胞浸潤がみられる．
C：上皮欠損は認めない．

トアメーバ角膜炎である（第 2 章 33，42 ページ参照）．上記症例のように，非感染性角膜炎の疑いが強い場合でも，感染性の要素が隠れている場合もあるので，安易にステロイドを投与するべきではないと考える．

CL ユーザーに発生した角膜炎やその他の角膜障害の診断をするうえで，CL 使用に関する情報収集（装用していた CL がハードコンタクトレンズ（HCL）か SCL か，SCL なら通常タイプかディスポーザルタイプか，CL のケアは十分であったか，装用に無理はなかったか，など）を十分に行う必要がある．

4）角膜感染症

角膜感染症では，その浸潤病巣が白色円形の形態を呈するので，角膜に存在する白い丸として観察される．しかしながら，カタル性角膜浸潤やフリクテンなどの非感染性角膜炎と異なり，眼脂分泌や前房内炎症，強い結膜充血などの症状が強く現れる．分泌される眼脂は，病原微生物に反応して浸潤してきた炎症性細胞や融解した角膜実質から形成されるものであり，角膜実質融解を伴わな

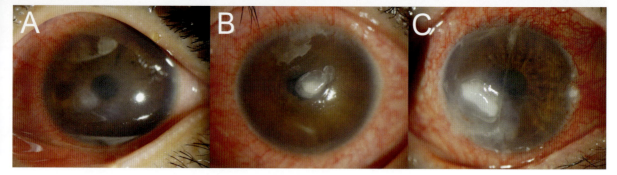

図 1.12
A：グラム陽性球菌（黄色ブドウ球菌）を起炎菌とする細菌性角膜潰瘍．角膜中央部に円形の細胞浸潤巣と，その周囲の上皮欠損を認める．角膜中央部は角膜実質浮腫をきたしている．
B：グラム陰性菌（緑膿菌）を起炎菌とする細菌性角膜潰瘍．角膜中央部に浸潤巣を認める．
C：酵母（カンジダ）を起炎菌とする角膜真菌症．角膜中央部から周辺部にかけて，細胞浸潤層と角膜実質の融解，上皮欠損を認める．

い非感染性角膜炎では観察されることが少ない．また，前房蓄膿を形成するほどの前房内炎症は非感染性の角膜炎では稀である．結膜充血は，非感染性角膜炎でもみられるが，感染性角膜炎・角膜潰瘍の方が顕著であることが多い．病原微生物によりその炎症の程度には差があるが，一般的には非感染性角膜炎より感染性角膜炎の方が，炎症反応が強い（第2章28ページ参照）．

2. 沈 着

1）角膜ジストロフィ（第4章93ページ参照）

角膜ジストロフィは両眼性の非炎症性遺伝性角膜疾患と定義できる．様々な病型を示し，白色混濁を呈することもある．角膜ジストロフィで生じる白色混濁は，遺伝子異常によって生成された異常タンパク質が角膜内に沈着するために生じるものである．病理組織学的には，アミロイドやヒアリ

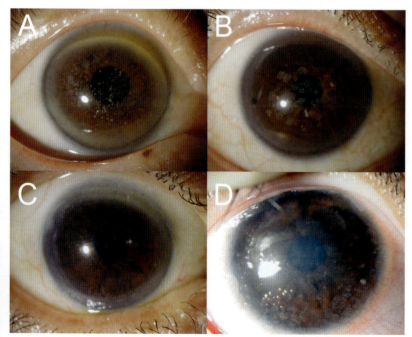

図 1.13
角膜ジストロフィ
A：顆粒状角膜ジストロフィⅠ型．角膜中央部の実質の全層に，白色顆粒状混濁を認める．
B：顆粒状角膜ジストロフィⅡ型．角膜中央部に，白色斑状混濁と金平糖状の白色混濁を認める．
C：斑状角膜ジストロフィ．角膜全体に，小円形の混濁を認める．特に，周辺部に円形混濁が輪状に沈着する．
D：膠様滴状角膜ジストロフィ．角膜全体に，小隆起を伴う混濁を認める．しばしば血管侵入を伴う．

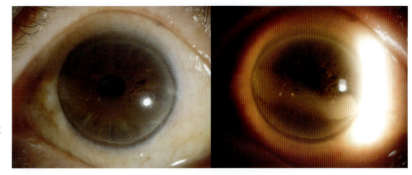

図 1.14
帯状角膜変性
瞼裂に一致して灰白色の混濁を認める. 混濁は上皮下にみられ, 実質内に混濁はみられない.

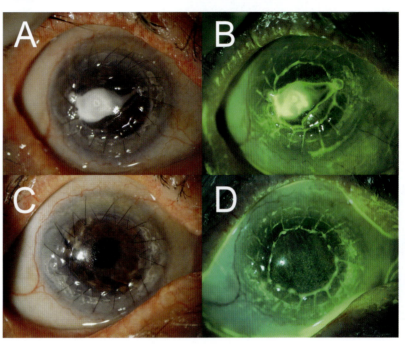

図 1.15
角膜移植後に発生した帯状角膜変性（カルシウム沈着）
A, B：移植片に上皮欠損が生じ, 同部位にカルシウムの沈着が発生した. 本症例は涙液分泌低下を合併していることに加え, 角膜移植後でリン酸ベタメサゾン点眼を行っていたため, 急速にカルシウム沈着が進行した.
C, D：再移植後. 上皮欠損が生じても急激なカルシウム沈着を起こさないように, リン酸ベタメサゾン点眼を早い段階でフルオロメトロン点眼に切り替え, 涙液減少型ドライアイの治療を併用して上皮管理を行っている.

ン, リン脂質などのタンパク質が角膜実質に異常沈着している[7]ことが観察される. 現在では, 細隙灯顕微鏡による観察だけでなく, 遺伝子異常を検出することが可能となっており, その遺伝子異常に基づいた診断や鑑別なども確定診断に必要である.

2) 帯状角膜変性

> **症例**
> 78歳女性. 視力低下を自覚し近医を受診したところ, 角膜混濁を指摘されて当院紹介受診. 左眼に瞼裂に一致して灰白色の混濁を認めた（図 1.14）. 混濁は上皮下にみられ, 実質内に混濁はみられなかった. 結膜の充血所見も認めない. 帯状角膜変性と診断し, 視力が比較的良好（矯正 0.9）であったため, 経過観察とした.

帯状角膜変性は, Bowman 層にカルシウムが沈着し, 角膜混濁を呈する疾患である. 上皮欠損の遷延化, 糖尿病, 人工透析, 緑内障点眼薬の使用, 角膜実質浮腫, 陳旧性角膜実質炎など, 様々な原因で角膜にカルシウムが沈着する. 帯状角膜変性は, ほとんどの症例で瞼裂に一致してみられる. 発症は通常緩徐で, 眼科受診時に指摘されることも多い. 一方で, 上皮欠損の存在, 涙液分泌の低

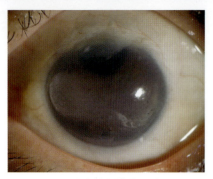

図1.16 水疱性角膜症に続発した帯状角膜変性
水疱性角膜症は外傷後の水晶体摘出術後に生じた．角膜実質浮腫が長期間にわたったため，瞼裂に一致した部位にカルシウムが沈着した．

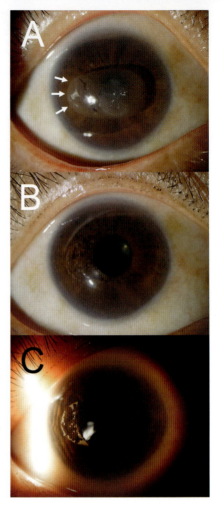

図1.17 帯状角膜変性に対するエキシマレーザーを用いた治療的レーザー角膜切除術(PTK)
A：瞼裂部位に一致した角膜中央部にカルシウムの沈着を認める．矢印の部分のカルシウム沈着が顕著で，異物感を訴えていた．
B，C：PTK後．瞳孔領のカルシウム沈着は切除されている．耳側のカルシウム沈着部位はレーザー照射域より外れていたため，攝子を用いてカルシウムの沈着したBowman層を可能な限り除去した．術後，患者の異物感は顕著に改善した．

下，リン酸ベタメサゾン点眼の条件が揃うと，短時間で角膜実質に及ぶカルシウムの沈着が起こることもある．これは，リン酸ベタメサゾンに含まれるリン酸塩と涙液中のカルシウムが結合し沈着しやすくなるためである．この場合，カルシウムの沈着は実質浅層から中層に至ることもある．通常，病変上には角膜上皮が伸展し上皮欠損はみられないが，症例によってはBowman層へ沈着するカルシウムが角膜上皮を突き抜けて表面に出てくることもあり，異物感や眼痛などの原因となる．また，遷延性角膜上皮欠損に続発した帯状角膜変性（カルシウム沈着）の場合，同部位の上皮欠損がさらに遷延化することをしばしば経験する．これは，Bowman層にカルシウムが沈着することによ

り，角膜上皮細胞が接着しにくくなり，角膜上皮の伸展は困難となるためであると考えられる．この場合，上皮欠損の再被覆を得るためには変性したBowman層の除去が必要[8]である．

帯状角膜変性では，混濁が瞳孔領を完全に覆ってしまわない限り，視力は良好であるが，患者がみえにくさを訴えたり，また混濁のため白内障手術などの内眼手術の妨げになったりする場合には治療の適応となる．本疾患の治療は，カルシウムが沈着したBowman層を除去することであるが，その方法としてはエキシマレーザーを用いた治療的角膜切除術(phototherapeutic keratectomy, PTK)[9]や，物理的なBowman層および沈着除去[10]，EDTAを用いた電気分解[11]がある．

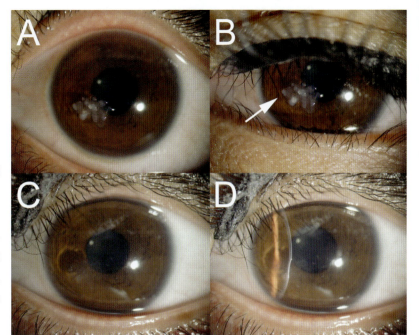

図 1.18
続発性アミロイドーシス
A：角膜中央部やや外下方に斑状の隆起性病変の集簇を認める．
B：矢印の睫毛が角膜に接触しており，この睫毛による刺激が原因でアミロイド沈着をきたしたものと考えられる．
C：アミロイド掻爬後1か月．アミロイドの再沈着はみられない．残存する瘢痕も軽度
D：スリット光を当てると，アミロイドを除去した分だけ角膜が菲薄化しているのがわかる．

3）角膜アミロイドーシス

> **症例**
>
> 27歳女性．左眼の異物感を主訴に受診した．視力はLV＝0.04(0.2×S－3.0D◯C－3.5D Ax40°)であった．角膜中央部やや耳側寄りに，灰白色の隆起性病変の集簇を認めた．結膜の充血や眼脂の分泌はみられなかった(図1.18-A)．通常開瞼では，上眼瞼の睫毛が病変部位に接触しているのが観察された(図1.18-B)．睫毛接触刺激による続発性アミロイドーシスと診断し，アミロイド除去を施行した．術後，上皮欠損は速やかに消失した．1か月後には視力はLV＝0.08(0.4×S－5.0D ◯C－3.5D Ax165°)まで改善し，角膜にアミロイドの沈着はみられないが(図1.18-C)，アミロイドが沈着していた部位ではアミロイドを除去したため角膜がやや菲薄化していた(図1.18-D)．患者の希望により睫毛内反症の治療は行っていないため，ソフトコンタクトレンズの装用を勧め経過観察している．

　角膜には，様々な原因でアミロイドが異常沈着することがある．その原因により原発性と続発性に分けられる．原発性アミロイドーシスは異常タンパクであるアミロイドが角膜内に産生される疾患であり，主に遺伝性疾患である角膜ジストロフィでみられる．顆粒状角膜ジストロフィⅡ型，格子状角膜ジストロフィⅠ型，膠様滴状角膜ジストロフィで角膜にアミロイドが沈着していることが確認できる．一方で，続発性アミロイドーシスは，慢性的な外的刺激に対し角膜が反応しアミロイド物質の沈着が生じる．続発性アミロイドーシスの原因となりうる外的刺激としては，睫毛乱生やハードコンタクトレンズが多い．外的刺激とアミロイド沈着のメカニズムは不明な点が多いが，ラクトフェリン遺伝子の異常が関与するという報告[12]もある．

　角膜アミロイドーシスでは，角膜にアミロイドタンパクが沈着し角膜混濁となるため，その混濁の除去が治療につながる．角膜ジストロフィに代表される原発性アミロイドーシスでは，異常アミロイド産生が角膜実質細胞に遺伝子異常として刻み込まれているため根治治療を行うことはできず，アミロイドが沈着した角膜を切除する，または切除したのちに正常角膜に置き換える角膜移植を行う，しか方法がない．一方で，続発性アミロイドーシスではアミロイド産生の原因となる外的

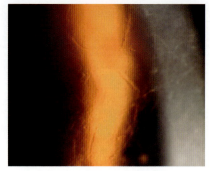

図1.19 原発性アミロイドーシス
格子状角膜ジストロフィでは角膜実質内にアミロイドが沈着し，半透明線状混濁がみられる．

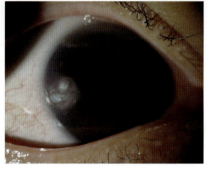

図1.20 ハードコンタクトレンズユーザーに生じた続発性アミロイドーシス
周辺部に近いところに白色の隆起性病変を認める．ハードコンタクトレンズが発症の原因になっている場合には，アミロイド沈着の外科的除去に加え，ソフトコンタクトレンズへの変更を検討する必要がある．

因子が存在するため，その外的因子除去により根治を得ることが可能である．特に，睫毛乱生・睫毛内反がその原因となっている場合には，外科的に睫毛接触を改善し，角膜に沈着したアミロイドを除去することで根治することができる．

睫毛が角膜に接触する病態としては，睫毛内反症と眼瞼内反症とがある．睫毛内反症は眼瞼の向きに異常がなく睫毛の向きに異常があり眼表面に睫毛が接触する状態である．一方で，眼瞼内反症は瞼板の向きに異常があり，睫毛だけでなく眼瞼皮膚が眼表面に接触する状態である．両者とも角膜に刺激が加わるためアミロイドーシスだけでなく，慢性的に存在する角膜上皮障害が角膜感染症の誘因となりうるため，患者の自覚症状改善目的だけでなく疾患予防の観点からも積極的な外科的治療が必要と考える．

4）脂肪沈着

> **症例**
> 68歳男性．40年前に顔面にアルカリ性薬品を浴び受傷し，経過観察されてきた．角膜には全周から表在性の血管侵入がみられ，角膜内に黄白色の混濁がみられる（図1.21）．角膜は一部混濁が薄い部分がみられるが，眼内の状態は観察できない．視力は光覚弁．両眼とも同じ状態であり，患者は積極的な治療を希望していない．

角膜は血管の存在しない組織であるが，何らかの誘因により，反応性に新生血管が侵入することがある．新生血管は透過性が高いため，血液中の脂肪が角膜内に沈着することがある．この角膜内の脂肪沈着はゆっくりと吸収されていくが，血流が存在すると脂肪沈着の消退は遅れる．

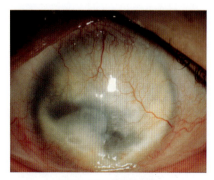

図1.21 脂肪沈着
アルカリ外傷後に上皮欠損が遷延化し，角膜に血管が侵入，角膜内血管から脂肪が沈着した．

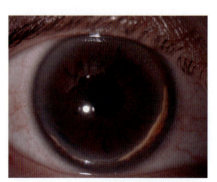

図1.22 Terrien辺縁角膜変性でみられる脂肪沈着
下方の変性部分は，角膜が菲薄化し血管侵入を伴っている．侵入した血管から脂肪が漏出・沈着している．

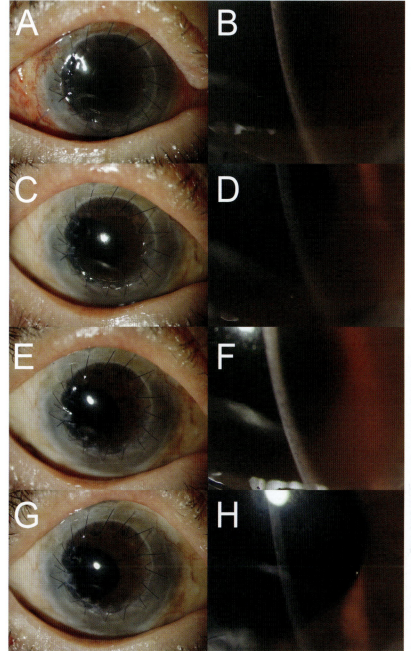

図 1.23

角膜染血症

角膜移植術中に発症した駆逐性出血が前房に至り，角膜を黄染した．

A，B：角膜移植後1か月．角膜全体がぼんやりと混濁しているが，角膜実質浮腫は認めない．

C，D：移植後3か月．混濁がやや軽減し，前房内の透見も改善した．

E，F：移植後6か月．角膜の混濁は下方半分に限局している．

G，H：移植後1年．角膜の混濁はほぼ消失し，虹彩も明瞭に透見できるようになった．

5）角膜染血症

症例

79歳女性．角膜移植術中に駆逐性出血を発症，前房出血が1か月にわたり継続した．出血発生後1か月の時点では，角膜は軽度浮腫状で角膜がぼんやりと混濁していた（図1.23-A）．スリット光を当てて観察すると，角膜実質深層がうっすらと黄染していた（図1.23-B）．3か月の時点でも角膜の淡い混濁は残存し虹彩紋理を明瞭に観察することができず（図1.23-C），実質深層の黄染も依然として観察された（図1.23-D）．6か月の時点で徐々に淡い混濁が消退し（図1.23-E, F），1年経った時

第1章 角膜に白い部分がある　2. 沈 着

点では混濁は消失し虹彩紋理も明瞭に観察できるようになり（図1.23-G），角膜実質深層の黄染も消失した（図1.23-H）．

　角膜染血症は，多量の前房出血が生じた際に，角膜内皮面が血液にさらされ，ヘモグロビンや血液中の脂質が角膜実質に沈着する状態である．角膜下方の実質深層を中心に赤錆色の沈着がみられ，その沈着は徐々に黄色に変化する．前房出血が消退していれば，徐々に角膜の沈着も消退するため，角膜混濁に対する積極的な治療は必要ない．

6）Salzmann結節変性

症例

　52歳女性．右眼の異物感を主訴に受診した．以前より右眼は視力が悪かった．視力はRV＝0.04（0.06×S−1.75D◯C−5.0D Ax170°），LV＝0.08（0.7×S−3.5D◯C−0.5D Ax110°）．右眼角膜下方に灰白色の隆起性病変が散在していた（図1.24）．異物感軽快目的の点眼薬の処方のみを希望されたため，ヒアルロン酸ナトリウム点眼4xRのみ処方し，それ以上の治療は行わなかった．

　Salzmann結節変性（Salzmann nodular degeneration）は，オーストリア人眼科医のSalzmannによる結節性変性症が最初の報告[13]である．Salzmann結節変性では，角膜上皮下に灰白色の結節性病変が，片眼性または両眼性に，単独または多発性に生じる[14]．フリクテンや春季カタル，トラコーマ，外傷などの関連が示唆されることはあるが，基本的には特発性である．発症は早ければ10歳代，多くは30歳代以降に発症し，女性に多い[15,16]．発症に伴い視力低下や羞明，眼痛（異物感）や充血などの症状を訴えるようになる．病理組織学的には，多層化した角膜上皮とBowman層の間に結節病変部分が存在していることが観察される．Bowman層は一部断裂や菲薄化がみられるが多くは保たれている[17]．結節病変では膠原線維に富む線維性組織形成がみられる[16]．既出の続発性アミロイドーシスではBowman層が病変部位では欠失している[18]ことから，Salzmann結節変性は上皮下病変，続発性アミロイドーシスは実質に及ぶ病変が形成されているといえる．症状の軽減のために，人工涙液点眼や油性眼軟膏点入が試みられるが，病変の部位が視軸に近い場合は病変部位の除去を目的とした手術加療の適応となる．結節性病変は上皮下にみられるため，結節性病変を掻爬・切除することで病変を除去できる．治療的レーザー角膜切除術が長期的にも有用であるという報告[19]もある．

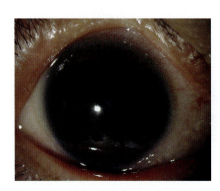

図1.24
Salzmann結節変性
角膜下方の上皮下に灰白色（青白色）の隆起性病変を認める．睫毛乱生を認めない．結膜の炎症は上方に軽微なものがある程度で，病変との関連は薄い．

3. 瘢　痕

瘢痕が形成される場合，感染症や外傷などの何らかの角膜実質の障害が生じ，その創傷治癒の結果，瘢痕が形成される．角膜実質の創傷治癒過程において，本来分布する規則正しい配列を持った

コラーゲン原線維とは異なる新しいコラーゲン原線維が合成され瘢痕となる．瘢痕中に存在するコラーゲン原線維は不規則な配列をしているため，透明性を失っており，混濁として観察される．

1）角膜感染症治癒後の瘢痕

症例

　35 歳男性．左眼の眼痛，眼脂，充血を主訴に来院．ソフトコンタクトレンズユーザー．角膜中央部に細胞浸潤の集簇を認め，またその周りに輪状の細胞浸潤を認めた．前房内炎症および結膜充血も顕著であった．クラビット点眼・トブラシン点眼 各 1 日 6 回，タリビッド眼軟膏点入 1 日 2 回を開始した．培養検査で緑膿菌が検出された．治療を継続することにより角膜内の細胞浸潤巣は小さくなり，角膜全体の細胞浸潤も軽減した．治療開始 20 日後には，結膜充血は消退したが，角膜中央部に円形の混濁（瘢痕）の残存を認めた．経過観察を行うと，角膜中央部の円形混濁が徐々に減弱しているのが観察できた（図 1.25）．

　角膜感染症では，しばしば角膜実質に及ぶ感染病巣が形成されるため，角膜実質の正常構造（整然と配列したコラーゲン線維の走行やその間に存在する角膜実質細胞の性質）が変化する．その結果，角膜の混濁すなわち瘢痕形成として観察されるようになる．感染症後の瘢痕では基本的には先行する角膜感染症があり，その感染症の活動性が完全に停止してからの状態であるため，充血や細胞浸潤などはみられない．

　角膜感染症で瘢痕が形成され，視力低下の原因となっている場合でも，その瘢痕は時間経過とともに減弱していくが，完全に消失させることは難しい．患者の視力の妨げにならず，羞明などの自覚症状が生じなければ瘢痕が残存する状態で様子

をみてもよいが，視力低下の原因となる場合には，何らかの治療介入が必要となる．陳旧性角膜実質炎後の角膜白斑では瘢痕も顕著で，瘢痕形成された時期から時間が経過していることが多く，視力改善のために角膜移植を行うことも多い．一方で，流行性角結膜炎に罹患した後の上皮下混濁は，通常であれば経過観察することで徐々に消退するとされている．しかしながら，症例によっては数年経過観察しても上皮下混濁が残存し，視力低下が持続することがある．このような症例に対しては，エキシマレーザーを用いた治療的レーザー角膜切除術（PTK）で混濁を除去することで視力改善が得られる．

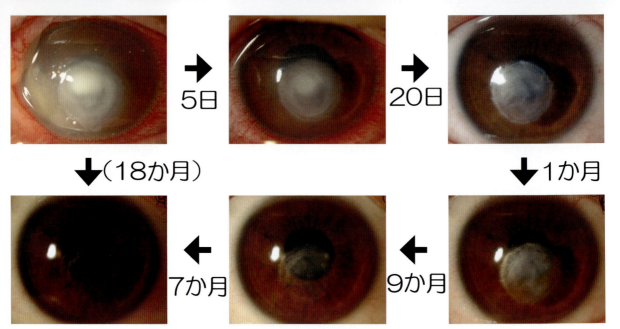

図 1.25 感染症発症から角膜白斑発生，治癒までの経過
緑膿菌を起炎菌とする感染性角膜潰瘍．角膜中央部に輪状潰瘍を認めるが，治療により感染の活動性は徐々に低下，1 か月程度で感染の活動性は消失したが，細胞浸潤のみられた部位に角膜白斑が残存した．その後，1 年半かけて徐々に角膜瘢痕は軽減した．

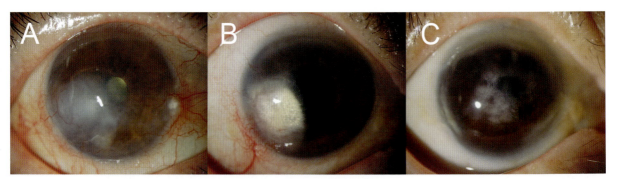

図 1.26 角膜感染症後の瘢痕
A：ブドウ球菌を起炎菌とする感染性角膜潰瘍の治癒後の角膜白斑．角膜中央部やや下耳側に淡い白色混濁部位を認める．表在性の血管侵入を伴う．
B：実質型ヘルペス後の角膜白斑．角膜中央やや下耳側に混濁の強い部分とその周囲の淡い混濁部位が存在する．角膜実質内に血管侵入を伴う．この実質内に侵入した血管から漏出した脂肪が実質内に沈着し，強い混濁を形成している．
C：陳旧性角膜実質炎後の角膜白斑．角膜中央部にまだらな混濁を認め，混濁内に線状の混濁の薄い部分を認める．これは，感染の活動性の高い時期には血流が存在した部分で，現在は血流のない ghost vessel である．

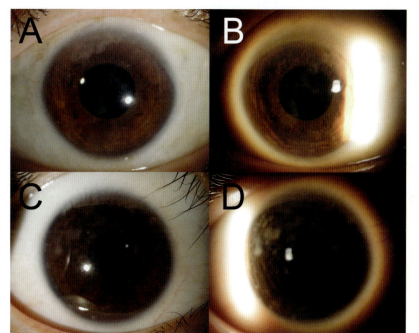

図 1.27
ウイルス性角膜炎後の瘢痕

A，B：上皮型角膜ヘルペス感染後の瘢痕．角膜中央部に不正形の淡い混濁を認める．樹枝状潰瘍が存在した部位に一致している．

C，D：流行性角結膜炎後に発生した瘢痕（上皮下混濁）．角膜全体に円形の淡い白色混濁の散在を認める．この混濁は数年みられることも少なくない．また，それ以上経過しても残存することがある．淡い混濁も強膜散乱法を用いると明瞭に観察することができる．

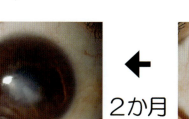
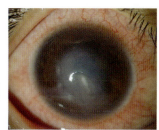
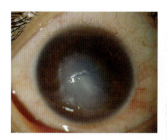

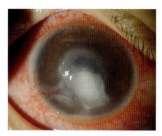
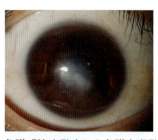
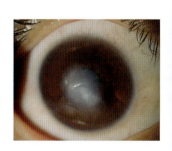

図 1.28　角膜感染症発症から角膜白斑発生の経過

カンジダを起炎菌とする角膜真菌症を発症した．角膜中央部に細胞浸潤病巣と 8 時方向からの血管侵入，角膜内皮面の免疫輪および同部位の角膜実質浮腫，前房蓄膿を認めた．加療により細胞浸潤は軽減，前房内炎症および角膜内の炎症も軽減した．感染の活動性はみられなくなったものの，角膜中央部に混濁が残存，瘢痕を形成した．月単位で観察すると，角膜混濁の残存がみられるものの，瞳孔領の混濁が軽減してきているのがわかる．

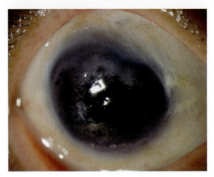

図1.29　角膜入墨術後
陳旧性角膜実質炎後角膜白斑をきたした患者角膜では，かつて入墨術が行われていたことがある．白濁した角膜を黒くみせるためだけのcosmetic surgeryであり，視力回復には効果がない．一方で，角膜移植を行うことで視力改善を得られる症例もみられる．

2）外傷後の瘢痕

> **症例**
>
> 78歳男性．50年以上前に右眼の穿孔性眼外傷を受傷．治療の詳細は不明だが，耳側角膜に角膜混濁およびカルシウム沈着を認める．瞳孔は偏位しており，白濁した水晶体が観察できる．水晶体は一部分しか残存しておらず，外傷時の治療で水晶体摘出術が行われていたことが推測できる（図1.30）．

　角膜上皮を突き抜けて実質に至る外傷が加わると，角膜実質が反応して瘢痕が形成[20]される．これは正常な創傷治癒反応であるが，透明角膜に瘢痕が形成されると白濁するため，直接的に視力の妨げになったり，瘢痕形成により角膜が変形し不正乱視を生じ視力の妨げとなったりする．角膜実質に障害が加わると，主として涙液中に発現する生理活性物質（炎症性サイトカインなど）が角膜実質細胞を刺激し，瘢痕形成を促している[21]と考えられる．

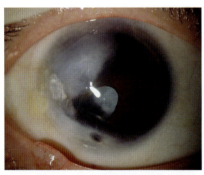

図1.30　外傷後の瘢痕
数十年前に穿孔性眼外傷を受傷．6時方向から12時方向にかけて瘢痕形成がみられる．瞳孔は偏位しており，外傷性白内障もみられる．

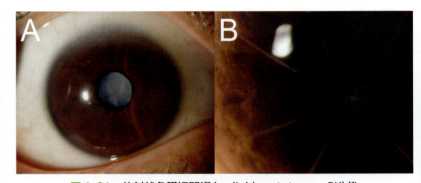

図1.31　放射状角膜切開術（radial keratotomy, RK）後
屈折矯正手術として行われていたRKでも，角膜表面から"切開"という外傷を加えることになるため，切開部分には瘢痕が形成される．
A：切開線はわずかに観察される程度である．
B：強膜散乱光で観察すると，切開線が白濁しているのがわかる．この部分には瘢痕が形成されることが組織学的にわかっている．

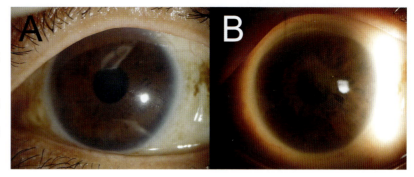

図 1.32
糖尿病患者の再発性角膜上皮びらんにみられた瘢痕
再発性上皮びらんを繰り返した．
A：瞳孔領に淡い混濁がみられる．角膜上皮は平滑である．
B：強膜散乱法で観察すると瞳孔領に至る瘢痕が明瞭に描出される．

3）角膜上皮欠損後の瘢痕

症例

53歳男性．20年来の糖尿病．眼底は増殖糖尿病網膜症を発症し，光凝固を施行されている．週に1回程度起床時の眼痛を自覚していたため，再発性角膜上皮びらんと診断し，加療を行っていた．治療中，広範な上皮欠損が出現し治癒遅延をきたしたため，タリビッド眼軟膏点入で加療するも，上皮欠損の消失に1か月を要した．上皮欠損消失後，角膜中央部に淡い混濁を残した（図1.32）．

角膜に上皮欠損が生じると，通常は上皮欠損周囲の上皮細胞が欠損部位に伸展し，速やかに上皮欠損が消失する．しかしながら，様々な要因でその修復に時間を要したり，上皮欠損の形成を繰り返したりした場合，その部位の角膜実質浅層に瘢痕が形成されることがある．遷延性角膜上皮欠損が生じた場合，その上皮欠損の被覆には長期間かかることがあり，その間に角膜実質浅層が上皮細胞層から守られることなく，外界や涙液にさらされることになる．上皮欠損が長期間形成されている状態では，眼表面は炎症が惹起されている状態であると考えられ，おそらくは涙液中にも炎症性物質の濃度が上昇していると推測される．これらの炎症性物質が涙液を介して，角膜上皮細胞の壁のない状態のむき出しの角膜実質を刺激することで，角膜実質細胞が活性化し瘢痕形成する[21]と考えられる．このことは，角膜実質ではそれ自体に病巣がなくても瘢痕が形成されうることを示している．

4．浮　腫

1）水疱性角膜症

症例

77歳男性．緑内障担当医から，角膜混濁をきたしてきたためコンサルトを受けた．結膜充血などの顕著な炎症所見を認めないが，角膜全体が淡く混濁しており，角膜中央部にはデスメ膜皺襞を認めた．虹彩には12時方向に虹彩切開術が施行されており，線維柱帯切除術後であることが推測される（図1.33-A）．フルオレセイン染色を行うと，角膜全体にフルオレセインで染まらない細かい点状像（dark spot）と，大きく癒合したフルオレセイン非染色領域（上皮下浮腫）を認めた．上皮欠損は認めなかった（図1.33-B）．

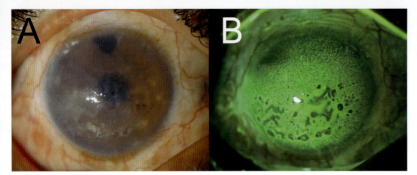

図1.33
線維柱帯切除術後に発症した水疱性角膜症
A：角膜全体が浮腫状となり，混濁している．
B：フルオレセイン染色を行うと，上皮浮腫をきたしている部分，もしくは上皮細胞層下に水分が貯留している部分では，上皮が隆起しフルオレセインをはじく「dark spot」と呼ばれる所見がみられる．

> **症例**
>
> 　68歳女性．右眼の角膜に異常があるとのことで紹介．視力はRV＝0.4（n.c.）．角膜には目立った混濁を認めなかった（図1.34-A）．スリット光を当てても，角膜実質浮腫を認めなかったが（図1.34-B），角膜内皮面にはguttaeの形成と色素性の角膜後面沈着物の付着を認めた（図1.34-C）．左眼角膜にも同様の変化を認めた．「右目は，午前中は霧がかかったようにみえづらく，お昼ごろになると少し良くなる」と訴えていた．Guttaeの形成がみられることからFuchs角膜内皮ジストロフィと診断し，上述の症状があるため1か月後に再診させた．「2日前よりみえづらい」との訴えがあり，視力はRV＝0.06（0.08xS＋1.25 D）まで低下していた．右眼角膜中央部は浮腫により軽度

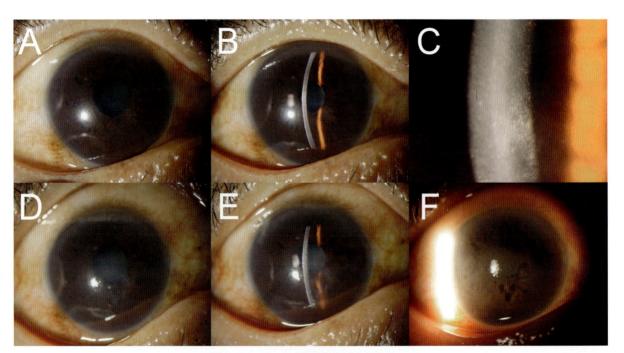

図1.34　Fuchs角膜内皮ジストロフィ
A：角膜に混濁はみられない．
B：スリット光を当てても実質浮腫はみられない．
C：Guttaeおよび色素性角膜後面沈着物を認める．
D：同一症例の1か月後．角膜中央部に浮腫による混濁を認める．
E：角膜中央部を中心に角膜実質浮腫を認める．
F：強膜散乱法で観察すると，角膜上皮浮腫による淡い混濁と角膜上皮の接着性の低下により生じるbullaeの形成が観察できる．

混濁しており（図1.34-D），スリット光を当てると角膜実質浮腫が生じていることが確認できた（図1.34-E）．強膜散乱光で観察すると，上皮浮腫による淡い混濁と上皮の接着性により生じるbullae形成が観察された（図1.34-F）．Fuchs角膜内皮ジストロフィの進行による水疱性角膜症の発症と診断し，右眼の超音波乳化吸引術＋眼内レンズ挿入術を施行，角膜実質浮腫は改善せず視力低下が続くため，角膜内皮移植（DSAEK）を施行した．

水疱性角膜症は，角膜内皮細胞の減少や角膜内皮細胞機能低下の結果，角膜内皮細胞のポンプ機能の不可逆的機能低下し角膜実質浮腫をきたす疾患である．角膜内皮機能を障害する原因は様々であり，白内障手術や緑内障手術などの前房内操作の多い内眼手術，浅前房眼・急性緑内障発作眼に対するレーザー虹彩切開術，分娩時外傷，単純ヘルペスウイルスや帯状疱疹ウイルス，サイトメガロウイルスなどのウイルス性角膜内皮炎[22]，Fuchs角膜内皮ジストロフィや後部多形性角膜ジストロフィ，落屑症候群[23]などの変性疾患，ICE症候群[24]などの前眼部発生異常などが挙げられる．また，Fuchs角膜内皮ジストロフィや落屑角膜症を有する症例に対して白内障手術や緑内障手術などの手術を施行すると水疱性角膜症を発症しやすいことから，水疱性角膜症の原因となりうる要因が複数存在すると発症のリスクは増加すると言える．このように，様々な原因で角膜内皮細胞が障害され，残存した角膜内皮細胞での代償ができなくなると，水疱性角膜症を発症する．

水疱性角膜症は，まず，角膜の一部分に角膜実質浮腫が生じ，その浮腫が徐々に角膜全体へと拡大していく．水晶体嚢内摘出術後に発症する無水晶体眼性水疱性角膜症（aphakic bullous keratopathy，ABK）では，創を作成した角膜上方から浮腫が発生することが多い．Fuchs角膜内皮ジストロフィでは，変性した細胞は角膜中央部に多く存在するため，角膜中央部から実質浮腫が発生することが多い．一方で，反復するウイルス性内皮炎後に発症した水疱性角膜症では，角膜実質浮腫は発症早期から角膜全体にみられることもある．角膜内皮がすでに減少していた状態での白内障手術を行った場合，手術侵襲に角膜内皮機能が耐えられず透明性を回復せずに水疱性角膜症にいたることがあり，この場合，実質浮腫は発症直後より角膜全体にみられる．

角膜内皮機能（内皮細胞数）が低下しているものの，不可逆的な実質浮腫がみられない時期がある．この時期で患者が，「目が覚めた直後は曇ってよくみえないが，だんだんと良くなる」という症状を訴えることがある．就寝時は閉瞼のため角膜に酸素を十分に分布させることができないため，角膜内皮機能は低下する．健常な角膜内皮であればこの程度の低酸素ストレスで実質内の水分の汲み出しに支障が出るほどの内皮機能低下をきたすことはなく，何らかの症状が出ることはない．しかしながら，水疱性角膜症発症手前の状態では，就寝時（長時間閉瞼時）の低酸素ストレスで角膜内皮機能が低下し，起床時（開瞼時）に実質浮腫をきたすため，上述の症状を訴えると考えられる．開瞼後は，内皮細胞への酸素供給による内皮細胞機能の回復および角膜表面からの水分蒸散による角膜実質内の水分含有量の減少に伴い，角膜実質浮腫が改善するものと思われる．したがって，羞明感の日内変動がみられる，起床時の症状が強い，などは内皮機能が限界に近づいていることを示唆していると考えるべきである．

水疱性角膜症の治療は，根本的には内皮細胞の補充であり，実臨床で行うことができるのは角膜移植である．現在では，Descemet stripping automated endothelial keratoplasty（DSAEK）やDescemet membrane endothelial keratoplasty（DMEK）といった角膜内皮移植を行うことが主流である[25][26]．DSAEKではデスメ膜を剥離後に，

角膜実質深層・デスメ膜・角膜内皮を一塊とした移植片を前房内に挿入した後に前房内を空気で充満し、患者角膜の前房側に移植片を押し付ける、DMEKでは同様の術式ながらデスメ膜と内皮のみを患者角膜前房側に押しつける。角膜前面形状が変化しないことから術後の乱視が最小限に抑えられ視力回復が良好であること[27]、重篤な術中合併症のリスクが低いこと、全層角膜移植と比較して拒絶反応の発症率が低い[27]ことなどが利点として挙げられ、水疱性角膜症に対する手術療法の第一選択となっている。一方で、角膜内皮移植では患者角膜の大部分は温存されるので、患者角膜に瘢痕など浮腫以外の混濁が顕著に存在する場合には、角膜内皮移植を行っても視力改善が得られないことがあり、この場合には全層角膜移植を行うこともある。

水疱性角膜症では、角膜実質浮腫が生じ始めるころから、角膜上皮下に水分が貯留するため角膜上皮の接着性が低下し、上皮びらんを起こしやすくなる。日本国内のドナー提供数は十分とは言えず、角膜移植が必要な患者に速やかに移植手術が行えるわけではないため、移植の適応患者であっても手術までの間、再発性角膜上皮びらんの発作管理が必要である。第一選択となるのは、眠前の油性眼軟膏点入である。油性眼軟膏点入による視力低下よりも異物感や疼痛の軽減を優先させる場合には、日中の油性眼軟膏点入も必要となる。油性眼軟膏点入でもびらん発作が頻発する場合、ソフトコンタクトレンズ連続装用がセカンドチョイスとなる。光覚喪失など角膜移植の適応がない場合や患者が頑なに手術を希望しない場合、びらんが起こりにくくするためにanterior stromal puncture[28]（角膜上皮から実質に針先で穴を打っていく処置）や羊膜移植[29]を行うことがある。また、クロスリンキングで用いる紫外線照射を行い、角膜神経にダメージを与え疼痛を軽減[30][31]することもある。

角膜内皮細胞に関する細胞生物学的な研究[32]～[34]や再生医療を応用した研究[35]も進んでおり、将来的には、角膜内皮細胞のみを移植する方法[35]やiPS細胞から作成した自己由来内皮細胞を移植することが可能となる日が遠くない将来に可能となると思われる。

コラム

スペキュラマイクロスコピー

角膜内皮機能を評価する方法として、スペキュラマイクロスコープによる角膜内皮細胞の形態をもとにした評価（スペキュラマイクロスコピー）や、角膜内皮機能が直接反映される角膜厚測定などが挙げられる。スペキュラマイクロスコピーでは、角膜内皮細胞密度（cell density（CD）、正常値2,500～3,500cells/mm^2）、平均細胞面積のばらつき（coefficient of variety（CV）、正常0.3以下）、六角形細胞率（hexagonality（6A）、正常70%以上）などが測定されるが、CDが"内皮細胞機能の余力"として考えられることが多い。CDが500cells/mm^{2}を下回ってくると、水疱性角膜症が発症すると考えられている。実際には、CDが400cells/mm^{2}程度でも角膜の透明性を維持している症例も少なくない。角膜内皮機能が進行性に障害されるときには、CVや6AがCDに先行して異常値を示す[36]ことが知られており、CDだけでなくそれぞれのパラメーターを総合的に評価する必要があると思われる。

角膜内皮細胞の自然経過

　角膜内皮細胞は，一旦障害されると，生体内では増殖することがないため，角膜内皮全体がびまん性に障害されるとその機能低下は不可逆性となる．角膜内皮細胞は，出生直後には内皮細胞密度 4,000cells/mm^{2}程度であるが 5 歳ぐらいまでに急速に減少し[37)38)]，その後，加齢とともに徐々に減少[39)]していく．角膜内皮細胞密度の減少率（1 年あたり 0.4％程度[39)]）をもとに推測される角膜内皮機能の寿命（角膜内皮機能が十分に維持できる期間）は 150〜200 年と考えられており，角膜内皮細胞が障害される疾患に罹患した場合や何らかの外傷でその機能が低下した場合でなければ，角膜実質浮腫をきたすことはなく視機能に影響しない．

水疱性角膜症は進行性疾患である

　角膜実質に浮腫が発生し遷延化すると，角膜実質細胞にも変化をきたすようになる．臨床的な角膜実質浮腫所見（角膜実質の肥厚，デスメ膜皺壁，dark spot など）がみられるようになって 1 年以内では，角膜実質内の実質細胞やコラーゲンの線維構造には変化がみられないが，角膜実質浮腫所見がみられるようになって 1 年が経過するころから，角膜実質細胞の性質変化（実質細胞→線維芽細胞・筋線維芽細胞への分化転換）[40)]，角膜実質内のコラーゲン線維の変化（異常な構造を有するコラーゲン線維の出現）[41)42)]などが観察されるようになる．これらの変化は，角膜実質浮腫がみられるようになった期間が長期化すると高頻度に観察されること，また，角膜内皮移植などを行うことにより角膜実質の浮腫を除去すると，時間の経過とともに徐々に上述の異常構造が消失すること[43)]が明らかとなっている．すなわち，角膜実質浮腫という角膜実質コラーゲン配列の構造異常が，角膜実質細胞の性質変化や異常構造の構築の原因となりうる．

2）上皮浮腫

症例

　82 歳男性．白内障手術翌日．手術は耳側切開で行われた．術翌日の眼圧は 35 mmHg であった．切開創に近い部分に淡い混濁がみられ，フルオレセイン染色を行うとフルオレセインをはじく円形構造が切開創に近い部分にみられた（図 1.35-A, B）．術翌日には眼圧は 17 mmHg まで低下し，前日の角膜所見は消失した．

　正常角膜では，角膜内皮細胞のポンプ機能が働いている[44)]ため，常に角膜実質内から前房側へと水分が吸い出され，角膜実質内の水分量が一定となるように維持されている．また，角膜上皮細胞のバリア機能が涙液の実質内への浸透を防ぎ，角膜実質が水分過多とならないような仕組みが構築されている．しかしながら，何らかの原因で，角膜が水分過多になる状態，すなわち内皮のポンプ機能低下の状態になり，かつ角膜上皮のバリア機能に問題がない時，角膜上皮に変化が出るようになる．この角膜上皮の変化は，細隙灯顕微鏡検査ではぼんやりとした角膜の混濁としてみられ，ま

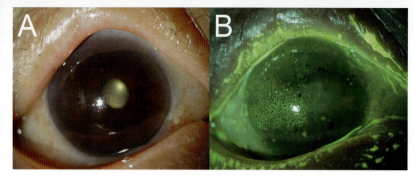

図 1.35
白内障術後にみられた上皮浮腫
A：耳側角膜切開の白内障術後翌日．角膜中央部から耳側にかけて角膜の混濁がみられる．
B：混濁部位に一致してフルオレセインをはじく黒い丸（dark spot）がみられる．

たフルオレセイン染色を行うことで浮腫状となった上皮細胞がフルオレセインの分布をはじくdark spotとして観察される．

　高眼圧の場合，角膜内皮細胞のポンプ機能は正常であっても，高眼圧のため水分が実質内に押し込まれ，角膜内皮のポンプ機能による水分の前房への排出が追い付かず，実質内が水分過多となる．また，感染性角膜内皮炎を発症した場合や手術などで角膜内皮に侵襲が加わった場合では，角膜内皮のポンプ機能が低下し，正常範囲内の眼圧でも水分の排出が低下することにより角膜実質内の水分過多となる．角膜実質内の水分過多状態が比較的軽度の場合，角膜上皮下の水分貯留は起こるものの，角膜実質浮腫は顕著にみられない．この状態が上皮浮腫である．一方で，角膜内皮のポンプ機能が著しくかつ不可逆的に低下している状態では，角膜実質内の水分排出を行うことができず，上皮下細胞下・上皮細胞層下に水分が貯留する（第1章4-1）水疱性角膜症（21ページ）参照）．角膜移植後の移植片不全でも同様の所見がみられ，角膜実質浮腫が顕著となり，上皮細胞への水分貯留を示すdark spotも観察できる．

角膜テキスト臨床版
―症例から紐解く角膜疾患の診断と治療―

第2章

角膜の感染症

第2章 角膜の感染症

角膜は眼表面に位置する組織であり，外的刺激による侵襲を受ける宿命にある組織でもある．そのため，角膜には外界からの侵入者から守るため様々な防御機構が存在している．角膜を潤す涙液中には，分泌型 IgA[45]やリゾチーム[46][47]，ラクトフェリン[46]が存在し，病原微生物に対し常に防御準備をしている．また，角膜上皮細胞層では，特に表層細胞同士が密着接合により強固に接着[44]し，バリアー（細胞の壁）を形成している．しかしながら，角膜に小外傷が形成され（壁が突破され），角膜の防御機構が破綻した部位から病原微生物が角膜内に侵入し，角膜内に感染病巣を形成することで，角膜感染症が成立する．角膜に感染病巣を形成させうるのは，細菌，真菌，ウイルス，原虫など様々である．病原微生物それぞれには，組織における "住み方" があり，すべての病原微生物が角膜内で感染を成立させるわけではなく，角膜で感染症を発症する病原微生物はある程度限られている．細菌感染の場合，グラム陽性菌のブドウ球菌，肺炎球菌，グラム陰性菌の緑膿菌，モラクセラが4大起炎菌である．真菌感染では，カンジダやアスペルギルスが起炎菌となる．病原微生物それぞれで角膜内での感染症が成立する条件があり，また，角膜内で形成される感染病巣の形態や性状にも病原体それぞれで特徴がみられることが多い．病原微生物が角膜において感染を成立させ得た時の特徴を把握し，臨床所見から病原微生物を類推することが角膜感染症診断の第一歩である．しかしながら，確定診断には病巣から得られた検体の微生物培養検査が必須である．角膜感染症では可及的早急な治療開始が求められるため，時間のかかる培養結果を待つより先に，臨床所見をもとにした "疑い診断" で治療を開始する

エンピリックセラピーを行う．したがって，臨床所見に基づく病原微生物の類推が必須であるといえる．また，病変部の塗抹検鏡検査を併用することで，特徴的な病原体が観察されれば早期診断ならびに治療方針の決定に寄与することになる．同時に，培養検査も行うことで薬剤感受性を確認する．

角膜に感染が成立すると，病原微生物は角膜上皮層から角膜実質内へと拡がっていく．この拡がり方にも病原微生物それぞれに特徴があり，細菌感染や酵母感染症では角膜実質の融解を伴うため，角膜潰瘍を形成する．角膜実質の融解には不明な点が多いが，以下のようなメカニズムで起こると考えられている[48]．

1. 病原微生物による直接融解

病原微生物からコラーゲン分解酵素が分泌され，角膜実質を融解させる．

2. 病原微生物由来物質による実質細胞の活性化

病原微生物から分泌される菌体由来の因子（リポポリサッカライドやペプチドグリカンなど）が角膜実質細胞を刺激してコラーゲン分解酵素（matrix metalloproteinase, MMP）の分泌を促進[49][50]し，また，別の菌体由来タンパク質（エラスターゼやスタフィロキナーゼなど）は MMP を活性化[51]することで，角膜実質の融解が進んでいく．

3. 炎症性細胞と角膜実質細胞のクロストーク

病原微生物が角膜実質に侵入すると，炎症性細胞が集簇する．また，角膜実質細胞からサイトカインやケモカインが分泌され，炎症性細胞の遊走を促す．遊走してきた炎症性細胞から分泌される物質（サイトカイン，ケモカイン）によって角膜実質細胞が刺激され，MMP を分泌・活性化[52]し角膜実質の融解へと進む．この MMP の活性化には，活性化された角膜実質細胞から分泌されるウ

ロキナーゼ型プラスミノーゲンアクチベーター（uPA）が重要な役割を果たしており，プラスミノーゲンをプラスミンに変換し，角膜実質を直接融解するとともにコラーゲン分解酵素を活性化させて角膜実質の融解を促進する[51]．

したがって，感染症の治療にあたっては，病原微生物に対する治療と，感染の結果として生じる後遺症としての潰瘍や上皮欠損などへの治療をステージに応じて選択することが大切である．

一方で，原虫感染では，角膜実質融解を伴わず，角膜内に感染が拡大する．糸状菌感染では，角膜実質のコラーゲン線維の間を這うように菌体が拡大し，アカントアメーバなどの原虫感染では，角膜実質を融解させることなく病原微生物が角膜上皮層から実質内に拡がっていく．病原微生物が存在する以上，炎症性細胞が防御のために集簇し浸潤病巣を形成することはしばしばみられるが，実質の融解を伴わない．おそらく，上述の細菌感染などとは炎症性細胞の活性化のされ方，角膜実質細胞の活性化のされ方が異なるのではないかと考える．これら未だ明らかになっていないメカニズムも多いが，やはりその根源は病原微生物の存在であり，その病原微生物の駆逐排除が治療の大きな目標となることは間違いない．

角膜感染症は角膜潰瘍に移行しやすく，時に急速に進行し穿孔に至る例もある．角膜潰瘍に移行した場合には常時眼科医の管理下に置くことが望ましく，入院加療が必要となることもしばしばである．感染性角膜炎を疑う場合には，入院加療が可能な医療機関への搬送を速やかに行うべきである．

1. 細菌性角膜潰瘍（グラム陽性菌）

グラム陽性菌は，角膜に感染症を成立させやすい病原微生物である．いったん感染が成立すると角膜潰瘍に至ることもしばしばで，速やかな治療開始が必要である．一方で，ブドウ球菌や肺炎球菌では耐性菌もしばしば検出され，薬剤の効果の検討は常に必要である．角膜穿孔に至ることもあり，感染の活動性の評価，進行度の判定，角膜穿孔をきたした場合の対応など，感染症を目の当たりにした時点で考慮すべき事項は多い．

1）ブドウ球菌

症例

75歳男性．30年来の糖尿病．前日からの右眼の充血と眼痛を主訴に来院した．角膜中央部に細胞浸潤巣を認め，その周囲には上皮欠損が観察された．結膜充血も顕著で前房内炎症も強く，前房蓄膿がみられた（図2.1-A）．スリット光をあてると，角膜実質浮腫は目立たないものの，角膜全体の実質浅層に細胞浸潤を認めた（図2.1-B）．フルオレセイン染色を行うと，細胞浸潤巣部分の上皮欠損が明瞭に描出され，その範囲は細胞浸潤巣よりも広かった（図2.1-C）．1.5%クラビット点眼・ベストロン点眼 各1日6回，タリビッド眼軟膏点入1日2回で加療を行うと，細胞浸潤巣は縮小し，上皮欠損および前房蓄膿も速やかに消失した．治療前に行った培養検査では，黄色ブドウ球菌が検出された．

ブドウ球菌を病原微生物とする感染性角膜炎・角膜潰瘍の頻度は高く，黄色ブドウ球菌だけでなくコアグラーゼ陰性ブドウ球菌（coagulase-negative staphylococci，CNS）が起炎菌となることも多い．黄色ブドウ球菌による感染性角膜潰瘍では，細胞浸潤巣は円形または卵円形を形成することが多いが，はっきりとした細胞浸潤病巣を形成しないこともある．炎症反応は比較的強く，結膜充血や角膜実質内細胞浸潤，前房内炎症および前房蓄膿もしばしば観察される．実質融解も徐々に

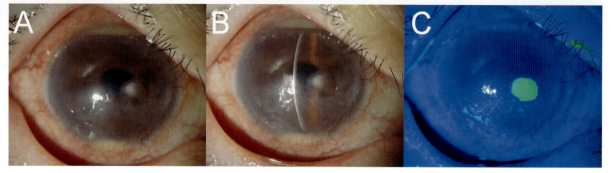

図 2.1　黄色ブドウ球菌感染症
A：角膜中央部に細胞浸潤巣を認める．その周囲には上皮欠損が観察される．結膜充血も顕著である．前房内炎症も強く，前房蓄膿がみられる．
B：スリット写真．角膜実質浮腫は目立たない．
C：フルオレセイン染色．上皮欠損部位が明瞭に染色されている．上皮欠損の範囲は細胞浸潤巣よりも広い．

ではあるが進行し，角膜穿孔をきたすこともある．特に，メチシリン耐性黄色ブドウ球菌（MRSA）を病原菌とする角膜炎・角膜潰瘍も多く，耐性菌・非耐性菌の鑑別は臨床所見のみでは不可能であるため，培養検査は必須である．CNSによる感染性角膜潰瘍は，感染自体は比較的緩徐に進行し，浸潤病巣も限局的に形成される．適切に治療されなければ，重症化することもあり注意を要する．

治療レシピ	
セフメノキシム点眼	1日6回
1.5%レボフロキサシン点眼	1日6回
オフロキサシン眼軟膏点入	1日2回
〈多剤耐性菌の場合〉	
バンコマイシン眼軟膏点入	1日4回
クロラムフェニコール点眼	1日6回
＊治療開始当初は複数の抗菌剤点眼を併用し，治療反応性をみながら継続・変更の判断を行う．	

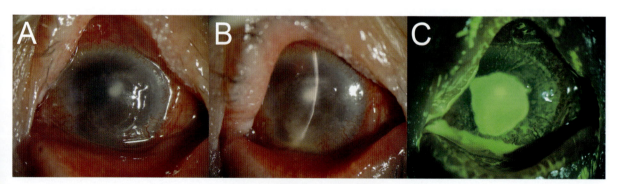

図 2.2　黄色ブドウ球菌感染症
A：角膜中央部に細胞浸潤巣を認め，その周囲に広範な上皮欠損を認める．
B：スリット光を当てると，細胞浸潤巣の部分がやや菲薄化しているのがわかる．
C：フルオレセイン染色を行うと，上皮欠損が明瞭に描出される．

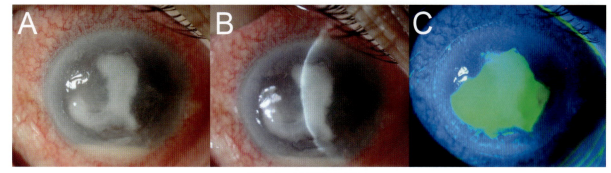

図 2.3　肺炎球菌感染症
A：角膜中央部に細胞浸潤巣がみられる．前房内炎症も顕著で，前房蓄膿もみられる．
B：スリット光をあてると，浸潤巣に近い部分の角膜は菲薄化しており，部分的に角膜実質の組織融解が進んでいることがわかる．
C：フルオレセイン染色を行うと，上皮欠損の部分が明瞭に描出される．Seidel 現象はみられないので，角膜穿孔には至っていない．

2）肺炎球菌

症例

85 歳女性．5 日前から眼痛と眼脂の分泌を自覚し近医受診，治療目的で紹介となった．結膜の充血は顕著で，角膜中央部に細胞浸潤巣を認めた．前房内炎症も顕著で，前房蓄膿を形成していた（図 2.3-A）．スリット光を当てると，細胞浸潤巣の部分はやや菲薄化しており，その他の部位の角膜実質は浮腫状であった（図 2.3-B）．フルオレセイン染色を行うと，細胞浸潤巣より広範な上皮欠損を認めた（図 2.3-C）．入院のうえ，セフメノキシム（ベストロン）点眼 1 日 6 回，1.5％レボフロキサシン（クラビット）点眼 1 日 6 回，オフロキサシン（タリビッド）眼軟膏点入 1 日 2 回に加え，セフメノキシム（セファメジン）点滴 1 g 1 日 2 回投与で治療を開始した．初診時採取した検体の培養検査から，肺炎球菌を検出した．治療に反応して細胞浸潤巣は縮小し，上皮欠損も消失した．

　肺炎球菌を病原微生物とする感染性角膜炎・角膜潰瘍はブドウ球菌に次いで多い．肺炎球菌を起炎菌とする角膜潰瘍は，角膜の融解が進みやすく，また前房炎症反応が強い．感染性角膜潰瘍で観察される眼脂は，炎症性細胞の残渣や融解した角膜実質から構成されるので，肺炎球菌性角膜潰瘍では，眼脂の分泌は多くなる傾向にある．また，細胞浸潤の強い感染部位の角膜実質融解が進行し角膜穿孔に至ることもあるので，適切な治療が求められる．また，βラクタマーゼを産生する耐性菌もしばしばみられるため，キノロン系抗菌薬耐性が多くセフェム系点眼薬が第一選択となる．臨床所見からの診断だけでなく微生物学的検査により起炎菌およびその性質を適切に診断し治療していくことが肝要である．

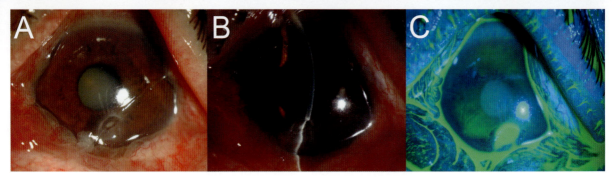

図 2.4　コリネバクテリウムによる角膜潰瘍
A：角膜中央部やや下方に角膜潰瘍（角膜実質融解を伴う上皮欠損病変）を認める．結膜充血・結膜浮腫も顕著
B：スリット写真．角膜潰瘍病変部位の実質の菲薄化が顕著であることがわかる．
C：フルオレセイン染色．病変部分がフルオレセイン染色で染色され，上皮欠損を形成していることがわかる．
（山口大学　山田直之先生　提供）

3）コリネバクテリウム

症例

　67歳女性．乳癌の外科的切除術後に抗癌剤の投与が行われていた．左眼の眼痛と充血をきたしたため受診した．角膜中央部やや下方に上皮欠損および角膜実質の融解を認めた．結膜の充血浮腫は顕著だが，前房内および角膜実質全体の細胞浸潤は軽微であった（図2.4-A）．スリット光を当てると，病巣部角膜の菲薄化が認められた（図2.4-B）．フルオレセイン染色を行うと，病巣部がフルオレセイン染色陽性に染色されたが，Seidel現象はみられなかった（図2.4-C）．セフメノキシム（ベストロン）点眼1日6回，1.5％レボフロキサシン（クラビット）点眼1日6回，オフロキサシン（タリビッド）眼軟膏点入1日2回で治療を開始した．治療に反応して上皮欠損は徐々に縮小・消失した．初診時に採取した検体から，コリネバクテリウムが検出された．

　コリネバクテリウムは眼表面でしばしば検出されるグラム陽性桿菌であるが，角膜感染症の病原微生物として検出される頻度は高くない．一方で，免疫力の低下がみられる患者では眼感染症を発症するとされ，角膜に感染すると角膜潰瘍を形成しうる．臨床報告も多くないため特徴的な角膜所見は不明であるが，培養検査で検出された場合には感受性のある薬剤の投与が必要である．コリネバクテリウムは，ニューキノロン系への感受性は低く[53]，一方でセフェム系抗生物質への感受性が高いため，コリネバクテリウムの感染が疑われる場合には培養結果の確定前からセフェム系抗生物質の投与を行ってよい．

治療レシピ

セフメノキシム点眼	1日6回
レボフロキサシン点眼	1日6回（感受性が低いことが多い）

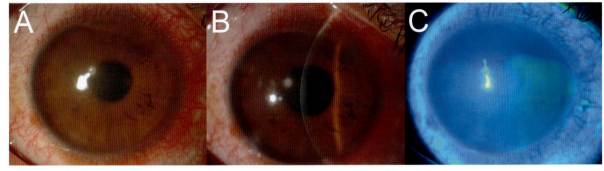

図 2.5 アクネ菌による角膜炎
A：角膜中央部に小円形の細胞浸潤病巣を認める．病変周囲の細胞浸潤も強い．結膜充血を認める．
B：スリット光を当てると，角膜中央部の細胞浸潤が顕著であることがわかる．
C：フルオレセイン染色で浸潤病巣の部分のみフルオレセイン染色陽性となる．

（山口大学 山田直之先生 提供）

4) アクネ菌

症例

54歳女性．充血を主訴に来院した．眼痛や眼脂は自覚していない．角膜中央部に小円形の細胞浸潤巣および結膜充血を認めた（図2.5-A）．スリット光を当てると，角膜全体に実質浅層の細胞浸潤を認めた（図2.5-B）．フルオレセイン染色を行うと，細胞浸潤巣に一致したフルオレセイン染色陽性部位を認めた（図2.5-C）．セフメノキシム（ベストロン）点眼1日6回，1.5%レボフロキサシン（クラビット）点眼1日6回，オフロキサシン（タリビッド）眼軟膏点入1日2回で治療を開始すると，細胞浸潤，上皮欠損および結膜充血は消失した．浸潤病巣から採取した検体から，アクネ菌が検出された．

アクネ菌（*Propionibacterium acnes* から *Cutibacterium acnes* へと呼称が変更）はグラム陽性桿菌で，尋常性痤瘡（ニキビ）の原因となることで知られている．角膜に感染すると，比較的小さい感染病巣を形成するが，細胞浸潤は角膜実質の深いところにまで及ぶ[54]とされる．穿孔は稀である．セフェム系やマクロライド系に感受性が高いとされ，ニューキノロン系は感受性が若干下がる．

治療レシピ

セフメノキシム点眼	1日6回
レボフロキサシン点眼	1日6回（感受性が低い場合がある）
エリスロマイシン眼軟膏点入	1日2回

2. 細菌性角膜潰瘍（グラム陰性菌）

グラム陰性菌を病原微生物とする感染性角膜炎・角膜潰瘍もしばしば経験する．角膜感染症の原因となる主なグラム陰性菌は，緑膿菌，モラクセラ，セラチアなどが挙げられる．また，淋菌も結膜炎から角膜炎・角膜潰瘍に進展することがある．グラム陰性菌を原因微生物とする角膜炎では，結膜充血や眼脂の分泌が顕著で，角膜の感染病巣は輪状の浸潤病巣として観察されることが多い．角膜実質の細胞浸潤は広範にわたり，角膜全体に炎症が波及していることが示唆される．緑膿菌感染症などグラム陰性桿菌感染症では，角膜実質の融解が顕著に起こるため，その結果としての眼脂分泌が目立つと考えられる．

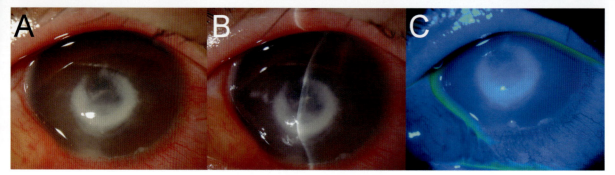

図 2.6　緑膿菌による角膜潰瘍
A：角膜中央部に臨床の細胞浸潤巣を認める．結膜充血は顕著．7時方向の結膜は浮腫状．前房内炎症も強く，前房蓄膿を形成している．
B：スリット写真．角膜中央部の感染病巣周囲は浮腫状である．角膜実質深層の細胞浸潤も顕著である．角膜内皮面に炎症細胞塊が付着している．
C：フルオレセイン染色．細胞浸潤層が形成されている範囲に一致して，フルオレセイン染色がみられる．

1）緑膿菌

> **症例**
>
> 34歳男性．普段からソフトコンタクトレンズを装用している．左眼の眼痛を自覚していたが，ソフトコンタクトレンズを装用すると痛みが軽減するのでそのまま使用していた．視力が低下したため受診した．結膜充血は顕著で，結膜の浮腫も認めた．角膜中央部に輪状円形の細胞浸潤巣を認めた．また，前房内炎症も顕著で，前房蓄膿を形成していた（図 2.6-A）．スリット光を当てると，細胞浸潤巣部位には実質浮腫を認め，また角膜全体の実質浅層の細胞浸潤も顕著であった（図 2.6-B）．フルオレセイン染色を行うと，細胞浸潤巣に一致して上皮欠損を認めた（図 2.6-C）．1.5％レボフロキサシン（クラビット）点眼1日6回，トブラマイシン（トブラシン）点眼1日6回，オフロキサシン（タリビッド）眼軟膏点入1日2回，ゲンタマイシン（ゲンタシン）40 mg点滴1日3回で治療を開始した．炎症は徐々に消失，上皮欠損も消失した．治療開始前に採取した検体から緑膿菌が検出された．

　緑膿菌を起炎菌とする角膜炎・角膜潰瘍は，ソフトコンタクトレンズユーザーに発症することが多い．ソフトコンタクトレンズユーザーの感染性角膜炎は緑膿菌かアカントアメーバかと言えるほど両者が起炎菌となることが多い．緑膿菌感染では，感染病巣となった細胞浸潤巣は，中央の混濁がやや軽度となる輪状の細胞浸潤病巣（輪状膿瘍）を形成する．角膜全体の実質浅層の細胞浸潤も顕著で，強い前房内炎症もみられ，しばしば前房蓄膿を形成する．組織融解が顕著で，時に角膜穿孔をきたすこともある．また，角膜中央部からやや外れた部位に，毛羽立ったような小浸潤病巣を形成し，典型的な輪状膿瘍の形態を示さない緑膿菌性角膜炎も存在する．感染病巣の大きさが緑膿菌の毒性や活動性，緑膿菌の effector proteins 遺伝子の発現と関係している[55]とされており，非常に興味深い．

　緑膿菌感染症の治療には，アミノグリコシド系やニューキノロン系の点眼薬および全身投与を行う．アミノグリコシド系抗生物質は腎毒性が強いため，定期的な腎機能のモニタリングが必要である．抗生剤治療が奏効し，感染の活動性が低下しても，角膜実質の融解のため上皮の修復に時間を要することがある．病変は角膜中央部に形成されることが多いため，治癒後も視力低下が持続するが，この混濁（瘢痕）は月単位〜年単位で徐々に軽減し矯正が可能となる（図 2.7，図 1.25（18ページ）参照）．しかしながら，組織融解および瘢痕形成に起因する角膜不正乱視を生じるため，ハードコンタクトレンズを用いないと良好な視力は得られないことがある．

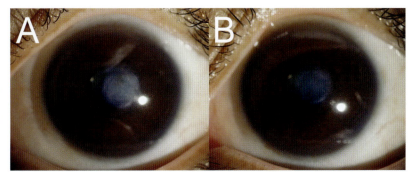

図 2.7 緑膿菌感染後の瘢痕の変化
A：緑膿菌感染治癒後2年．角膜中央部に円形の瘢痕を認める．視力はソフトコンタクトレンズ装用下で(0.8)．
B：緑膿菌感染治癒後5年．瘢痕による混濁は軽減している．視力はソフトコンタクトレンズ装用下で(1.0)．

> **治療レシピ**
>
> | | |
> |---|---|
> | 1.5％レボフロキサシン点眼 | 1日6回 |
> | ゲンタマイシン点眼 | 1日6回 |
> | オフロキサシン眼軟膏点入 | 1日2回 |

2) モラクセラ

> **症例**
>
> 63歳男性．25年来の糖尿病．右眼の眼脂と充血を主訴に来院した．右眼角膜中央部に円形の細胞浸潤巣を認めた．前房内炎症も顕著で，前房蓄膿を認めた(図2.8-A)．結膜下出血を伴っており，結膜充血は顕著であった．スリット光を当てると，病巣部は実質融解のため少し菲薄化し，角膜全体の実質浅層には細胞浸潤がみられた．また，角膜実質全体に浮腫がみられた(図2.8-B)．フルオレセイン染色を行うと，角膜中央部の上皮欠損が明瞭に観察できた(図2.8-C)．グラム陰性菌の感染を疑い，1.5％レボフロキサシン(クラビット)点眼1日6回，トブラマイシン(トブラシン)点眼1日6回，オフロキサシン(タリビッド)眼軟膏点入1日2回，ゲンタマイシン(ゲンタシン)40 mg点滴1日2回で治療を開始した．治療によく反応したためゲンタマイシンの点滴は3日間で終了した．炎症は徐々に消退，上皮欠損も消失した．治療開始前に採取した検体からモラクセラが検出された．

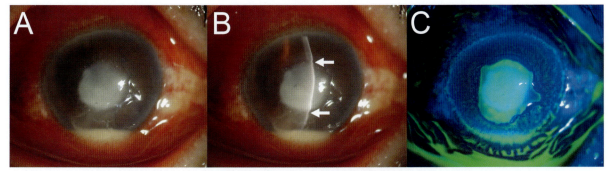

図 2.8 モラクセラによる角膜潰瘍
A：結膜下出血にマスクされているが，結膜充血は顕著である．角膜中央部に細胞浸潤巣を認め，前房蓄膿を伴っている．
B：スリット光で観察すると，角膜全体の実質浅層の細胞浸潤と実質浮腫が観察できる．細胞浸潤巣の部分は，スリット光のカーブが不整(矢印)となっており，上皮欠損の存在および角膜実質の融解を示している．
C：フルオレセイン染色を行うと，角膜中央部の上皮欠損が明瞭に描出できる．

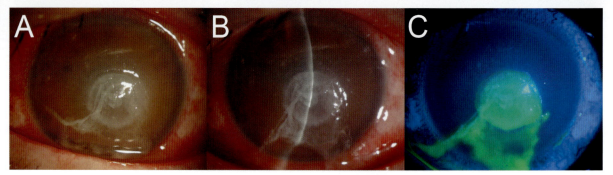

図 2.9　モラクセラによる角膜潰瘍
A：結膜充血と眼脂の分泌を認める．角膜中央部に輪状の細胞浸潤がみられる．
B：角膜全体に細胞浸潤が顕著にみられる．
C：フルオレセイン染色を行うと，輪状の細胞浸潤の範囲で上皮欠損があるのがわかる．
（山口大学　山田直之先生　提供）

　モラクセラはグラム陰性桿菌であり，起炎菌としての頻度は低い（感染性角膜潰瘍の2～3％）とされる[56)～58)]．結膜充血や眼脂の分泌も顕著で，角膜および前房における炎症反応は強く，しばしば前房蓄膿を形成する．臨床所見は緑膿菌と類似しているが，抗生物質の感受性は異なる．免疫力の低下した患者に起こりやすいとされていたが，コンタクトレンズユーザーでも発症することがあるため，先入観なく診断をすることが重要である．

治療レシピ	
アミノグリコシド点眼	1日6回
レボフロキサシン点眼	1日6回
オフロキサシン眼軟膏点入	1日2回

3) セラチア

症例

　23歳女性．ソフトコンタクトレンズユーザー．2日前から左眼の眼痛を自覚したため近医受診．角膜感染症が疑われたため当院紹介受診した．左眼には結膜充血がみられ，左眼角膜中央部やや下方に上皮欠損を伴う細胞浸潤巣を認めた（図2.10-A, B）．角膜中央部実質にも細胞浸潤がみられたが，前房内炎症はごく軽微であった．レボフロキサシン（クラビット）点眼1日6回，オフロキサシン（タリビッド）眼軟膏点入1日2回で治療を開始したところ，細胞浸潤巣は徐々に縮小し，周囲角膜実質の細胞浸潤および上皮欠損も消失した．初診時採取した擦過検体からセラチアが検出された．

　セラチアはグラム陰性桿菌で，日和見感染菌と考えられている．眼科領域では，コンタクトレンズ関連の感染性角膜炎の原因菌の一つとして考えられてきた[59)]．細菌性角膜炎で病原微生物としてセラチアが占める割合は8％程度で，ソフトコンタクトレンズユーザーだけでなく，角膜移植患者に発生した感染性角膜炎の感染病巣からも検出される[60)]．感染病巣を示す細胞浸潤巣の大きさや形成される上皮欠損のサイズ，浸潤が進達する角膜実質深度，炎症の程度も様々である[60)]．セラチアには，ニューキノロン系やアミノグリコシド系抗生剤に感受性があるが，多剤耐性菌も多く報告[61)]されており注意を要する．

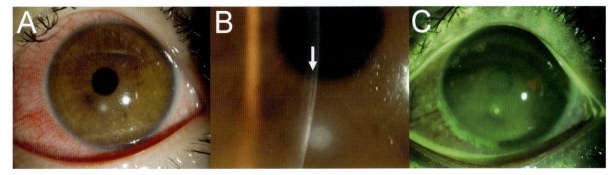

図2.10 セラチア感染症
A：結膜充血および左眼角膜中央部やや下方に細胞浸潤巣を認めた．
B：浸潤巣周囲の角膜実質中層に細胞浸潤がみられた（矢印）．
C：フルオレセイン染色を行うと，浸潤病巣中央部に上皮欠損を認めた．

4）淋菌

症例

　21歳男性．左眼の眼脂と充血，流涙を主訴に来院した．2週間ほど前より排尿時痛を自覚していた．左眼からは多量の膿性眼脂が持続的に分泌されていた（図2.11-A）．結膜は浮腫状で，充血も顕著であった．角膜は広範に融解をきたしており，中央部下方に角膜穿孔をきたしていた（図2.11-B）．フルオレセイン染色を行うと，角膜ほぼ全体の上皮欠損を認めた（図2.11-C）．セフメノキシム（ベストロン）点眼・エリスロマイシン（エコリシン）点眼・スルベニシリン（サルペリン）点眼 各1日6回点眼，オキシテトラサイクリン・ポリミキシンB（テラマイシン）眼軟膏点入1日2回，ホスホマイシン（ホスミシン）1g・アスポキシシリン（ドイル）1gを1日2回点滴投与した．治療に反応して角膜実質融解は停止したものの穿孔創の閉鎖が得られず，全層角膜移植を施行した．術後感染徴候の再燃はみられなかった（現在，サルペリン点眼，エコリシン点眼，テラマイシン眼軟膏は販売中止となっている）．

　淋菌はグラム陰性双球菌で，その感染症は第4類定点把握疾患に定められている．成人における淋菌感染症のほとんどは性行為感染症であり，眼感染症を発症した場合，淋菌性の尿路感染症が先行または併発している．膀胱炎症状から結膜充血，顕著な眼脂分泌を伴う結膜炎として発症す

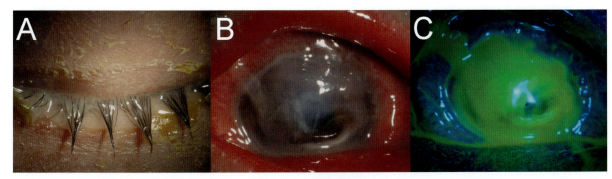

図2.11 淋菌感染症
A：多量の眼脂分泌がみられる．
B：結膜は浮腫状で充血も顕著である．角膜表面にも多量の眼脂が付着している．
C：フルオレセイン染色．角膜上皮欠損がみられる．また，中央部は一部穿孔しており，前房水の漏出がみられる．
（A，B：西田輝夫．淋菌性角膜潰瘍．ケースで学ぶ 日常みる角膜疾患．東京：医学書院；2010：65-67．より転載）

る．したがって，結膜炎・角膜炎として淋菌感染を疑った場合，眼科的治療と並行して泌尿器科治療を行う必要がある．淋菌感染症の眼症状としては，多量の眼脂分泌を伴う結膜炎を発症する．この時点で適切に治療・治癒に持ち込むことが望ましいが，一旦角膜炎・角膜潰瘍に移行すると極めて急速に角膜穿孔に至ることがあり，慎重な診察が必要とされる．角膜穿孔に至る症例では，急速に角膜実質融解が進行しているため感染症の活動性が低下しても眼球形状維持が困難となることが多く，治療的・整形的角膜移植が必要となることもしばしばである．

淋菌性結膜炎・角膜炎では，ペニシリン系やセフェム系，マクロライド系，ニューキノロン系の抗生剤全身投与およびそれらの局所投与に加え，菌体や壊死物質の除去を目的とした前眼部洗浄も必要である．

治療レシピ

セフメノキシム点眼·······1日6回
レボフロキサシン点眼·······1日6回
エリスロマイシン眼軟膏点入·······1日2回
スペクチノマイシン 筋注（臀部）·······2g単回投与
またはセフトリアキソン静注·······1g単回投与（保険適用外）
前眼部の洗浄·······1〜2時間毎

---

3. 角膜真菌症

角膜真菌症は，全身または局所の免疫力の低下した状態で発症しやすい．植物による外傷，コンタクトレンズ装用，眼表面疾患の合併，ステロイド点眼，高齢，糖尿病などの免疫抑制状態などが感染のリスクとなる．角膜に感染する真菌には，酵母と糸状菌があり，前者は都市型，後者は農村型といわれる．角膜感染症を起こしやすい酵母としてはカンジダが最も多く，糸状菌ではアスペルギルスやフザリウムが多い．

角膜真菌症では，細菌性角膜炎と比較して，病巣の大きさの割には結膜充血が軽微であること，一方で前房内炎症が顕著となり前房蓄膿を認めることが多い．また，細菌性角膜潰瘍では病巣から離れた部分の角膜実質浅層の細胞浸潤が顕著であることが多いが，角膜真菌症では病巣から離れた部分の細胞浸潤は軽微か，またはほとんどみられない．酵母菌を起炎菌とする角膜真菌症では，密な細胞浸潤病巣がみられ，浸潤病巣を囲むように円形の角膜後面沈着物の集簇（免疫輪）を認めることもある．また，角膜実質の融解を伴うため，眼脂の分泌も多くなる．糸状菌の感染では，菌体が角膜実質内のコラーゲン線維の間を拡がるように病巣が拡大するため角膜実質の融解を伴わず，眼脂の分泌も少ない．毛羽立った形状を有する細胞浸潤病巣がみられることが多く，上皮欠損を伴っても浸潤病巣と比較して上皮欠損の大きさは小さいことが多い．前房内炎症は顕著にみられる．

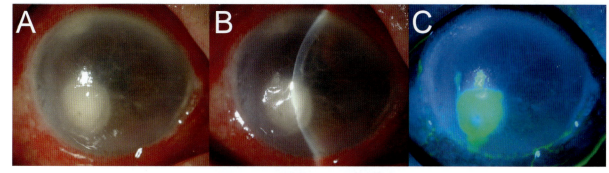

図 2.12　酵母菌による角膜真菌症
A：角膜中央部やや下方に細胞浸潤層を認める．前房内炎症も顕著で，角膜後面沈着物の付着を認める．結膜充血も顕著である．
B：スリット光を当てると，角膜全体が浮腫状であることがわかる．病巣から離れた部分の角膜実質浅層の細胞浸潤は目立たない．
C：フルオレセイン染色を行うと，上皮欠損が描出されるが，その範囲は細胞浸潤巣とほぼ同サイズであるか，やや小さい．

1）酵母菌

> **症例**
>
> 72歳男性．約30年来の糖尿病．2週間ぐらい前から右眼が充血していたが，改善しないと来院．右眼の結膜充血は顕著で，角膜中央部やや外下方に円形の細胞浸潤巣を認めた．前房内炎症も顕著で角膜後面に炎症細胞の付着を認めた（図2.12-A）．スリット光を当てると，角膜は全体的に浮腫状であった（図2.12-B）．フルオレセイン染色を行うと，上皮欠損が明瞭に描出されたが，上皮欠損の大きさは細胞浸潤巣よりやや小さかった（図2.12-C）．角膜真菌症（酵母菌）を疑い，ボリコナゾール点眼・ピマリシン点眼 各1日6回，レボフロキサシン点眼1日4回，ボリコナゾール点滴1日2回（投与初日200 mg 2回，翌日より100 mg 2回）で加療を開始した．細胞浸潤巣の拡大はみられず，前房内炎症および結膜充血も徐々に軽減した．細胞浸潤巣が徐々に縮小にするにつれて上皮欠損も縮小し，治療開始後10日で上皮欠損は消失した．初診時に採取した検体からは，カンジダ（*Candida albicans*）が検出された．

角膜真菌症の病原微生物として酵母菌，特にカンジダ（*Candida albicans*）が検出される頻度は高い．酵母菌による真菌感染症は「都市型」とも呼ばれ，免疫抑制状態（糖尿病，高齢者，ステロイド投与中など）にある状態で発症しやすい．角膜移植後の晩期感染症の一つとしても重要である．臨床的には，結膜充血，角膜実質に拡がる細胞浸潤巣，上皮欠損および強い前房内炎症を認める．炎症が強いためか角膜実質浮腫をきたすことも多い．また，細胞浸潤巣を取り囲むように角膜後面沈着物が輪状に沈着する免疫輪を形成することもある．細胞浸潤巣周囲の角膜実質の細胞浸潤は目立つが，病巣から離れた部位の実質内細胞浸潤は目立たない．細菌感染では細胞浸潤巣から離れた部位でも角膜実質内細胞浸潤が目立つのとは対照的である．

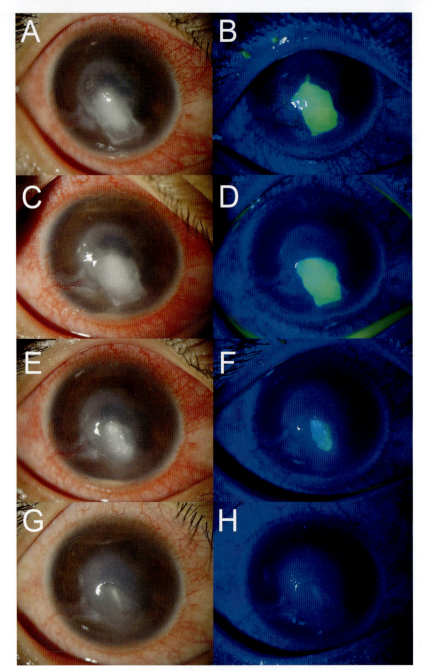

図 2.13 角膜真菌症の治療経過

A, B：初診時．結膜充血は顕著で，角膜中央に細胞浸潤巣を認める．耳側下方より表在性の血管侵入を認める．前房内炎症も強く，感染病巣を囲むように輪状の角膜後面沈着物を認める．上皮欠損も形成されている．

C, D：治療開始 3 日後．結膜充血の程度に変化はない．

E, F：治療開始 7 日後．細胞浸潤巣および上皮欠損は縮小している．前房内炎症の悪化もみられない．

G, H：治療開始 12 日後．細胞浸潤巣は顕著に縮小し，前房蓄膿は消失している．結膜充血も軽減し，上皮欠損も消失している．

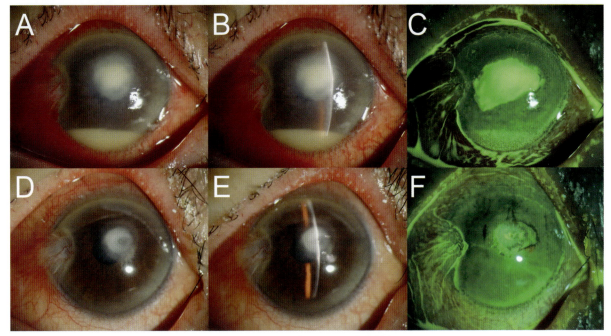

図2.14　糸状菌による角膜真菌症
A：結膜充血は顕著で，角膜中央部に細胞浸潤巣を認めた．細胞浸潤巣の周囲には角膜実質浮腫による混濁を認めた．また前房蓄膿を認めた．
B：スリット光を当てると，角膜実質全体は浮腫状であることがわかる．
C：フルオレセイン染色を行うと，広範な上皮欠損がみられた．
D：治療開始1週間後．結膜充血は軽減し，前房内炎症細胞は散見されるものの，前房蓄膿も消失した．細胞浸潤病巣は縮小した．
E：角膜実質浮腫は消失し，細胞浸潤病巣の中心部分の陥凹が観察できる．
F：上皮欠損はみられない．

2）糸状菌

> **症例**
>
> 71歳女性．3日ほど前に木の枝で左眼を突いた．左眼の充血，眼痛，視力低下をきたしたため近医受診，角膜潰瘍を指摘され紹介受診した．左眼の結膜充血は顕著で，角膜中央部に細胞浸潤巣を，その周囲には角膜実質浮腫を認めた．前房内炎症も著しく，前房蓄膿を認めた（図2.14-A）．スリット光を当てると，角膜実質全体は浮腫状で（図2.14-B），フルオレセイン染色を行うと，比較的広範な上皮欠損が確認できた（図2.14-C）．角膜真菌症を疑い，ボリコナゾール点眼・ピマリシン点眼 各1日6回，レボフロキサシン点眼1日4回，ボリコナゾール点滴1日2回（投与初日100 mg 2回，翌日より50 mg 2回，体重が40 kgであったため）投与した．治療開始翌日より前房蓄膿は減少しはじめ，上皮欠損も縮小，細胞浸潤巣も縮小した．治療開始1週間後には，結膜充血は軽減し，前房内細胞は散見されるものの前房蓄膿は消失した．角膜中央部の細胞浸潤病巣は縮小し（図2.14-D），角膜実質浮腫は消失したが，細胞浸潤病巣の中央部に陥凹がみられた（図2.14-E）．上皮欠損は消失していた（図2.14-F）．

糸状菌感染による角膜真菌症は農村型ともいわれ，植物や土壌が関係する外傷が先行することが多い．全身・局所の免疫抑制状態がなくても発症する．糸状菌感染は顕著な細胞浸潤巣の形成および前房内炎症が特徴である．酵母菌感染と同様，前房の炎症反応も強く，角膜後面の免疫輪の形成や前房蓄膿も比較的高頻度にみられる．上皮欠損の大きさは細胞浸潤巣より大きい場合やほぼ同じ

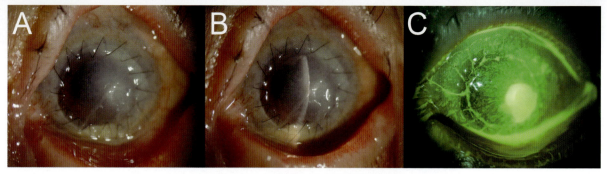

図 2.15 糸状菌による角膜真菌症
細菌性角膜潰瘍穿孔に対して全層角膜移植が施行されていた.
A：移植片に細胞浸潤巣がみられ，浸潤巣の周囲は浮腫状であった．前房内炎症も顕著で，前房蓄膿を形成していた.
B：スリット光を当てると，移植片が浮腫状になっていることがわかる.
C：フルオレセイン染色を行うと，移植片の1/4程度の範囲の上皮欠損が存在することがわかる．治療的角膜移植を行い，切除した移植片から糸状菌(白癬菌)が培養同定された.

場合があるので，確定的な判断材料となりにくいことがある．糸状菌は角膜実質を融解せずに角膜実質の深層に向かって拡がっていく傾向にあるので，培養検体採取時に細胞浸潤巣直上を触っても，実質融解をきたしているような柔らかさはみられないことが多い．したがって，微生物検査を行っても培養同定できないこともある．酵母菌による角膜真菌症と比較して，糸状菌による角膜真菌症は進行が早い傾向にあるため，速やかな治療開始が求められる．糸状菌は，ボリコナゾールやミカファンギン，ピマリシンに感受性が高いことが多く，これらの全身投与が望ましい．高齢者に発症することも多く，肝機能・腎機能の異常がないことを確認してから投与することも重要である．また，アゾール系抗真菌薬やポリエン系抗真菌薬の点眼薬を自家調整(第12章(189ページ)参照)し，適切に投与することも推奨される．治療が奏効すると，角膜実質内に拡がった菌体が駆逐されるため，治癒に伴って角膜実質が菲薄化することもあるが，上皮欠損の再被覆が得られ感染の再燃がみられなければ，菲薄化した角膜実質は徐々にその厚さを回復していく.

4. アカントアメーバ角膜炎

症例

14歳女性．ソフトコンタクトレンズユーザー．1か月前に右眼痛を自覚したため，医療関係者である家族から低濃度ステロイド点眼の処方を受けた．症状が改善しないため近医受診，アカントアメーバ角膜炎を疑われるも改善しないため紹介受診した．結膜充血および毛様充血が顕著で，角膜下方を中心に顕著な細胞浸潤が観察された．1時半方向には線状の細胞浸潤が観察された(図2.16-A)．フルオレセイン染色を行うと，角膜下方の細胞浸潤が強い部位に上皮欠損がみられた(図2.16-B)．鏡検でアカントアメーバシストが観察され，臨床経過も鑑みてアカントアメーバ角膜炎と診断し，入院のうえ，フルコナゾール(ジフルカン注射用剤から自家調整)点眼1日4回，0.05％ヒビテン点眼1日4回，レボフロキサシン(クラビット)点眼1日4回，イトラコナゾール(イトリゾール)内服3錠1日1回で治療を開始した．週に1回程度の上皮掻爬およびアカントアメーバの培養同定を行った．細胞浸潤は徐々に軽減し，2回目の上皮掻爬ではアメーバシストが観察されず，上皮欠損も消失したので入院2週間で退院，紹介元とも連携し外来で経過観察を行った．退院後2週間の時点で再診させた際には，細胞浸潤もほぼ消失しており，鎮静化に持ち込めたと判断できた(図2.16-C)．治療開始3か月後には瘢痕を残すのみであった(図2.16-D).

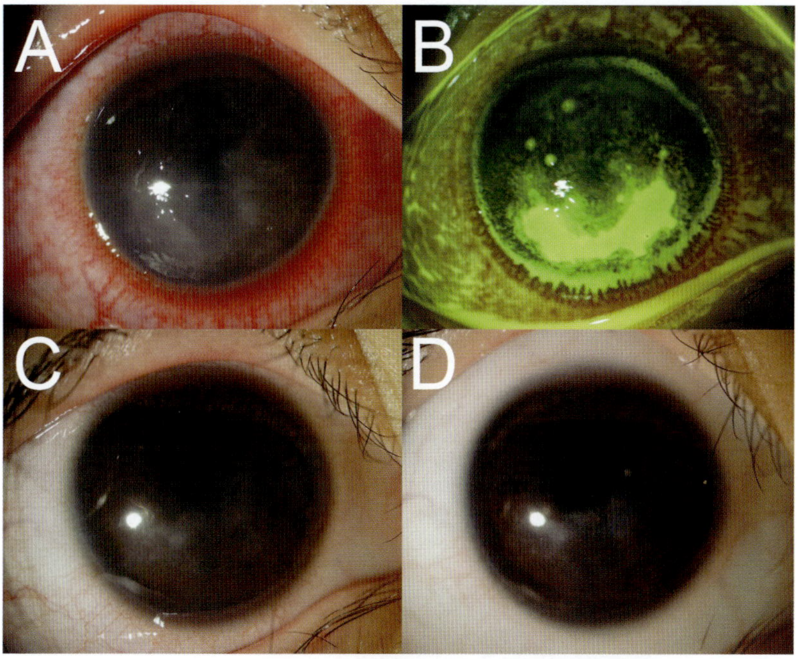

図2.16
アカントアメーバ角膜炎

A：顕著な結膜充血および毛様充血を認める．角膜中央部から下方にかけてびまん性の浸潤を認めるが，浸潤の集簇した病巣は形成されていない．
B：フルオレセイン染色を行うと，浸潤が強い部分に上皮欠損がみられる．
C：治療開始1か月後．毛様充血は残存するものの，結膜充血はほぼ消失した．角膜内の細胞浸潤もほぼ消失した．
D：治療開始3か月後．毛様充血も消失し，角膜には瘢痕を残すのみである．

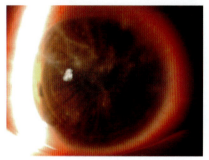

図2.17 アカントアメーバ角膜炎でみられる角膜神経炎
角膜神経に沿って細胞浸潤がみられる．

　アカントアメーバ角膜炎は，アカントアメーバが角膜に感染することで発症する感染性角膜炎である．アカントアメーバ角膜炎は，比較的稀な疾患として捉えられていたが，2000年代半ばにコンタクトレンズユーザーを中心に大量発生した[62]．アカントアメーバは生育に適した環境下では栄養体という形態で存在し，生育に不向きな環境下ではシストという形態をとり，死滅せず生き長らえるとされている．アカントアメーバはいろいろな水環境中に生息しており，家庭の水周りにも存在している．このため，コンタクトレンズのケース内にアメーバが存在することもある．コンタクトレンズの洗浄液の消毒成分として用いられているmultipurpose solutions（MPSs）ではシストを死滅させることができないため，コンタクトレンズケース内にアカントアメーバのシストが存在すると，その増殖を許してしまう．このシストをコンタクトレンズ経由で眼表面に播種してしまうというコンタクトレンズ関連感染症としてのアカントアメーバ角膜炎が大量発生することになった．

　アカントアメーバは，まず角膜上皮に感染し，次第にBowman層を突破し，角膜実質内へと侵入する．感染が角膜上皮に限局する場合には，臨床的には結膜充血やSPK程度の角膜上皮障害または偽樹枝状病変が観察されるが，角膜実質浅層の細胞浸潤はみられないことが多い．感染が角膜実質に波及すると，角膜実質内に浸潤細胞の集簇がみられるようになる．さらに，角膜神経周囲の炎症性細胞浸潤もみられるようになり，これが角膜神経炎として観察される（図2.17）．このころには眼痛も顕著となる．適切な治療が行われないと，角膜中央部実質に上皮欠損を伴う輪状の浸潤病巣が形成される．さらに，角膜中央部実質の炎症が遷延化すると，輪状浸潤は中央部の浸潤が比較的軽度の部分にも拡大する．アカントアメーバ角膜炎では，上皮欠損が遷延化しその結果実質の融解をきたすことはあるが，細胞浸潤の拡大の割には実質の融解は軽微である．アカントアメーバ

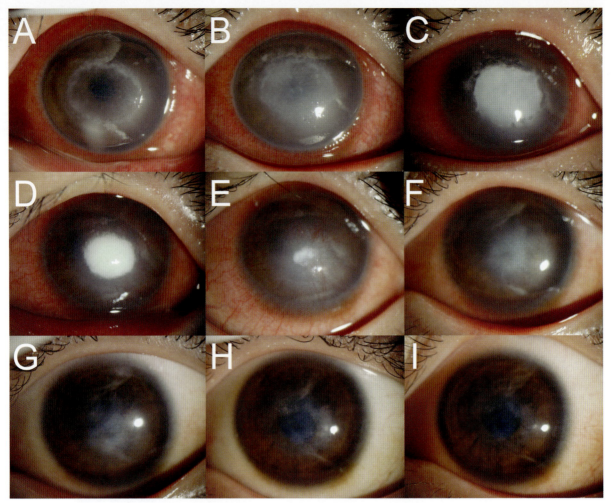

図 2.18 アカントアメーバ角膜炎の治療経過

A：初診時．結膜充血は顕著．角膜中央部に輪状の細胞浸潤を認める．また，角膜下方には細胞浸潤の集簇した部分も認める．
B：1週間後．角膜中央の細胞浸潤は輪状から円盤状に変化している．
C：3週間後．角膜中央部の細胞浸潤はより顕著となり，混濁も濃厚になっている．
D：4週間後．角膜中央の細胞浸潤による混濁はさらに強くなっているが，細胞浸潤巣自体の大きさは縮小傾向にある．全周から血管侵入がみられる．
E：5週間後．細胞浸潤の範囲は顕著縮小し，細胞浸潤がみられた部位には瘢痕による淡い混濁が残存している．侵入した血管はまだ顕著に存在している．結膜の充血も軽減している．
F：7週後．角膜中央部には瘢痕がみられる．侵入していた血管はかなり退縮している．
G：19週後．結膜充血は消失している．角膜中央部には瘢痕がみられるものの，瞳孔領が不明瞭ながら観察できるようになっている．
H：47週後．瘢痕は軽減し，瞳孔領もより観察しやすくなっている．
I：69週後．より瘢痕は軽減している．視力は0.2(n.c.)まで改善した．

自体の角膜実質細胞への細胞障害性が強く[63]，角膜実質細胞を変性・死滅させてしまう[64]ため，組織融解が起こりにくいのではないかと考える．したがって，治癒後，角膜に瘢痕形成がみられることはあるが，菲薄化することはない（細菌性角膜潰瘍のように角膜実質の融解に伴う膿性眼脂の分泌はない[65]）．

2006年前後に本邦でみられたアカントアメーバ角膜炎の急激な増加[62]には，眼科医による安易なステロイド投与が関与していると考えている．アカントアメーバ角膜炎が眼科医に広く認知される前で，原因不明の結膜充血の改善目的で低濃度

ステロイド点眼の処方が行われていた．たとえ低濃度であってもステロイド点眼はアカントアメーバの発育を助長することになるので，その投与は慎重を期すべきであると考えている．2010年頃から，アカントアメーバ角膜炎は消失しないまでもその発症頻度は顕著に低下していることは，我々眼科医が適切にアカントアメーバ角膜炎に対処し

ていることの証左であると思われる．おそらくは，アカントアメーバに感染しても，多くは自己の免疫反応でアメーバを駆逐しているのではないかとも推測する．

アカントアメーバに対する特異的な薬物はなく，消毒剤や効果があるとされる抗真菌剤などが治療に用いられる．

治療レシピ

点眼　0.02％クロルヘキシジン　または　0.05％ヒビテン⋯⋯⋯⋯⋯⋯⋯⋯⋯⋯⋯⋯1日6回
　　　ボリコナゾール⋯⋯⋯⋯⋯⋯⋯⋯⋯⋯⋯⋯⋯⋯⋯⋯⋯⋯⋯⋯⋯⋯⋯⋯⋯⋯⋯⋯⋯1日6回
　上皮掻爬を併用して行う

5. ウイルス性角膜炎

角膜で感染が成立し問題となるウイルスは，主にヘルペスウイルス科に属するウイルスである．単純ヘルペスウイルス1型，帯状疱疹ウイルス，サイトメガロウイルスが角膜に感染し角膜疾患を引き起こす．角膜細胞に感染し，ウイルス粒子を増殖させ隣接する細胞に感染していく．感染した細胞ではウイルス遺伝子が細胞の遺伝子に組み込まれ，感染した細胞が死滅するだけでなく，ウイルスの遺伝情報が複製されウイルス粒子や抗原性

を有するタンパク質を産生するようになる．ウイルス感染では，①ウイルス感染による細胞傷害，②ウイルス特異抗原を発現する細胞に対する免疫反応の両方が生じうる．病態は不明な部分の多いウイルス感染症ではあるが，ウイルス粒子の増殖を阻害する薬剤とウイルス抗原を提示している細胞に対する免疫反応を抑える薬剤とを適切に使い分けて治療にあたる必要がある．

1）単純ヘルペスウイルス1型

症例

55歳女性．10年前より左眼の角膜ヘルペスを繰り返し，加療・経過観察されていた．左眼の異物感を自覚したため受診した．細隙灯顕微鏡で観察すると病変は目立たないが（図2.19-A），拡大して観察すると樹枝状の淡い混濁が観察された（図2.19-B）．強膜散乱光で観察すると樹枝状病変はより明瞭に描出され（図2.19-C），フルオレセイン染色を行うと樹枝状病変が染色された（図2.19-D）．上皮型角膜ヘルペスの再燃と診断し，アシクロビル眼軟膏（ゾビラックス）1日5回点入左眼および0.5％レボフロキサシン点眼（クラビット）1日4回点眼左眼を開始した．治療に速やかに反応し，樹枝状病変は消失した（図2.19-E，F）．

ヘルペス族による角膜感染症は，日常診療で最もよくみかけるウイルス性角膜感染症の一つである．角膜ヘルペスと言えば単純ヘルペスウイルス

1型（HSV-1）の感染を示すと言ってよいほど，HSV-1の頻度は高い．日常よくみかけるのは，樹枝状潰瘍を呈するいわゆる上皮型ヘルペスである

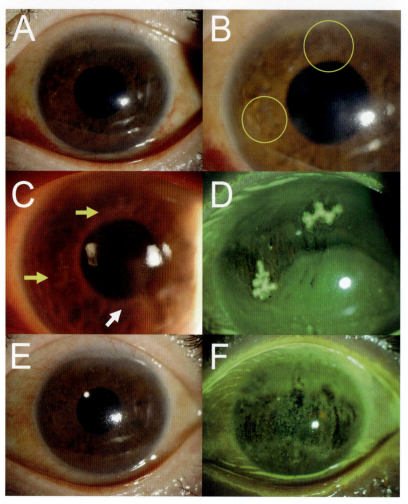

図2.19
上皮型角膜ヘルペス
A：明らかな混濁はないようにみえる．
B：拡大して観察すると，樹枝状の淡い混濁がみられる（黄色円内）．
C：強膜散乱光で観察すると，樹枝状病変がわかりやすい（黄色矢印）．別の部位に淡い混濁がみられ（白色矢印），以前の上皮型角膜ヘルペス感染の後に形成された瘢痕である．
D：フルオレセイン染色を行うと，樹枝状病変が明瞭に描出される．
E，F：治療後2週間．樹枝状病変は消失した．

が，HSV-1が関連する角膜炎症例は多い．

上皮型角膜ヘルペス：上皮型角膜ヘルペスは，角膜上皮に対するHSV-1の感染である．HSV-1は上皮細胞に感染し，細胞内で増殖し感染細胞を破壊する．ウイルスは細胞から細胞へと伝播し（図2.21），その感染病巣を拡大していくため，必ず連続した病変になる．異物感や充血を主訴に来院し，フルオレセイン染色を行うと特徴的な樹枝状潰瘍を示す．HSV-1による樹枝状病変には，terminal bulbと呼ばれる末端が膨らんだような形態を示すことが特徴である．また，病変の上皮は少し盛り上がったような印象を受ける．他の角膜疾患の合併がなければ，樹枝状病変の周囲にはSPKなどの角膜上皮障害を認めない．これは中毒性角膜症にみられる偽樹枝状病変との鑑別に有用である．また，上皮型角膜ヘルペスを発症している患者では，角膜知覚が低下することが知られており，他の角膜疾患との鑑別に重要である．上皮細胞での感染が持続すると，感染した上皮細胞は壊死・脱落していくため，線状（樹枝状）を呈していた上皮欠損は面状の上皮欠損を呈するようになり，地図状潰瘍へと進行する．上皮細胞にHSVが感染し，上皮病変が形成された直下の角膜実質浅層に瘢痕が形成され，淡い混濁として観察される（図2.19-C，白色矢印）．この瘢痕による混濁は，経過とともに徐々に軽減していくが，再燃を繰り返すごとに瘢痕形成も増強し混濁の程度も強くなる．したがって，上皮型角膜ヘルペスの再燃をさせないように管理することが重要である．その患者が上皮型ヘルペスの再燃を繰り返す患者なのかを判断し，定期通院と自覚症状の変化が生じた際の速やかな受診を促すよう，患者教育も重要であ

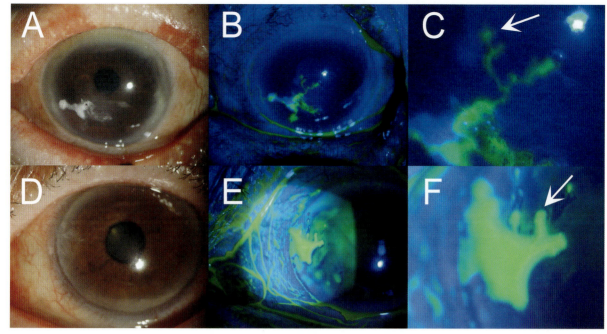

図 2.20

<A～C：樹枝状潰瘍を呈する上皮型角膜ヘルペス>
A：角膜中央部にぼんやりとした混濁がある．鼻側の濃い白色混濁はカルシウム沈着．充血は軽度
B：フルオレセイン染色を行うと，terminal bulb を伴う不定形のフルオレセイン陽性像が観察される．
C：Terminal bulb．線状の染色像の先端(矢印)が膨らんでいる．
<D～F：地図状潰瘍を呈する上皮型角膜ヘルペス>
D：耳側周辺部に淡い混濁を認める．
E：フルオレセイン染色像．同部位に面状の上皮欠損を認める．
F：面状の上皮欠損から伸びるように染色像が観察され，その先端は膨らんで terminal bulb を形成している(矢印)．

る．上皮型角膜ヘルペスは健常者であっても発症するが，ステロイド点眼を行っている患者やアトピー性皮膚炎患者ではより発症しやすい(図2.22)．特に，重症のアトピー性皮膚炎患者では春季カタルなどの重症のアレルギー性結膜疾患を併発していることが多く，その管理のためベタメサゾンクラスのステロイド点眼を行っていることもしばしばであり，上皮型角膜ヘルペスのハイリスクであると考えたほうがよい．また，ヘルペス性角膜炎後の角膜白斑に対して角膜移植を行った症例では，ステロイド点眼が続いていること，三叉神経節にウイルスが存在していることから，しばしば上皮型角膜ヘルペスの再燃がみられる．診察の度にフルオレセイン染色で確認することが必要である．

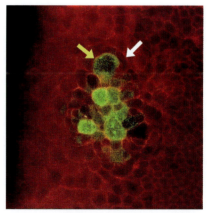

図 2.21 単純ヘルペスウイルスの角膜上皮細胞への感染

赤：細胞骨格(細胞の形)，緑：蛍光色素をつけた HSV-1 特有タンパク質(ICP0，HSV-1 そのものを示す)．緑色の色素を含む細胞(黄色矢印)のすぐ横に緑色の色素を含まない細胞(白色矢印)がみられる．細胞単位で HSV-1 が存在していることを示している．ヘルペスウイルスは細胞から細胞へと移動するため，病変は連続性となる．

第 2 章 角膜の感染症　5. ウイルス性角膜炎　47

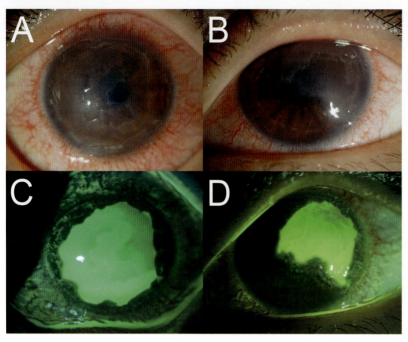

図 2.22
上皮型角膜ヘルペス
A（右眼），B（左眼）：両眼とも角膜に淡い混濁がみられるが，明らかな細胞浸潤巣はみられない．
C, D：フルオレセイン染色を行うと，両眼角膜に広範な上皮欠損が確認できた．上皮欠損縁は不整であった．

治療レシピ

　角膜上皮での HSV-1 の増殖が病態であるので，抗ウイルス薬（アシクロビル）の投与を中心とした治療が有効である．

アシクロビル眼軟膏点入 ……………………………………………1日5回（1週間）
　　　　　　　　　　 ……………………………………………1日4回（1週間）
　　　　　　　　　　 ……………………………………………1日2回（1週間〜）
レボフロキサシン点眼 ………………………………………………1日4回（混合感染予防のため）

　ウイルス感染の活動性に合わせて，投与期間は加減してよいと思われる．樹枝状潰瘍は比較的速やかに消失するので，改善がみられない場合にはヘルペス感染症以外の疾患を考慮する必要がある．

壊死性角膜ヘルペス：壊死性角膜ヘルペスでは，ヘルペスウイルスが角膜実質内に侵入し，それに対する免疫反応が生じた結果，次第に角膜実質の組織破壊に進行すると考えられている．壊死性角膜ヘルペスに対して角膜移植を行い得られた検体で，角膜実質内にヘルペスウイルス粒子が観察される[66]ことからも，ウイルス自体が角膜実質内に拡大していることが明らかである．ウイルス粒子の角膜実質への侵入・拡大により，炎症性細胞が角膜実質へ浸潤し，角膜実質細胞を活性化させ，角膜実質細胞による角膜実質の融解を引き起こす．進行すると角膜菲薄化から角膜穿孔に至ることもある．生体反応である炎症性細胞の浸潤を食い止める必要があるため，抗ウイルス薬だけでなく，ベタメサゾンなどのステロイド点眼を併用する必要がある．

実質型角膜ヘルペス：上皮型角膜ヘルペスの既往がある患者では，数か月から数年たって，急性発症の視力低下をきたすことがある．角膜実質内に残存する HSV-1 抗原に対する免疫反応と考えられ，実質型角膜ヘルペスといわれる．角膜実質内には細胞浸潤が顕著にみられ，角膜実質内の血管侵入を伴うこともある．角膜知覚の低下を伴うことも特徴であり，一つの鑑別点となる．前房内炎症はみられることもあるが必須ではない．角膜実質内細胞浸潤がこの病型の特徴であるが，角膜実

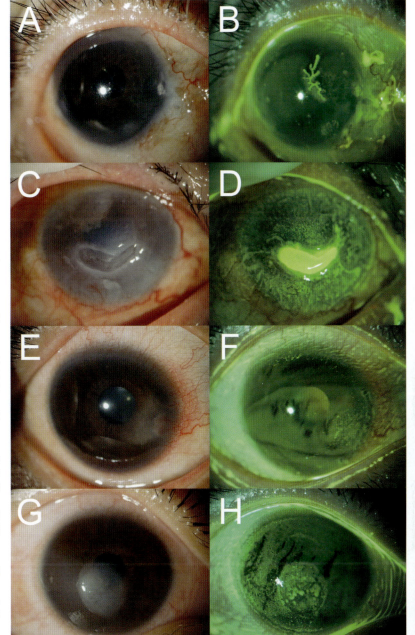

図 2.23
様々なタイプの単純ヘルペスウイルス感染症

＜上皮型角膜ヘルペス＞
A：淡い線状の混濁がみられる．
B：フルオレセイン染色を行うと，樹枝状潰瘍が明瞭にみえるようになる．

＜壊死性角膜ヘルペス＞
C：角膜中央部に上皮欠損を認める．上皮欠損の辺縁は平滑で，樹枝状潰瘍にみられるような凹凸はみられない．また，表在性の血管侵入を伴う．
D：フルオレセインで上皮欠損が明瞭に描出される．

＜実質型角膜ヘルペス＞
E：中央部鼻側に淡い混濁（浸潤）を認める．鼻側から表在性の血管侵入を認める．角膜実質浮腫はないかあっても軽度である．
F：フルオレセイン染色ではSPK程度の上皮障害を認める程度で，樹枝状潰瘍や上皮欠損を認めない．

＜内皮型角膜ヘルペス＞
G：角膜中央部に円形の混濁（浮腫）を認める．
H：上皮浮腫を示すdark spotを認めるが，樹枝状潰瘍や上皮欠損はみられない．

質内の局所性であったりびまん性であったり，症例により異なる．上皮欠損や上皮障害は基本的にはみられない．消炎治療で軽快するが，数か月以上たって再燃することもしばしばである．

内皮型角膜ヘルペス：豚脂様角膜後面沈着物の付着および前房内炎症細胞を伴う急性発症の角膜実質浮腫では，HSV-1に感染した角膜内皮細胞に発現したウイルス由来タンパク質に対する免疫反応が起きていると考えられ，内皮型角膜ヘルペスと診断される．角膜実質内の細胞浸潤はみられず，上皮浮腫によるdark spotはみられるものの，上皮欠損はみられない．前房内炎症が顕著にみられる病期では前房水内からHSV-1のDNAが検出されることもあり，おそらくはHSV-1抗原に対す

る免疫反応だけではなく，活動性のある HSV-1 の感染症も起こっていると考えられる．角膜実質浮腫はびまん性であったり限局性であったりするが，限局性の場合，円盤状の角膜実質浮腫をきたすため，従来 "disciform keratitis" と記載されているが，病態としては角膜内皮に対する炎症反応であることには違いはない．

HSV-1 の感染ののちに，角膜実質内に瘢痕形成をきたすことがある．これは，感染を起こした上皮細胞の部位に一致して上皮下に瘢痕形成をする場合と，実質型で実質内に細胞浸潤をきたし瘢痕を形成する場合とがある．病変の部位によっては視力低下の原因となるため，混濁を除去する治療をするかどうかは視力への影響の程度次第である．

治療レシピ

HSV-1 のウイルス抗原に対する免疫反応が病態であるので，過剰な炎症反応を抑制することが治療につながる．ただ，ウイルス自体の再活性化の可能性もあるので，抗ウイルス薬の同時投与も予防的に行う．

ベタメサゾン点眼‥‥‥‥‥‥‥‥‥‥‥‥‥‥‥‥‥‥‥‥‥‥‥‥‥‥‥‥‥‥‥‥‥‥1日4回
レボフロキサシン点眼‥‥‥‥‥‥‥‥‥‥‥‥‥‥‥‥‥‥‥‥‥‥‥‥‥‥‥‥‥‥‥‥1日4回
アシクロビル眼軟膏点入‥‥‥‥‥‥‥‥‥‥‥‥‥‥‥‥‥‥‥‥‥‥‥‥‥‥‥‥‥‥‥1日2回

症状の改善がみられた場合，点眼回数を1日2回，眼軟膏点入は1日1回に減量する．どこかの時点で投与を中止するが，炎症の軽減の程度やこれまでの再発間隔などを考慮して，症例ごとに決めていく．

2）水痘帯状疱疹ウイルス

症例

38 歳女性．3 日前から左眼瞼痛および腫脹を自覚，左眼が充血し眼脂も出現してきたため受診．左側下眼瞼内眼角部に皮疹を認め（図 2.24-A），左眼は軽度結膜充血および上方角膜の細胞浸潤を認めた（図 2.24-B）．フルオレセイン染色を行うと，細胞浸潤がみられる部位に一致して不整なフルオレセイン染色陽性部位を認めた（図 2.24-C）．三叉神経第 3 枝領域の帯状疱疹および水痘帯状疱疹ウイルス性角膜炎と診断し，バラシクロビル内服（バルトレックス 3,000 mg/day 5 日間），アシクロビル（ゾビラックス）眼軟膏点入 1 日 5 回，レボフロキサシン（クラビット）点眼 1 日 4 回で治療を開始した．治療に反応して皮疹も痂疲化し（図 2.24-D），結膜充血や細胞浸潤も軽減（図 2.24-E），角膜にみられたフルオレセイン陽性部位も消失した（図 2.24-F）．

水痘帯状疱疹ウイルス（varicella-zoster virus, VZV）は，神経線維に感染しその分布領域に感染症を発症するが，角膜においても感染をきたすことが知られている．角膜には三叉神経第 1 枝が分布するため，顔面の帯状疱疹のうちこの領域の帯状疱疹と併発することが多い．角膜に病変が出ることは多くはないが，点状表層角膜症を呈するもの，偽樹枝状病変（単純ヘルペスウイルス感染症とは異なり，terminal bulb を認めない）を呈するもの，角膜実質浅層の炎症を呈するものなど，様々な角膜病変をきたしうるとされている．

水痘帯状疱疹ウイルス感染症では，虹彩炎を発症することも少なくない．豚脂様角膜後面沈着物の付着を認め，また虹彩の萎縮をきたすことが特徴とされる．虹彩の萎縮は月単位で徐々に進行していく．

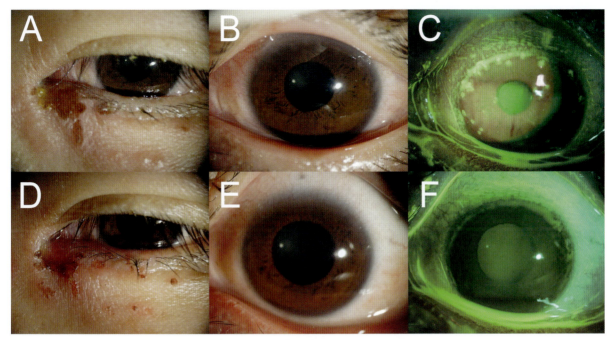

図 2.24 水痘帯状疱疹ウイルス角膜炎
A：内眼角を中心に痂疲形成や発赤腫脹を認める．
B：結膜充血および角膜上方輪部周辺に淡い混濁を認める．
C：混濁を認める部位に一致して，フルオレセインの染色像を認める．
D：1 週間後．皮膚病変は顕著には改善していない．
E：混濁は消失し，結膜充血も軽減している．
F：フルオレセイン染色陽性像もみられない．

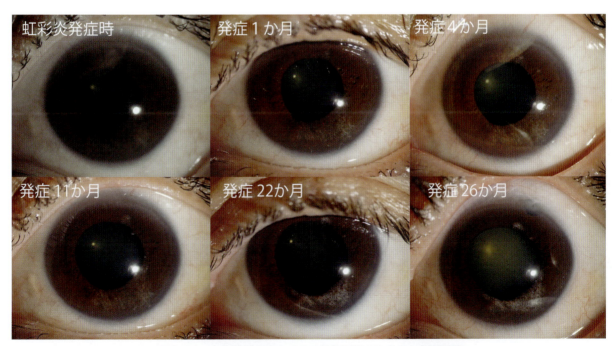

図 2.25 水痘帯状疱疹ウイルス性虹彩炎でみられた虹彩萎縮
下方虹彩が徐々に萎縮している．本症例は，発症後 12 か月ごろ，続発緑内障のため線維柱帯切除術を施行している．

第 2 章 角膜の感染症　　5．ウイルス性角膜炎

皮膚症状が顕著になる前に，充血を主訴に来院する場合もある．抗ウイルス薬の全身投与が必要になる場合もあるため，水痘帯状疱疹ウイルス感染を疑う場合には内科や皮膚科に速やかに転送する．

治療レシピ

　水痘帯状疱疹ウイルスが角膜上皮に感染している状態であるので，HSV-1 同様，抗ウイルス薬（アシクロビル）の投与を中心とした治療になる．

アシクロビル眼軟膏点入 ……………………………………………… 1 日 5 回（1 週間）
　　　　　　　　　　 ……………………………………………… 1 日 4 回（1 週間）
　　　　　　　　　　 ……………………………………………… 1 日 2 回（1 週間〜）
レボフロキサシン点眼 ………………………………………………………… 1 日 4 回

　虹彩炎を伴っている場合には，ベタメサゾン点眼を追加する
ベタメサゾン点眼 …………………………………………………………………… 1 日 4 回

3）サイトメガロウイルス

症例

　58 歳男性．右眼のブドウ膜炎，続発緑内障で加療されていた．昨日から右眼の充血，眼痛，霧視を自覚し受診．眼圧は右 43 mmHg，左 14 mmHg．右眼結膜は充血し，角膜実質浮腫は認めないものの上皮浮腫を認めた（図 2.26-A）．フルオレセイン染色を行うと，上皮浮腫を示す dark spot を認めた（図 2.26-B）．サイトメガロウイルス角膜内皮炎を疑い，ガンシクロビル（デノシン）点眼，ベタメサゾン（リンデロン）点眼，レボフロキサシン（クラビット）点眼 各 1 日 4 回を開始した．治療開始 2 日後には眼圧は右 10 mmHg まで下降した．採取した前房水を検査したところ，サイトメガロウイルス DNA が検出された．

サイトメガロウイルス（CMV）が角膜内皮炎症例で検出されることが 2006 年に Koizumi らによって報告[67]されて以来，原因不明の眼圧上昇や水疱性角膜症の発症に CMV が関与していることが知られるようになった．感染の活動期では，coin lesion と呼称される円形に配列する角膜後面沈着物や線状に配列角膜後面沈着物するがみられ，前房内炎症や 30 mmHg 以上の眼圧上昇，角膜上皮浮腫・実質浮腫がみられる[68]．この角膜内皮炎を反復することで内皮細胞が障害されその密度が減少し，角膜内皮機能が非代償性となり，水疱性角膜症に移行する．活動期に前房水検体からの CMV-DNA の検出ができれば確定診断となる．HSV-1 や VZV でも虹彩炎や内皮炎を発症することがあり，これらとの鑑別が必要である．

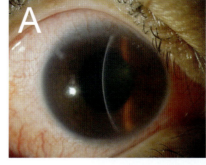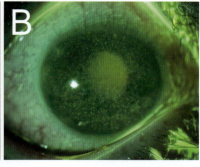

図 2.26
サイトメガロウイルス角膜内皮炎
A：結膜充血とびまん性の角膜上皮浮腫を認める．サイトメガロウイルスの感染の活動性があり，眼圧の上昇をきたしている．
B：びまん性の点状表層角膜症を認める．

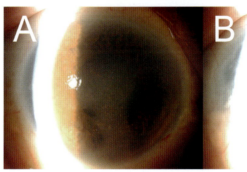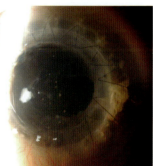

図 2.27
サイトメガロウイルス角膜内皮炎でみられる角膜後面沈着物
A：色素を伴う角膜後面沈着物が集簇している．
B：角膜移植後にみられたサイトメガロウイルス角膜内皮炎の再燃．白色の豚脂様角膜後面沈着物が観察できる．A，Bともに前房内よりサイトメガロウイルスのDNAが検出された．

治療レシピ

　CMV自体の内皮細胞に対する感染および炎症反応が病態であるため，抗ウイルス薬（ガンシクロビル）投与とステロイド投与を併用する．
ベタメサゾン点眼・・・1日4回
レボフロキサシン点眼・・1日4回
0.5％ガンシクロビル点眼（自家調整）・・1日4回
　ガンシクロビル点眼投与の継続期間には，一定のコンセンサスが得られていないが，CMV高頻度に感染の再燃がみられるため，長期的に投与すべきとの意見が多い．

コラム

角膜塗抹検鏡検査の重要性

　角膜に生じる感染症の病原微生物を同定するには，微生物学的な検査が必須である．一般的に培養検査には1週間程度の時間を要することが多く，速やかな対応が求められる感染症治療では培養検査と並行して角膜病巣部の擦過検体の顕微鏡観察を行うことが望ましい．

　塗抹検体の顕微鏡観察を行うには，グラム染色（フェイバー G® 染色）とギムザ染色（ディフ・ク

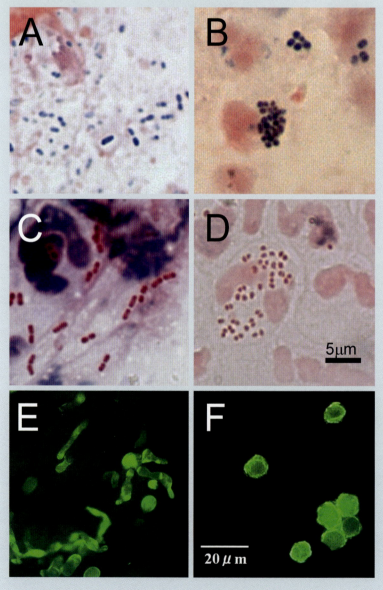

図 2.28
グラム染色及びファンギフローラ染色による病原微生物の検出
A：肺炎球菌．グラム陽性球菌の菌体の周囲に莢膜が存在するのが観察できる．
B：黄色ブドウ球菌．グラム陽性球菌の集簇がみられる．
C：モラクセラ．グラム陰性桿菌がみられる．
D：淋菌．グラム陰性球菌が多核白血球に貪食されている．
E：酵母菌．真菌の細胞壁の糖タンパクが染色される．
F：アカントアメーバ．シストを形成している．

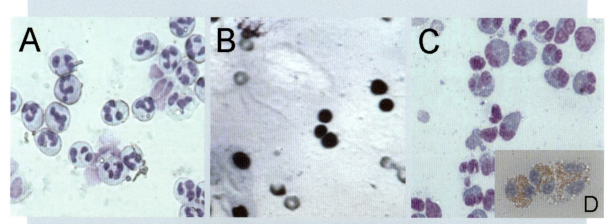

図 2.29 ギムザ染色による細胞成分の観察
A：多核白血球．円形の細胞の中に分葉化した核が観察できる．
B：リンパ球．円形の細胞の中に円形の核がみられる．細胞質は少ない．
C：好酸球．二分葉の核をもち細胞質内に好酸性顆粒が含まれている（D はハンセル染色）．

イック®染色）の両方を行う．グラム染色を行うと，病原微生物の染色液に対する染色性から，病原微生物を同定することができる．検体中にみられる細菌がグラム陽性なのか陰性なのか，球菌なのか桿菌なのかなど得られる情報は多い．また，臨床所見や患者背景，経過から起炎菌を類推するが，起炎菌として候補に挙がった病原微生物が塗抹検体から検出された場合には，治療を推し進めるうえでの大きな根拠となる．また，特殊検査としてファンギフローラ染色を行うと，真菌の細胞壁に存在する糖タンパクを蛍光色素で標識できるので，真菌の存在を検出することができる．ファンギフローラ染色はアカントアメーバの二重壁にも親和性があり，アカントアメーバ角膜炎の診断にも有用である．

　一方で，ギムザ染色では病巣周囲に浸潤してきた炎症性細胞を染色することができるため，集まってきた炎症性細胞の種類を鑑別することができる．細菌感染や真菌感染では好中球の集簇が顕著であり，一方でウイルス感染ではリンパ球の集簇が目立つ．また，好酸球の集簇が目立つ場合にはアレルギーの関与が示唆される．このようにギムザ染色では，疾患のベクトルを知ることができる．

　塗抹検体観察を行うための染色は 15 分以内に完了するので，迅速診断の方法として極めて有用で，必須であるといえる．一つの検査結果をもとに治療を推し進めるのではなく，多くの情報を組み合わせて最も正解に近いと思われる診断のもと治療を行い，常にその診断が正しいかどうかの評価を行うべきである．

角膜テキスト臨床版
—症例から紐解く角膜疾患の診断と治療—

第3章

角膜が
フルオレセイン染色
で染まる

第3章 角膜がフルオレセイン染色で染まる

フルオレセイン染色は，角膜疾患の診断のプロセス上，必須の診察手法である．角膜上皮障害を観察するには，細隙灯顕微鏡でスリット幅をやや広めにして上皮面に焦点を合わせることにより角膜上皮障害の検出ができないわけではないが，フルオレセイン染色を行うことにより，より明瞭に角膜上皮の状態・所見を観察することができる．無染色観察で気づかない上皮障害も見逃すことがない．涙液に適量のフルオレセインを溶解して涙液を着色し，涙液経由で角膜表面上にフルオレセインを分布させる．角膜上皮細胞の細胞間接着能が低下している部分からフルオレセインがしみ込んでいくため，細胞間の接着が断裂している部分ではフルオレセイン染色陽性となる．点状表層角膜症では細胞単位の脱落が起こるため点状のフルオレセイン染色陽性像となり，角膜びらんでは面状の染色陽性像を示す．また，角膜ジストロフィの一つである膠様滴状角膜ジストロフィでは角膜上皮細胞間の構造に異常が生じており，涙液中のフルオレセインが角膜上皮のバリアを通過しやすく，角膜実質から前房内へと容易にフルオレセインが浸透していく[69]．角膜上皮障害を的確に診断評価するためには，角膜および結膜全体にフルオレセインを十分に均一に分布させることが必要である．したがって，重度の涙液分泌低下がみられる場合には，涙液の評価の後に眼表面の水分量を増加させてフルオレセインを添加し，角結膜上皮表面に適切にフルオレセインを分布させる工夫が必要な場合もある．

1. 点状表層角膜症（SPK）

点状表層角膜症（superficial punctate keratopathy, SPK）は角膜上皮の最表層の細胞が細胞単位で脱落した状態である．SPK をきたす背景疾患には様々なものがあり，フルオレセイン染色により明瞭に可視化された SPK の染色パターンでその背景疾患を推測することができる．SPK の重症度の評価には，AD 分類[70]が有用である（第11章 角膜所見（182 ページ）参照）．

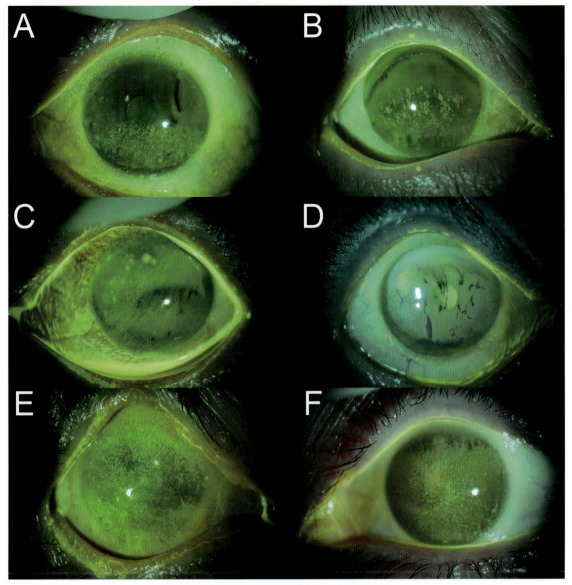

図 3.1 様々なパターンの SPK

A：角膜の下方を中心に SPK がみられる．フルオレセイン染色は SPK のある部位の側方延長上の結膜でも陽性となる．瞼裂に一致したフルオレセイン染色陽性所見であり，涙液分泌低下型ドライアイでみられる染色パターンである．

B：A と同様に瞼裂に一致したフルオレセイン染色陽性パターンであるが，フルオレセイン染色陽性像の集簇が散見される．瞼縁に一致した部分に上皮障害の集簇がみられ，マイボーム腺機能不全でみられる SPK パターンである．

C：縦方向の線状のフルオレセイン染色陽性像がみられる．上眼瞼に存在する異物が瞬目のたびに角膜上皮を擦過している所見である．

D：上眼瞼に覆われた部位に顕著なフルオレセイン染色陽性部分がみられる．上眼瞼で被覆される部分は上皮障害が起こりにくい部分であり，この部位に上皮障害が強い場合には，同部位に一致した上眼瞼結膜に隆起性病変や異物が存在する可能性が高い．

E：角膜全体に SPK がみられる．角膜障害の程度と比較して，結膜のフルオレセイン染色が弱く，結膜上皮障害が軽い．抗緑内障薬などの角膜上皮に対する毒性の強い薬剤による中毒性角膜症でみられる．

F：E と同様に角膜上皮障害が瞼裂だけでなく角膜全体にみられる．点眼薬の使用などがなく，涙液分泌機能の異常もない場合，角膜知覚を評価すると顕著な知覚低下を認めることがある．神経麻痺性角膜症でみられる SPK であり，上皮障害のパターンと他の検査を組み合わせることにより診断できる．

1）ドライアイに関連するSPK

症例

　80歳女性．数年前から両眼の異物感，乾燥感を自覚していた．最近になって右眼の異物感が増強，視力低下を自覚してきたため受診した．近医眼科でも加療されており，緑内障に対しラタノプロスト（キサラタン）点眼1日1回両眼，角膜上皮障害に対してヒアルロン酸ナトリウム（ヒアレイン）点眼1日4回両眼を処方されていた．初診時視力はRV＝0.2(0.3×S+1.5 D◯C−1.0 D Ax100°)，LV＝0.4(0.8×S+1.25 D◯C−0.5 D Ax100°)であった．細隙灯顕微鏡で観察すると，白内障以外の異常を認めなかったが，フルオレセイン染色を行うと右眼に瞼裂一致した部位に顕著な角膜上皮障害を認めた．涙液メニスカスはやや低い程度であった（図3.2-A）．角膜上皮障害はAD分類A2D1で，瞼裂に多く認められ上下眼瞼で被覆されている部分では上皮障害は目立たなかった（図3.2-B）．シルマー試験第I法を行うと右2 mm，左6 mmと右眼に顕著な涙液分泌低下を認めた．右眼の角膜上皮障害は，涙液分泌低下にラタノプロスト点眼の薬剤毒性が加わって発症しているものと考えた．ただ，角膜上皮障害が瞼裂に被覆されている部分ではほとんどみられないことから，角膜上皮障害の主な誘因は涙液分泌低下であると判断し，ラタノプロスト点眼継続，ヒアルロン酸ナトリウム点眼を中止し，下涙点に涙点プラグを挿入した．2週間後の再診時には角膜上皮障害は減少し（図3.2-C, D），視力もRV＝0.4(0.8×S+1.25 D◯C−0.5 D Ax100°)まで改善した．涙点プラグ挿入後6週間後では，角膜上皮障害は減少し，安定した状態を維持している（図3.2-E, F）．

　涙液は角膜表面に均等に分布し，粘膜である角結膜上皮を保護する役割を果たしている．この涙液の量的質的異常がドライアイであり，その原因は様々である．本邦におけるドライアイの定義は，「ドライアイは，様々な要因により涙液層の安定性が低下する疾患であり，眼不快感や視機能異常を生じ，眼表面の障害を伴うことがある」とされ，ドライアイの診断基準は「BUT（break up time，涙液層破壊時間）5秒以下かつ自覚症状（眼不快感または視機能異常）を有する」とされている[71]．BUTの短縮は涙液層の安定性の低下を示すことから，フルオレセインによる涙液の可視化による涙液動態の評価が極めて重要と考えられている．ドライアイ症状を訴える患者の涙液の安定性をいかに評価するか，低下した涙液安定性をいかに改善させ患者の自覚症状を改善させるかが現在のドライアイ診療では重要視されている[72]．したがって，患者の自覚症状の原因となる涙液状態の改善を達成することにより，患者の自覚症状を改善することがドライアイ診療の目標となる．
　ドライアイの診療では，まず患者の自覚症状を

聴取する（図3.3）．ドライアイ患者は眼乾燥感，異物感，充血，眼精疲労など，様々な症状を訴える．それらの症状の発症機序は不明で，他覚所見と自覚症状が1対1で対応するとは限らない．不適切な眼鏡による矯正や老視など，類似した症状を呈する疾患を除外することも大切である．症状からドライアイを疑い，涙液所見・角結膜所見を収集する．細隙灯顕微鏡検査で充血の程度，眼脂の有無，角膜病変の有無を観察する．次いで，フルオレセイン染色で涙液を可視化し，涙液コンディションを評価する．フルオレセイン染色を行うことにより，角結膜上皮障害だけでなく，涙液メニスカス高（上下眼瞼縁に貯留する涙液の高さ）の評価が可能である．涙液分泌低下型ドライアイでは，瞼裂に一致した部位の結膜上皮障害が特徴的である（図3.4）．角膜に上皮障害がなくても，結膜にのみ上皮障害がみられるという例もしばしば経験する．また，上眼瞼で被覆される部位では上皮障害はほとんどみられないか，あっても軽度である．このことは，涙液が正常に機能しない場合，外環境に曝露されることが角結膜上皮にとっ

図 3.2
涙液分泌低下型ドライアイを主な原因とする角膜上皮障害

A：初診時の涙液メニスカス．上下涙液メニスカスともやや低いものの顕著なメニスカス高の低下を認めない．角膜上皮障害もみられる．

B：角膜上皮障害はAD分類A2D1．瞼裂に角膜上皮障害が集簇している．上下眼瞼に被覆されている部分では，角膜上皮障害がみられない．結膜上皮障害もほとんどみられないので，涙液分泌低下だけで発症している角膜上皮障害とは考えにくい．実際，この症例ではラタノプロスト点眼が行われており，涙液分泌低下＋薬剤毒性で角膜上皮障害が生じていると考えられる．ただ，薬剤毒性による角膜上皮障害だけでは角膜全体に比較的均一に角膜上皮障害が分布するため，瞼裂に角膜上皮障害が多くみられることは涙液分泌低下の影響が多分にあるものと考えるべきである．

C：涙点プラグ挿入後2週間．涙点プラグを挿入すると涙液メニスカスが高くなるが，本症例では大きな変化を認めなかった．

D：瞼裂に多くみられた角膜上皮障害は減少している（AD分類A1D1）．

E：涙点プラグ挿入後6週間．涙液メニスカス高の変化はみられない．写真では確認できないが，涙点プラグは固定されたままである．

F：角膜上皮障害はさらに減少し，瞼裂中央部にわずかに分布するのみである．

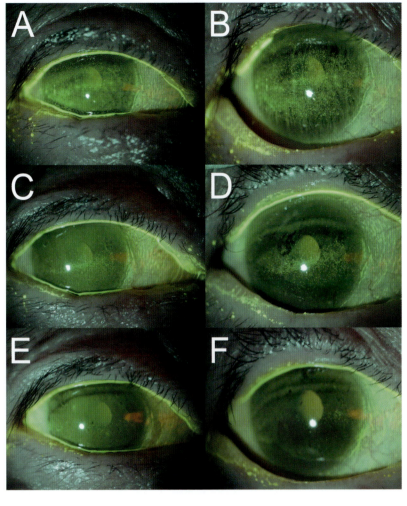

ては強烈な傷害因子であることを示唆している．フルオレセイン染色を行うことにより，涙液層破壊時間（BUT）の測定だけでなく，涙液層破壊パターンの評価もできる[73]．蒸発亢進型ドライアイでは，BUTの短縮や涙液層破壊パターンの異常が観察できるが，涙液分泌低下型ドライアイのような角結膜上皮障害はみられない．涙液所見の確認後に，涙液量を評価するためにシルマー試験を行う．最新のドライアイの診断基準[71]では角結膜上皮障害の有無は問わないが，涙液分泌低下型ドライアイでは高率に角結膜上皮障害をきたすため，涙液量の異常を評価するシルマー試験は，角膜上皮障害の原因検索に今日でも重要な検査の一つである．

ドライアイの治療の目的は低下した涙液安定性の改善である．したがって，涙液安定性の改善が期待できるジクアホソルナトリウム点眼やレバミピド点眼，ヒアルロン酸ナトリウム点眼などが治療に用いられる．ドライアイの治療の主眼は患者の自覚症状の改善であり，涙液状態の改善を得ることにより，角膜上皮障害の改善につながるという考えのもとで治療が行われている．ドライアイの病態の把握および治療効果の判定に涙液安定性や涙液量の評価を行うが，治療の成功か否かの判断は患者の自覚症状の改善がみられたかどうかにかかっており，角膜上皮障害の改善の有無は患者の自覚症状の変化とは関連しない[74]ことはしばしば経験する．

角膜上皮障害の原因には，様々な要因が関与している（図3.5）．現在のドライアイの考え方では，涙液安定性の異常と自覚症状があればドライアイと診断される．角結膜上皮障害はドライアイ

自覚症状の聴取
眼乾燥感，眼痛・異物感，眼精疲労，充血，眼部不快感

↓

他覚所見の収集

細隙灯顕微鏡検査	フルオレセイン染色
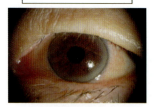	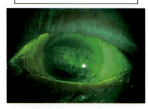
充血・眼脂 角膜病変	涙液メニスカス高 角結膜上皮障害
シルマー試験	涙液層破壊の観察
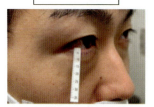	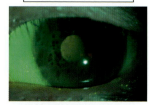
涙液分泌量 （反射分泌，基礎分泌）	涙液層破壊時間（BUT） 涙液層破壊パターン

図3.3
ドライアイ診断におけるフローチャート
ドライアイでは自覚症状および症状の程度の聴取が重要となるため，まず自覚症状の聴取を行う．症状の種類に加え，症状の強さ，持続時間，日内変動の有無なども併せて聴取する．次に細隙灯顕微鏡を用いて前眼部の観察を行う．通常観察ののちにフルオレセイン染色を行い，角結膜上皮障害の有無（密度，範囲），涙液メニスカスの高さを評価する．瞬目直後に努力開瞼をさせて涙液層破壊の評価（時間，破壊パターン）の評価を行う．涙液分泌量は，シルマー試験を用いて評価する．

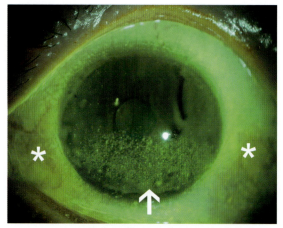

図3.4 涙液分泌低下型ドライアイでみられる角膜上皮障害
瞼裂に一致した部分に角膜上皮障害（点状表層角膜症，A2D1）を認める（↑）．また，瞼裂に一致した部分の結膜上皮障害も認める（＊）．涙液分泌低下型ドライアイでは，角膜上皮障害よりも結膜上皮障害の存在が特徴的である．

の際に認められうる所見の一つであり，その有無は診断の根拠にはならないので，ドライアイの患者すべてに角膜上皮障害を認めるとは限らない．また，ドライアイ症状をきたす涙液安定性の異常で必ずしも角膜上皮障害をきたすとは限らない．一方で，極端な涙液分泌低下をきたした場合，角結膜上皮障害は顕著に認められ，涙液減少型ドライアイは角膜上皮障害をきたしうる原因と言える．ドライアイと診断される涙液コンディションはかなり広範にわたるため，"ドライアイ＝角結膜上皮障害の存在"とは言えないが，角膜上皮障害を認める患者で極端な涙液低下をきたしている場合には，それらに関連があると考えて診断・治療を進めていくべきである．

角膜上皮障害を認めた場合には，涙液の状態だけでなく結膜・眼瞼の状態，異物の有無，使用している薬剤などを調べる．列挙した環境因子の中

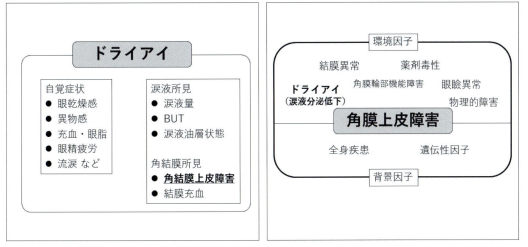

A|B　図 3.5　ドライアイと角膜上皮障害の関係
A：ドライアイの観点から考えると，角膜上皮障害はドライアイ（特に涙液分泌低下型）が原因で起こる眼異常所見の一つである．
B：角膜上皮障害の観点から考えると，ドライアイは角膜上皮障害を起こしうる原因の一つであるが，角膜上皮障害を起こしうるのは極端な涙液分泌低下である（蒸発亢進単独で角膜上皮障害が生じることはない）．
現在のドライアイの考え方では，ドライアイ≠角膜上皮障害である（環境因子：角膜上皮障害を起こす直接的な因子．背景因子：角膜上皮障害を直接起こすわけではないが，角膜上皮障害が生じるとその治癒を妨げる因子）．

で，角膜上皮障害に最も高頻度に関連するのは涙液の異常，特に涙液分泌低下である．涙液の分泌低下をきたす要因には加齢や糖尿病などが挙げられるが，極端な涙液量の減少をきたすわけではなく角膜上皮障害の直接的な原因とはなりにくい．極端な涙液分泌低下をきたし角膜上皮障害の明らかな原因となりうるものには，Sjögren（シェーグレン）症候群（原発性および続発性，図 3.6），皮膚粘膜症候群（Stevens-Johnson 症候群や中毒性組織壊死症），骨髄移植後の慢性移植片宿主病（graft-versus-host disease，GVHD，図 3.7），眼類天疱瘡などが挙げられる．一方で特発性（はっきりとした原因のないもの）の涙液分泌低下をきたすものもあり，様々な原因精査が求められることもある．

涙液分泌低下に伴う角膜上皮障害が発生し，それが視力低下や眼脂分泌，異物感の原因となる場合，人工涙液や様々なドライアイ治療薬では改善がみられないことが多い．これは，涙液分泌が極端に低下していることが多く（例えばシルマー試験で 1 mm 以下など），点眼では水分の補充が追い付かないのが実情である．したがって，重度の

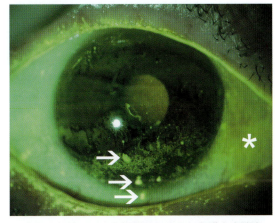

図 3.6　Sjögren 症候群でみられた角膜上皮障害
シルマー試験で 1 mm 程度の極端な涙液分泌低下をきたしている．瞼裂に一致した角結膜上皮障害を認め（＊），角膜上には糸状角膜炎の散在もみられる（→）．

涙液分泌低下をきたし角膜上皮障害がみられる場合には，シルマー試験で涙液量を評価し，極端な低下（シルマー試験で 2 mm 以下，涙液メニスカスの形成も不良）を確認した後に涙点プラグの挿入を行うべきである（図 3.8）．少ない水分量でも涙点プラグにより涙液を眼表面にとどまらせることで，涙液中の様々な液性因子が角膜上皮保護お

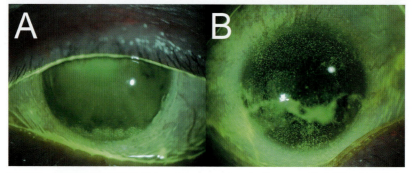

図 3.7　慢性移植片対宿主病 (graft-versus host disease, GVHD) にみられた角膜上皮障害
涙液量低下の程度 (涙腺の破壊の程度) により，角膜上皮障害の程度も異なる．
A：慢性GVHDにみられた比較的軽度の角膜上皮障害．角膜下方に点状表層角膜症の集簇を認めるが，A1D1 程度である．
B：慢性GVHDにみられた比較的重症の角膜上皮障害．角膜全体に点状表層角膜症を認める (A3D1)．涙液の粘稠度が増加しており，眼脂の分泌もみられる．

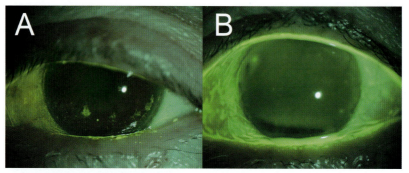

図 3.8　涙液分泌低下型ドライアイに対する涙点プラグ挿入
A：涙液分泌低下に伴う角膜上皮障害 (A1D1)．瞼裂に一致して角結膜上皮障害を認める．一部上皮障害が集簇した部分もあり，顕著な涙液分泌低下が疑われる．上下の瞼縁に形成される涙液メニスカスも低い．
B：涙点プラグ挿入後 2 週間．角膜上皮障害が顕著に改善している．上下瞼縁に形成される涙液メニスカス高も増加している．

よび創傷治癒に促進的に作用することが期待できる．これらの作用は，人工物である点眼薬では代替できない．むやみに涙点プラグを挿入することは症状の改善が得られず流涙の症状を助長するだけであるので推奨できないが，角膜上皮障害の状態および涙液の状態を適切に評価し，適応のある患者に対し涙点プラグ挿入を行えば，劇的な改善を得られることがしばしばである．

コラム

シルマー試験

　シルマー試験紙を下眼瞼耳側に設置し，5 分間の涙液を吸収する．この際，角膜に接触しないように設置する．この方法 (シルマー試験第 I 法) で観察できるのは，シルマー試験紙刺激存在下での涙液量であるため，反射性分泌量＋基礎分泌量の和を測定していることになる．次いで，点眼麻酔を行い，点眼薬を吸収除去した後に，同様の方法で 5 分間の涙液量を測定する．この方法 (シルマー試験第 I 法変法) で得られる涙液量は，シルマー試験紙刺激の影響を受けない，涙液の

基礎分泌量を測定している．したがって，第Ⅰ法の測定量から第Ⅰ法変法の測定量を差し引いた値が，涙液の反射性分泌量となる．

涙液分泌量（シルマー試験第Ⅰ法）＝基礎分泌量（シルマー試験第Ⅰ法変法）＋反射分泌量

シルマー試験の測定値と涙液メニスカス高には相関があるとする報告[75]と，相関はないとする報告[76]と意見が分かれるところである．顕著な涙液分泌低下症例では涙液メニスカスの形成も低いため，涙液メニスカス高が低ければ，涙液分泌量が少ないであろう程度の定性的な推測には有用である．

2) 電気性眼炎

症例

75歳男性．前日に溶接作業を行っていた．保護メガネは装用していなかった．眼痛と霧視感を自覚したため受診をした．両眼結膜充血および流涙は軽微であり，眼脂の分泌は認めなかった．角膜には顕著な混濁は認めなかったが，フルオレセイン染色を行うと瞼裂に一致した角膜に点状表層角膜症を認めた．病歴および角膜所見から電気性眼炎と診断し，オフロキサシン（タリビッド）眼軟膏点入両眼適宜を指示した．ジクロフェナクナトリウム（ボルタレン）内服屯用を処方して帰宅させた．

電気性眼炎は，紫外線による角膜上皮障害の総称である．日中屋外での長時間活動（スキー，登山，魚釣りなど），紫外線が発生する特殊作業（アーク溶接作業など）が原因となり発症する．紫外線曝露から数時間経過して，両眼の充血，流涙，眼痛を自覚する．両眼角膜全体に点状表層角膜症を認めるが，細胞浸潤は認めない．病歴を聴取することで診断は可能であり，治療は，対症的に油性眼軟膏点入による異物感の軽減と，鎮痛薬内服である．

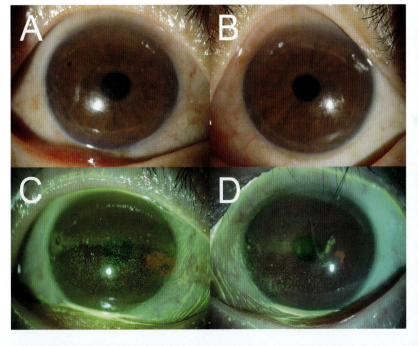

図3.9
電気性眼炎
A，B：結膜充血は軽微であり，角膜の異常所見は目立たない．
C，D：フルオレセイン染色を行うと，瞼裂に一致した部分に点状表層角膜症を認める．結膜の上皮障害を伴わないことから，涙液分泌低下型ドライアイにみられる上皮障害とは区別できる．

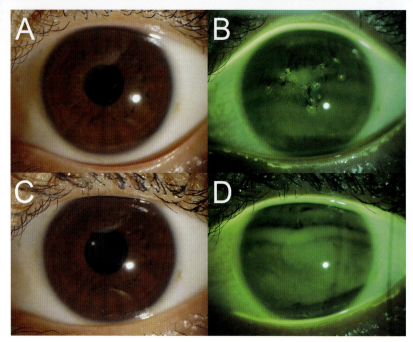

図 3.10
Thygeson 点状表層角膜炎
A：角膜上方に，灰白色の混濁（上皮内病変）が散在している．
B：フルオレセイン染色を行うと，上皮内病変の部分に一致してフルオレセインに染色される．
C：治療開始1週間後．灰白色病変は消失している．
D：フルオレセイン染色陽性部位も消失している．

3）Thygeson 点状表層角膜炎

> **症例**
> 35歳男性．2日前からの左眼の異物感を主訴に来院した．左眼結膜には軽度充血を認め，左眼角膜上方に灰白色の混濁を認めた（図3.10-A）が，細胞浸潤はみられなかった．フルオレセイン染色を行うと，上皮内病変の部分に一致してフルオレセイン陽性部位を認めた（図3.10-B）．Thygeson点状表層角膜炎と診断し，0.1％フルオロメトロン（フルメトロン）点眼，レボフロキサシン（クラビット）点眼 各1日4回を処方した．1週間後の再診時には自覚症状は改善し，角膜病変も消失していた（図3.10-C，D）．

Thygeson点状表層角膜炎（superficial punctate keratitis of Thygeson, SPKT）は，1950年にThygesonが報告[77]した原因不明の角膜炎である．ウイルス感染や局所の免疫反応異常などが考えられているが，未だに原因の確定には至っていない．臨床的には，あらゆる年齢に発症しうる角膜炎で，慢性の経過をたどることが多いとされる．患者は，異物感，羞明，灼熱感，流涙，視力障害などの症状を訴える．充血などの結膜所見はないか，あっても極めて軽度である．角膜には，細かい集簇した点状の上皮内沈着物が散在し，その直下には境界明瞭の灰白色の点状混濁を認める（図3.11-A，B）．フルオレセイン染色を行うと，病変部位の上皮内病変に一致してフルオレセイン染色が陽性となる（図3.11-C，D）．

本疾患の治療は，低力価ステロイド（フルオロメトロン）点眼が第一選択とされる．一般的には，2週間〜数週間でフルオレセイン染色が陰性化し，患者の自覚症状も改善する．一方で，低力価ステロイド点眼に反応が悪い症例や治癒後に角膜炎の再燃がみられる症例もあり，高力価ステロイド点眼でないと治癒に至らない症例も存在する．ステロイド点眼の反応が悪い症例では，シクロスポリン点眼[78]やタクロリムス眼軟膏[79]が試みられ良好な成績も報告されている．

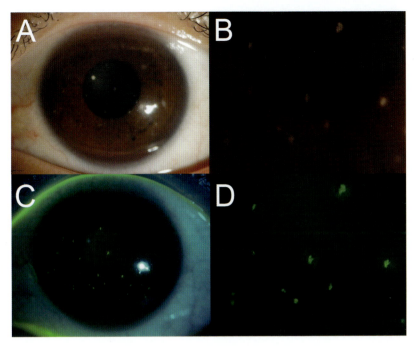

図3.11
Thygeson 点状表層角膜炎
A：角膜の広い範囲に灰白色病変が散在している．
B：強膜散乱光で観察すると上皮内病変が描出される．
C：フルオレセイン染色を行うと陽性部位が散見される．
D：フルオレセイン染色陽性部位は上皮内病変部位と一致している．

治療レシピ
0.1％フルオロメトロン点眼 ·· 1日4回
レボフロキサシン点眼 ··· 1日4回

4）上輪部角結膜炎

症例

44歳女性．両眼の異物感を主訴に来院した．上方結膜の軽度充血を認めるが角膜に目立った混濁はみられなかった（図3.12-A〜D）．フルオレセイン染色を行うと，上方の角膜〜結膜にかけて角結膜上皮障害を示す点状の染色像を認めた（図3.12-E, F）．上輪部角結膜炎と診断し，ジクアホソルナトリウム液（ジクアス®点眼）1日6回両眼を開始した．角結膜上皮障害は軽減し，自覚症状も改善した．

上輪部角結膜炎（superior limbic keratoconjunctivitis, SLK）は，上眼瞼に被覆される上方角膜および結膜に上皮障害をきたす疾患[80]である．中年女性に多いとされ，異物感，眼痛，羞明，眼脂，流涙などを訴える．経過は慢性であり，数年以上にわたって症状が続くこともある．上輪部角結膜炎の病態は，上眼瞼と眼球の摩擦による機械的傷害，涙液の不安定性，慢性炎症よって生じていると考えられている[81]．臨床所見は，上眼瞼に被覆されている球結膜が軽度充血し，フルオレセイン染色を行うと上方角結膜の点状のフルオレセインの染色を認める．また，上方結膜の弛緩症がみられることもある．眼瞼眼球間の摩擦を軽減する目的で，摩擦軽減効果のある人工涙液などが有効とされている．本邦では，ジクアホソルナトリウム液（ジクアス®点眼）やレバミピド点眼[82]（ムコスタ®点眼）が処方可能であり，これらは涙液中のムチンの分泌を促し摩擦軽減効果が期待できる．点眼加療で症状が改善しない場合で，上方結膜の弛緩症が顕著な場合には，弛緩した結膜と眼瞼との摩擦が増加するため，結膜切除[83]や熱凝固[84]など結膜弛緩症に対する外科的治療が奏効することがある．

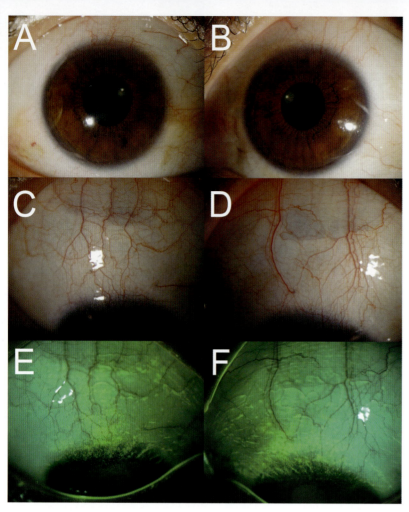

図 3.12
上輪部角結膜炎
A，B：上方結膜に限局して軽度の結膜充血を認める．
C，D：上方結膜の充血がみられる．また，角膜に向かう直線状の結膜血管の充血が特徴である．
E，F：上方角膜，輪部角膜，上方結膜が点状にフルオレセイン陽性に染色される．この部位は，上眼瞼に被覆され守られている部位であるので，本来角膜上皮障害は発生しにくい部位である．

治療レシピ	
ジクアホソルナトリウム液	1日6回
レバミピド点眼	1日4回
0.1％フルオロメトロン点眼	1日4回
上記点眼薬を単独または組み合わせて処方する．	
極端な涙液分泌低下を伴う場合　涙点プラグ挿入	

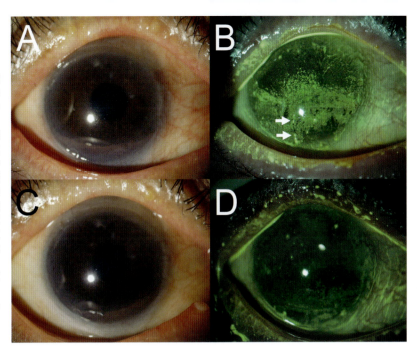

図 3.13

抗緑内障薬による中毒性角膜症

A：結膜充血を認める．また，瞼縁の充血も顕著である．抗緑内障薬多剤併用を行っている患者では，瞼縁の充血をしばしば認める．

B：フルオレセイン染色を行うと，角膜の広い範囲で上皮障害がみられることがわかる．一方で結膜の上皮障害はみられない．また，角膜下方に糸状角膜炎が形成されている（矢印）．この症例の場合は，毒性の強い薬剤を中止し，糸状角膜炎の治療効果も期待できるレバミピド（ムコスタ）点眼を用いたが，人工涙液やヒアルロン酸ナトリウム点眼などで薬剤の反応性をみてもよい．

C：1か月後．結膜の充血は軽度改善している．

D：角膜全体の上皮障害は顕著に改善している．

5）中毒性角膜症（点眼薬，内服薬）

症例

84歳男性．緑内障に対し，抗緑内障薬を4剤投与中．加療中に右眼の視力低下を自覚した．右眼結膜には軽度充血を認めたが角膜には顕著な混濁を認めなかった（図3.13-A）．フルオレセイン染色を行うと，瞼裂部分に一致して顕著な角膜上皮障害を認めた．また，上皮障害は瞼裂部分だけでなく角膜に広い範囲に認められた．角膜下方には糸状角膜炎の形成もみられた（図3.13-B，図中矢印）．結膜の上皮障害は目立たなかった（図3.13-B）．シルマー試験で2 mmと顕著な涙液分泌低下を認めた．眼圧は12 mmHgで，視野検査でBjerrum暗点を認めるもののMD-8 dBで中心視野も十分保たれていた．角膜上皮障害と比較して結膜上皮障害が軽微であることから，涙液分泌低下はあくまで角膜上皮障害の増悪因子の一つと考え，抗緑内障薬の多剤併用により発症した中毒性角膜症と診断した．抗緑内障薬をいったんすべて中止し，下涙点に涙点プラグを挿入，糸状角膜炎がみられたためレバミピド（ムコスタ）点眼1日4回を開始した．1か月後再診時には結膜充血は少しながら軽減し（図3.13-C），フルオレセイン染色を行うと角膜全体の上皮障害が軽減していた（図3.13-D）．眼圧は15 mmHgであったため，角膜上皮障害の程度を評価しながら抗緑内障薬を少しずつ再開した．

様々な薬剤が原因となり角膜上皮障害が発生することがある．薬剤毒性による角膜上皮障害には，点眼薬による薬剤の局所投与の結果生じる角膜上皮障害と，内服薬・点滴などで投与された薬剤が原因で生じる角膜上皮障害がある．前者では，点眼薬などの外用薬が直接角膜上皮に作用し障害を起こす．後者では，薬剤がいったん体内に取り込まれ，涙液を介して角膜に作用し毒性を生じる．

外用薬による薬剤毒性角膜症は中毒性角膜症と呼ばれる．抗緑内障薬を多剤併用で投与されている患者にみられることが多い．アシクロビル眼軟膏も薬剤毒性が強く，投与中に角膜上皮障害をきたすことがある．また，麻酔効果のある薬剤も角膜上皮に対して毒性が強く，上皮障害や角膜上皮の接着性低下に伴う治癒遅延の原因となる．眼異物感や眼痛の軽減を目的として患者が勝手に点眼麻酔薬を入手・使用してしまった場合には，重篤

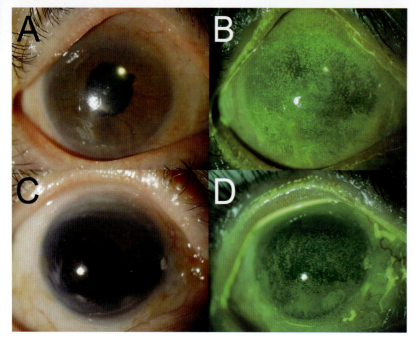

図3.14
中毒性角膜症
A, B：抗緑内障薬の多剤点眼が原因となった中毒性角膜症．角膜全体に点状表層角膜症を認める．
C, D：アシクロビル眼軟膏投与中に発症した中毒性角膜症．樹枝状潰瘍は消失しているが，A2D1程度の点状表層角膜症がみられる．

な角膜上皮障害に至る可能性があるので注意を要する．臨床所見は，角膜上皮障害が角膜全体にみられるが，結膜の上皮障害はみられず一般に角膜に限局することが特徴である．薬剤毒性による上皮細胞の脱落が促進し，上皮細胞供給とのバランスが崩れ，しばしば線状の上皮障害（crack line）として観察される．これが樹枝状潰瘍と誤認され，間違ってアシクロビル眼軟膏投与が行われることがある．

近年では，通院による癌治療が一般化し，様々な薬剤が点滴や内服で投与され，癌患者の生命予後改善やQOLの改善に貢献している．この抗癌剤が角膜上皮障害の原因となることもしばしば経験される．抗癌剤である5-FUのプロドラッグであるS-1は，その適応の広さと副作用の低さから使いやすい経口抗癌剤として広く用いられているが，S-1内服患者で角膜上皮障害をきたす[85)86)]ことが知られている．また，増殖因子の阻害効果のある薬剤が角膜上皮障害[87)]や角膜実質融解をきたす[88)]ことも知られており，癌治療中の患者における使用薬剤の聴取は診断に特に重要である．抗癌剤の全身投与を受けている患者にみられる角膜上皮障害の発症機序は不明であるが，抗癌剤成分が細胞増殖能の強い角膜輪部の角膜上皮幹細胞に作用し，角膜上皮細胞の分化に異常をきたし角膜上皮異形成様の上皮障害をきたすと考えられる．また，抗癌剤成分が涙液中に分布し，眼表面から涙道へと作用することも考えられる．臨床所見は，角膜輪部に近い部分に混濁した異常角膜上皮の存在を認め，しばしば点状表層角膜症を伴う．この異常角膜上皮は角膜中央部に向かって伸展・拡大し，角膜全体が異常角膜上皮に覆われる．角膜中央部が異常上皮に被覆されると，視力低下や羞明感などの症状をきたすようになる．角膜上皮障害から角膜潰瘍に至り，角膜穿孔をきたすこともある．また，涙液の通過障害が生じ，涙液メニスカスが増加することも高頻度に観察される．薬剤の影響で睫毛が巻き毛のようになることもしばしば観察され，皮膚障害と合わせて病歴や薬剤歴を聴取する前から抗癌剤の関与を推測することも可能である．

中毒性角膜症の治療の基本は，原因薬剤の使用中止である．抗緑内障薬が原因の中毒性角膜症では，点眼薬を2週間程度休薬し（角膜上皮のターンオーバーの期間が2週間とされるため），角膜上皮障害および眼圧の変化を評価する．角膜上皮障害の増悪に注意しながら抗緑内障薬を一剤ずつ始めていくのが望ましい．緑内障治療に求められる目

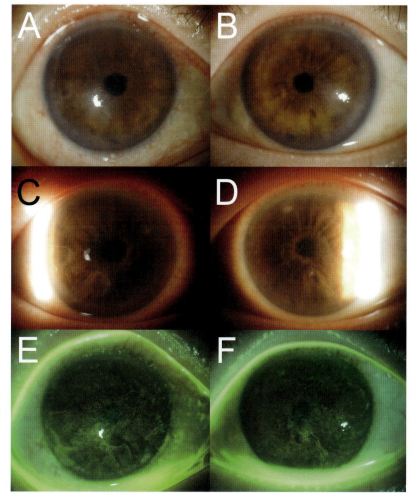

図 3.15
S-1 内服中患者にみられた角膜障害
A，B：角膜上皮の淡い混濁を認める．
C，D：強膜散乱法により，角膜上皮の混濁が明瞭に描出されている．
E，F：フルオレセイン染色により，角膜上皮の乱れが明瞭に観察できる．異常な角膜上皮細胞は角膜全体に広がっている．涙道の通過障害をきたしているため，涙液メニスカスの上昇がみられる．

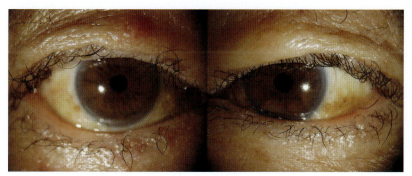

図 3.16
表皮増殖因子レセプター阻害剤内服中患者にみられた睫毛異常
睫毛が"巻き毛"状態になっている．皮膚の色素沈着を合併することも多い．

標眼圧と角膜上皮障害に伴う視力低下を天秤にかけながら，適切な落としどころを探すことが求められる．一方で，抗癌剤の全身投与に伴う角膜上皮障害の治療の基本は，毒性の強い薬剤が溶出[89]していると思われる涙液の wash out である．治療の中心となっている抗癌剤投与を中止することは極めて難しいと思われるので，人工涙液の頻回点眼を行うことで涙液中の薬剤濃度を低下させるのが精一杯の治療である．涙液分泌低下がみられる患者に涙点プラグ挿入を行うと，毒性の強い涙液の貯留を促してしまい，角膜障害を悪化させる[88]ことがあるので注意を要する．

> **治療レシピ**
>
> （1）点眼薬による薬剤毒性の場合
>
> 原因となっている点眼薬の中止
>
> 防腐剤フリーの人工涙液点眼……………………………………………………………1日4回
>
> 2〜4週間程度経過観察を行う.
>
> （2）内服薬による薬剤毒性の場合
>
> 人工涙液点眼…………………………………………………………………………………適宜
>
> 涙液中の細胞毒性を有する薬剤の wash out を行う.

6）兎眼性角膜炎

> **症例**
>
> 77歳女性. 62歳時に内頚海綿静脈洞瘻に伴う動眼神経麻痺を発症し加療を受けた. 72歳時に眼瞼下垂に対し形成外科で下垂症手術を2回受けた. その後, 角膜上皮障害を繰り返すため, 治療目的で紹介受診した. 左側は随意性閉瞼（意図的閉瞼）により閉瞼は可能であったが, 通常瞬目では不完全閉瞼であった. 左眼結膜は充血しており, 角膜は血管侵入を伴う軽度細胞浸潤と瘢痕を認めた. また, 一部上皮欠損を形成していた（図3.17-A）. フルオレセイン染色を行うと, 瞼裂を中心にAD分類A2D3の上皮障害を認めたが, 眼瞼で被覆される上方角膜には上皮障害を認めなかった（図3.17-B）. 活動性の炎症を伴う兎眼性角膜炎と診断し, ベタメサゾン（リンデロン）・レボフロキサシン（クラビット）点眼 各1日4回, タリビッド眼軟膏点入1日3回で治療を開始した. 1か月後には結膜充血も軽減し, 角膜内の血管侵入も残存するが, 細胞浸潤は消失し瘢痕を残すのみであった（図3.17-C）. フルオレセイン染色を行うと, 瞼裂を中心にAD分類A1D3の上皮障害が残存していたが, 上皮障害の程度は改善し, 上皮欠損も消失していた（図3.17-D）.

　兎眼性角膜炎は, 瞬目によって角膜を保護する機能が失われることにより生じる角膜炎の総称である. 眼瞼運動障害, 瞬目不全や下眼瞼の下垂・後退, 重度の眼球突出によって, 眼瞼による眼表面を保護する機能が障害されることにより, 角膜上皮障害およびそれに伴う角膜炎が惹起される. 兎眼性角膜炎が生じる原因には, 脳梗塞や脳出血, 脳腫瘍などの頭蓋内病変や, ウイルス感染, 甲状腺眼症, 外傷, 眼瞼手術合併症などが挙げられる. 特に, 頭蓋内病変に伴う顔面神経麻痺の場合, 下眼瞼の下垂も伴うため角結膜障害は顕著となる. 睡眠時に閉瞼不全を起こす症例では症状がより重篤化する.

　兎眼性角膜炎の角膜所見は, 兎眼の重症度によって様々である. 涙液分泌は保たれていても瞬

目不全によって角膜上皮への涙液分布が適切に行われないため, 瞼裂に一致した角膜上皮障害がみられる. 角膜上皮欠損が生じた場合しばしば遷延化する. 角膜上皮障害が強く炎症が強くみられると, 角膜中央部に血管侵入を伴う混濁がみられるようになる. 慢性的な上皮障害が存在するため感染のリスクもあり, 感染性角膜炎との鑑別も必要である.

　兎眼を発症していなくても, 睡眠時の閉瞼不全（不完全閉瞼）があると角膜上皮障害を生じる. 閉瞼不全が原因という意味では兎眼と同様の病態である. 上皮障害が角膜下方に限局し, 涙液分泌低下型ドライアイの様相を呈すも涙液分泌は正常で, 涙液所見と角膜所見が合わない. 就寝時の閉瞼状態を確認できないこともあるが, ほかの角膜

図 3.17
兎眼性角膜炎
A：結膜充血および角膜血管侵入がみられ，軽度浸潤と瘢痕を伴っている．
B：フルオレセイン染色を行うと，上皮欠損と瞼裂に一致して AD 分類 A2D3 の上皮障害を認めた．眼瞼で被覆される上方角膜には上皮障害を認めなかった．
C：治療開始 1 か月後．結膜充血は軽減し，細胞浸潤は消失し瘢痕を残すのみであった．血管侵入は残存している．
D：フルオレセイン染色を行うと，瞼裂に一致して AD 分類 A1D3 の上皮障害が残存していた．上皮障害の程度は改善し，上皮欠損も消失していた．

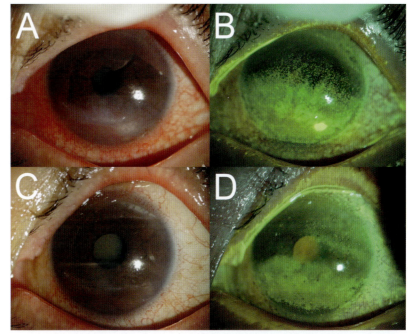

図 3.18
兎眼性角膜炎
A：角膜中央部に瞼裂に一致する部分に混濁および血管侵入を認める．結膜充血も顕著である．
B：フルオレセイン染色を行うと，混濁の部分に一部上皮欠損が存在することがわかる．SPK も顕著である．

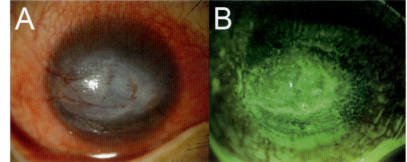

図 3.19
睡眠時閉瞼不全に伴う角膜上皮障害
A，B：右眼（A）は目立った異常を認めず，左眼（B）は軽度充血と角膜中央部やや下方に混濁を認める．細胞浸潤は認めない．
C，D：両眼とも角膜下方に限局した上皮障害を認める．左眼の混濁部位に一致したフルオレセインは，陥凹した部分に貯留したもの（pooling）であり，生理食塩水などで洗浄するとフルオレセインは消える．

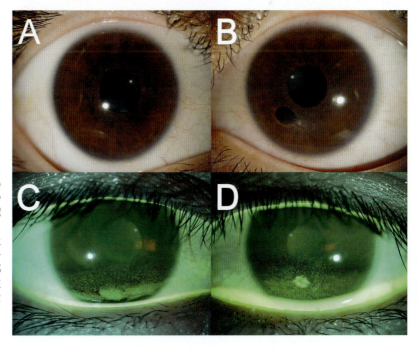

第 3 章 角膜がフルオレセイン染色で染まる　　1．点状表層角膜症（SPK）

上皮障害の原因を除外できた場合には，治療的診断を目的として就寝時の油性眼軟膏点入を試してみてもよい．改善が得られた場合には，睡眠時閉瞼不全による角膜上皮障害と判断してよい．

7）アレルギー性結膜疾患に伴う角膜上皮障害

症例

　18歳男性．左眼の充血，眼脂，眼痛を主訴に受診．幼少期からアトピー性皮膚炎の治療を受けている．左眼の上眼瞼を翻転すると眼瞼結膜の充血，眼脂の付着および巨大乳頭の形成を認めた（図3.20-A）．角膜には上方から中央の上眼瞼に被覆される部分に辺縁不整の上皮欠損を認めた（図3.20-B）．フルオレセイン染色を行うと，上皮欠損の周囲に集簇した点状表層角膜症を認めた（図3.20-B, C）．春季カタルと診断し，タクロリムス点眼1日2回およびトラニラスト点眼1日4回で治療を開始した．治療開始1週間後には，眼瞼結膜の充血は軽減し巨大乳頭の腫脹の軽減を認めた（図3.20-D）．上皮欠損周囲の落屑様角膜上皮障害は消退したが，角膜プラークが堆積したため上皮欠損が残存した（図3.20-E, F）．角膜プラークを剝離・除去した後には上皮欠損は速やかに消失した（図3.20-G～I）．

アレルギー性結膜疾患のうち，アレルギー性結膜炎や巨大乳頭性結膜炎では角膜上皮障害を生じにくい．一方で，春季カタルでは角膜上皮障害がみられるのが特徴である．春季カタルは，幼少期（小学生）の男児に多く，結膜に増殖性変化をきたす重症型アレルギー性結膜疾患である．上眼瞼結膜の巨大乳頭（直径1mm以上の乳頭）や輪部結膜の堤防状隆起などがみられる場合，増殖性変化をきたしていると判断する．増殖性変化が眼瞼結膜か，輪部か，あるいはその両方かにより，眼瞼型・眼球型・混合型に分類される[90]．春季カタルやアトピー性角結膜炎などの重症型アレルギー性結膜疾患においては，IgEとマスト細胞の脱顆粒を中心としたI型アレルギー反応に加え，Tリンパ球や好酸球を中心とした慢性炎症・組織障害がその病態の中心となる[91]．結膜における強い2型炎症は，涙液を介して2型サイトカインや好酸球によって落屑様点状表層角膜症（集簇した点状表層角膜症）・シールド潰瘍（上眼瞼に一致した辺縁不整な上皮欠損）・角膜プラーク（シールド潰瘍の潰瘍底に形成される沈着物）などの特有の角膜病変を引き起こす[92]．特徴的な結膜巨大乳頭や角膜病変により診断は比較的容易であるが，眼球型春季カタルは見逃されることも少なくない．角膜に異常所見がなくてもフルオレセイン染色をすることで，軽度の輪部の増殖性病変も診断しやすくなる．またアデノウイルスによる偽膜性結膜炎でシールド潰瘍に類似した角膜びらんを伴うこともあるので，必ず上眼瞼結膜を翻転し，巨大乳頭あるいは偽膜がないかを確認することが肝要である[93]．

春季カタルの治療は，T細胞に対し抑制効果がある免疫抑制点眼薬（シクロスポリン，タクロリムス）が中心となる[94]．抗アレルギー点眼薬をベースに用い，眼瞼型であればタクロリムス点眼を追加，眼球型・混合型であればタクロリムス点眼液かシクロスポリン点眼液を追加する．免疫抑制点眼薬の登場前はステロイド点眼液を中心とした治療であったが，小児に多い疾患であり高率にステロイドレスポンダーとなり眼圧上昇の副作用が問題であった．現在では春季カタルの治療方針も変更され，ステロイド点眼液は免疫抑制点眼薬の効果が不十分であった時のみに一時的に使用するに留まる．多くの症例でステロイド点眼液を用いることなく炎症のコントロールが可能となった[95]．

重症度や治療効果の判定は，角膜上皮障害や増殖性病変（巨大乳頭の平坦化や輪部病変の消退）などにより行う．角膜上皮病変は点状表層角膜症，

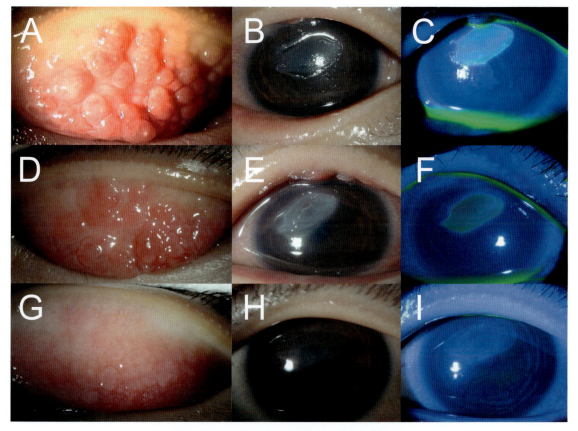

図 3.20　春季カタル（眼瞼型）に伴う角膜障害

A：上眼瞼結膜には巨大乳頭の形成と充血および眼脂の付着を認めた．
B：上方球結膜の充血と表在性の角膜血管侵入，角膜混濁を認める．混濁部分には一部上皮欠損を認める．
C：フルオレセイン染色を行うと，混濁部分に一致した上皮欠損およびその周囲の集簇した点状表層角膜症（落屑様角膜上皮障害）を認めた．
D：治療開始 1 週間後には，眼瞼結膜の充血は軽減し巨大乳頭の腫脹は軽減した．
E：シールド潰瘍周囲の落屑様角膜上皮障害は消退したが，角膜プラークが堆積している．
F：上皮欠損を認める．上皮欠損は残存している．
G〜I：角膜プラーク除去術後には，上皮欠損は速やかに消失した．

（福田　憲．アレルギー性結膜疾患．*MB OCULI* 2013；7：49-57．図 5 より転載）

落屑様点状表層角膜症，上皮びらん，シールド潰瘍の順に重症度が増す．増殖性病変である巨大乳頭の範囲により重症度判定を行う．巨大乳頭や輪部病変にみられる白色の小隆起は Trantas 斑（図 3.21-B）と呼ばれ，好酸球の集合したものと考えられている．この Trantas 斑の個数は重症度の評価に用いることができる．

　角膜プラークは，シールド潰瘍の部位に変性した上皮細胞や好酸球，ムチンなどが堆積して形成されると考えられている[96]．厚い角膜プラークがいったん形成されると，プラークが角膜上皮細胞の遊走を物理的に阻害し，結膜での炎症が消炎した後も上皮欠損が残存する．したがってプラークの部位の上皮欠損の大きさで治療効果の判定はできない．角膜プラークは結膜の炎症が強い時期に除去しても上皮欠損が遷延し，プラークが再蓄積することが多いため，薬物治療により炎症が十分に鎮静化した後に，外科的に剝離・除去を行う[97]．

　免疫抑制点眼薬は急性増悪が沈静化した後もすぐに中止せずに，徐々に点眼回数を減らして長期間，間欠的に使用する「プロアクティブ療法」が推奨される[98]．プロアクティブ療法により急性増悪の回数を減らすことができるとされる．結膜増殖性病変や角膜上皮障害が再燃すれば，また免疫抑制点眼薬の回数を増加して対応する．

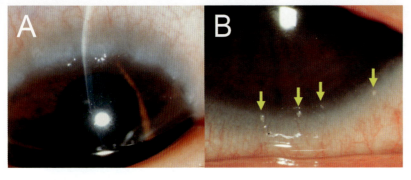

図 3.21
春季カタルの輪部病変
A：眼球型および混合型の春季カタルでは，輪部結膜に堤防状の白色隆起がみられる．
B：輪部病変の中には白色の Trantas 斑（矢印）がみられ，その個数は重症度の判定に用いられる．

> **治療レシピ**
>
> 〈眼瞼型春季カタル〉
> 抗アレルギー点眼薬 ··· 1 日 4 回あるいは 1 日 2 回
> 免疫抑制点眼薬（タクロリムス点眼薬）··· 1 日 2 回
> 　角膜所見・結膜の炎症所見の軽減をみながら，免疫抑制点眼薬を漸減しながら継続する．
> 　例：1 日 2 回 1 か月→1 日 1 回 2 か月→2 日 1 回 2 か月など
> 〈眼球型春季カタル〉
> 抗アレルギー点眼薬 ··· 1 日 4 回あるいは 1 日 2 回
> 免疫抑制点眼薬（シクロスポリン点眼薬）·· 1 日 3 回
> 　結膜の炎症所見の軽減をみながら，免疫抑制点眼薬を漸減しながら継続する．
> 　例：1 日 3 回 1 か月→1 日 2 回 2 か月→1 日 1 回 2 か月など

2. 角膜びらん

　角膜びらんは，角膜上皮層全体（角膜上皮表層細胞，翼細胞，基底細胞）が剥離する状態で，Bowman 層は正常である．上皮欠損部分は速やかに上皮細胞によって被覆される．角膜びらんには，単純びらんと再発性角膜上皮びらんがある．

1）単純びらん

> **症例**
>
> 　32 歳女性．1 時間ほど前に，眼を引っ掻いた後から眼痛を自覚したため来院．結膜充血を認めるものの角膜の混濁はみられず，角膜中央部の表面の反射に乱れがみられる程度であった（図 3.22-A）．フルオレセイン染色を行うと，角膜中央部にフルオレセイン染色で陽性に染まる上皮欠損を認めた（図 3.22-B）．強制閉瞼下でのタリビッド眼軟膏点入 1 日 2～3 回，ジクロフェナクナトリウム内服頓用を処方した．

　単純びらんは，基本的に外傷性である．指先などで物理的に角膜表面を擦過し，角膜上皮全層が剥離した状態である．患者は強い眼痛を自覚し受診するが，受診時には角膜上皮欠損はすでに治癒を開始している状態が観察できる．患者に，角膜上皮欠損の治癒遅延が起こる背景因子がなければ上皮欠損は速やかに修復され，瘢痕形成も起こさずに治癒する．稀に，角膜びらんのみで顕著な実質内細胞浸潤および前房内炎症細胞の出現をみることがあり，感染症やブドウ膜炎などとの鑑別が必要な場合もある．

図 3.22
単純びらん
眼を引っ掻いた後から眼痛を自覚して来院
A：角膜中央部の上皮欠損および結膜充血を認める．
B：フルオレセイン染色で陽性に染まる．上皮欠損辺縁部は「内に凸」の状態で，上皮欠損部位に向かい上皮の伸展が始まっていることを示唆している．

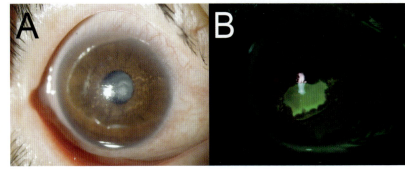

治療レシピ	
タリビッド眼軟膏点入	1日2〜3回程度
疼痛薬　内服	疼痛時

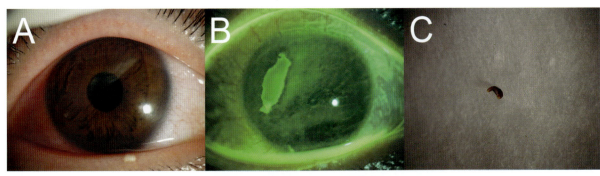

図 3.23　眼瞼異物による角膜びらん
A：結膜充血を認める．
B：フルオレセイン染色．角膜耳側半分を中心に擦過傷とびらんを認める．患者は眼痛を訴えている．
C：上眼瞼結膜に付着していた異物．上眼瞼に被覆される部位には上皮障害もびらんも発生しにくいため，その部分に上皮障害・びらんがみられる場合には眼瞼結膜に異物が付着していることをまず疑う．

図 3.24
単純びらん後
単純びらんが形成され，上皮欠損自体はすでに修復しているが，強烈な炎症を伴うことがある．
A：角膜中央部やや下方に浮腫を伴う混濁がみられる．角膜内皮面には前房内炎症細胞の集簇により形成される免疫輪もみられ，前房蓄膿を伴っている．
B：上皮欠損は修復している．

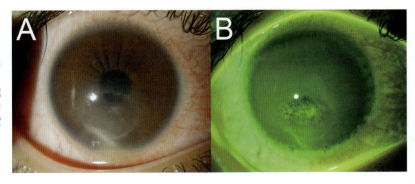

第3章 角膜がフルオレセイン染色で染まる　2. 角膜びらん

2）再発性角膜上皮びらん

> **症例**
>
> 37歳男性．起床時に左眼の激痛を自覚し受診．眼痛に加え，流涙も顕著であった．左眼結膜の充血を認め，また角膜中央部にぼんやりとした混濁を認めたが，その他には混濁はみられなかった（図3.25-A）．フルオレセイン染色を行うと，角膜中央部にわずかにフルオレセイン染色陽性部位がみられ，また角膜中央部にフルオレセインをはじくような涙液分布像が観察できた（図3.25-B）．再発性角膜上皮びらんと診断し，オフロキサシン（タリビッド）眼軟膏点入および眼帯装用を行った．また，患者には眠前のオフロキサシン眼軟膏点入を指示した．1か月再診時に聴取すると，前回受診時から1度だけ同様の症状がみられたとのことであった．眠前の眼軟膏点入を継続して経過観察している．

再発性角膜上皮びらんは，角膜びらんの自然発生を繰り返す疾患である．患者は，反復するびらん発作に不安を抱えて生活している．本疾患の発症数か月から数年前に，角膜に対する擦過傷の既往のあることが多い．指先で目を突いた，紙の端で引っ掻いたなど，極めて軽微なエピソードが発症のきっかけになる．再発性角膜上皮びらんの病態は明らかではないが，前述のような角膜上皮に対する軽微な外傷時に，角膜上皮細胞が角膜上皮基底膜に対して接着するメカニズムに何らかの不具合を起こしているのではないかと推測されている．また，糖尿病では角膜上皮の接着能が低下し，角膜びらんを繰り返す．同様に，格子状角膜ジストロフィⅠ型，水疱性角膜症，顆粒状角膜ジストロフィⅠ型など，角膜上皮の接着性が低下する角膜疾患でもびらん発作を反復することがある．再発性角膜上皮びらんの症状は，起床時または夜間の激痛が最も多く，それに伴う流涙や充血なども訴えることが多い．病歴や症状などから本疾患を疑い，細隙灯顕微鏡で観察しても受診時には上皮欠損を認めないことのほうが多い．おそらくは発症後来院までの間で，角膜びらん自体は治癒していると推測される．もしくは，再発性角膜上皮びらんでは角膜上皮層の接着能が低下していて（角膜上皮細胞同士の接着は正常であるため，細胞層としての構造は保たれる），角膜上皮層がスライ

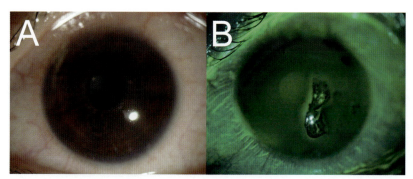

図3.25 再発性角膜上皮びらん
A：結膜充血を認め，角膜中央部にぼんやりとした混濁を認めるものの，その他には混濁はみられない．
B：フルオレセイン染色を行うと，角膜中央部にわずかにフルオレセイン染色陽性部位がみられる．また，角膜中央部にフルオレセインをはじくような涙液分布像が観察できる．この部分は，再被覆した角膜上皮であり，その他の部位と比較して角膜上皮がより重層化しているものと推測できる．

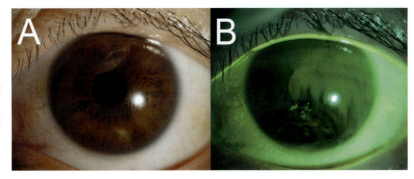

図 3.26
再発性角膜上皮びらん
A：目立った異常を認めない.
B：フルオレセイン染色を行うと, 角膜中央部やや下方に不整な染色を認める. 角膜上皮内に異常な上皮細胞や浮腫状の上皮細胞が留まっていると考えられている.

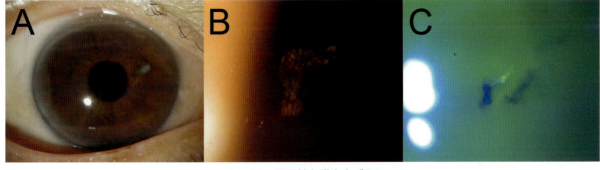

図 3.27　再発性角膜上皮びらん
A：瞳孔領に淡い混濁を認める.
B：拡大写真. 異常上皮が観察できる.
C：フルオレセイン染色を行っても, わずかに陽性に染まるのみである.

ドするのみで上皮層が少し浮いた状態となり, 基底膜からは剥がれるもののびらんにはならず, 上皮欠損として認められないこともあると思われる. しかしながら, フルオレセイン染色を行うと, 角膜上皮の乱れが観察されたり, 点状の染色像が観察されたりすることがある. また, 活動性のある再発性角膜上皮びらんでは, 上皮細胞層内に浮腫状の異常角膜上皮細胞塊が観察されることもある. 角膜上皮びらんが発生しやすいのは角膜の下方半分の部分であるため, これらの病変も角膜下方にみられることが多い. この部分が, 眼瞼と角膜上皮との摩擦が生じやすい部分であるため, と考えられている. 再発性角膜上皮びらんの治療の第一選択は, 油性眼軟膏の眠前点入である. 睡眠からの覚醒開瞼時に, 眼瞼で角膜上皮を擦過することが発症の原因であるため, 眼瞼と角膜の間に潤滑油として油性眼軟膏を点入し, 起床時の眼瞼の摩擦抵抗を下げる. この治療を数か月から数年かけて継続することで, びらん発作の頻度が減少・消失することを辛抱強く待つことが現実的な治療となる. 油性眼軟膏の点入でもびらん発作が頻発する（週に1〜2回程度）場合, ソフトコンタクトレンズの連続装用を試みることもある. コンタクトレンズの交換は医師管理のもとで行う. 通常の要領でソフトコンタクトレンズを外すと, 接着性の低下した角膜上皮層を一緒に剥がしてしまう可能性があるので, 鑷子などでつまんで外すほうが望ましいと考えている. いったん装用できれば, 装用させたソフトコンタクトレンズに認められた期間の連続装用を行ってよい. ソフトコンタクトレンズ連続装用中は, 水分供給目的の点眼薬を用いるほうがよい. また, 発作の頻度が高い難治性の再発性角膜上皮びらんに対して, 接着性の低下した角膜上皮細胞層をいったん除去した後に, 角膜上皮細胞の接着を亢進させながら再被覆させる外科的治療を行うことがある. この治療を行うためには, 角膜上皮細胞の接着性を更新させる治療, 例えばフィブロネクチン点眼などを併

用[99]し，創傷治癒を促進させ正常な角膜上皮層が形成されるように制御することが必須である．また，角膜上皮基底膜の異常という考え方もあり，レーザー角膜切除術[100]を行うこともある．

再発性角膜上皮びらんは，一定期間をおいて繰り返し発症するため，患者の精神的ストレスは極めて強い．症例により異なるが，再発が生涯続くものではなく，必ず何回か（症例により異なる）の発作の後に収束することを説明することが大切である．

治療レシピ

タリビッド眼軟膏点入 ··· 1日1回 眠前（毎日）
〈発作が頻発する場合〉
ソフトコンタクトレンズ連続装用
レボフロキサシン点眼 ··· 1日2〜3回

---

3. 遷延性角膜上皮欠損

遷延性角膜上皮欠損は，「長期間（1週間以上）にわたり角膜上皮欠損の治癒傾向がみられない状態で，角膜実質の融解を伴わない」[1]と定義できる．単純角膜びらんなど角膜上皮欠損が生じた場合，上皮欠損の周辺の上皮細胞が速やかに欠損部位に移動し，その上皮欠損部位を再被覆する．したがって，かなり広範な上皮欠損があっても，特に上皮細胞の伸展を阻害する要因がなければ，1〜2日で上皮欠損は消失する．上皮欠損が1週間以上の長期間にわたり消失しない状態は明らかに異常であり，その再被覆を阻害する因子が存在する．上皮欠損が持続すると，角膜実質細胞の活性化により，角膜実質の融解をきたし，角膜潰瘍に進展する例もある．感染症と同様の経過観察を行い，慎重な経過観察を要する病態である．

角膜上皮細胞の伸展を阻害する因子として，糖尿病，角膜知覚神経の機能低下，角膜輪部機能不全，重度の涙液分泌低下，薬剤毒性，角膜ジストロフィ，角膜実質浮腫，カルシウム沈着などが挙げられ，多岐にわたる．また，これらの因子が複合的に作用して上皮細胞の伸展を妨げていることもあり，遷延性角膜上皮欠損の原因究明には困難な場合も少なくない．

遷延性角膜上皮欠損の他覚的所見は，上皮欠損縁が白濁し，若干隆起している状態（rolled up）が特徴的とされる．伸展する上皮細胞がその足場となる基底膜に接着できず，やや浮いている状態と推測できる．単純びらんの状態でフルオレセイン染色を行うと，フルオレセイン染色陽性部位と上皮欠損縁は一致するが，遷延性角膜上皮欠損では，無染色の状態で認識できる上皮欠損縁よりも少しだけ広い範囲に染色される．接着性の低下した角膜上皮下にフルオレセインが浸透しているものと推測できる．また，遷延性角膜上皮欠損では，上皮欠損部位が卵円形を呈することが多い．単純びらんでは速やかに上皮細胞の伸展が起こるため，上皮欠損部位は「内に凸」な状態をとる．遷延性角膜上皮欠損では，上皮細胞の伸展がみられない部分では「内に凸」にならず，上皮欠損部分全体的に「外に凸」の状態となり，結果として卵円形になる（図3.31）．遷延性角膜上皮欠損はあくまで角膜上皮細胞の接着・伸展障害であり，Bowman 層および角膜実質に異常はないとされている．接着性が低下する要因としての角膜上皮基底膜の異常が推測されているが，臨床的にそれを観察することはできない．

80 　角膜テキスト臨床版 ―症例から紐解く角膜疾患の診断と治療―

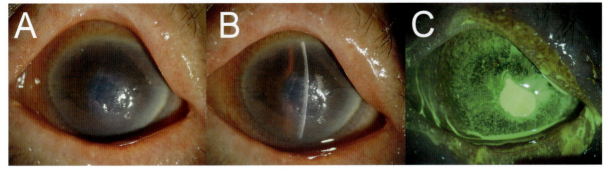

図3.28 遷延性角膜上皮欠損
涙液分泌はシルマー試験で1 mm
A：角膜中央部が混濁し，上皮欠損がみられる．充血は軽度
B：スリット光を当てると，角膜実質浮腫を起こしていることがわかる．細胞浸潤はみられない．
C：フルオレセイン染色を行うと，上皮欠損縁は比較的なだらかで凹凸はみられない．

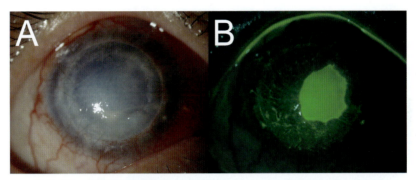

図3.29 角膜移植後移植片不全の移植片に生じた遷延性角膜上皮欠損
角膜実質浮腫が存在すると角膜上皮細胞が上皮基底膜に接着しにくくなるため，遷延性角膜上皮欠損が発生しやすくなる．
A：移植片は角膜実質浮腫のため白濁している．移植片内に上皮欠損を認め，上皮欠損縁は rolled up している．
B：フルオレセイン染色．移植片内の上皮欠損が明瞭に描出される．

遷延性角膜上皮欠損の治療は極めて困難である．治療のストラテジーを以下に提示する．

① **一般的治療**

角膜上皮の足場となる部位（おそらくは角膜上皮基底膜）の異常であるが，市販薬でこの上皮基底膜異常の改善を期待できる薬剤はなく，角膜上皮が伸展しやすいように角膜上皮を保護することがまず第一歩である．

A) 油性眼軟膏（タリビッド眼軟膏）の点入：1日数回（患者が不具合・不快感を訴えない限りは一日中油性眼軟膏で保護すべきである）

B) ソフトコンタクトレンズ連続装用：瞬目による物理的障害を軽減する．潤滑剤として

の人工涙液点眼の併用は推奨される．

C) 涙液分泌低下に対する治療：涙液分泌低下が上皮伸展の阻害要因となっていると考えられる場合には，涙点プラグ挿入，人工涙液点眼を行う．

② **先端治療**

遷延性角膜上皮欠損では，上皮欠損部分に対する上皮細胞の伸展障害が生じているため，上皮細胞に対して伸展を促す治療が必要である．

A) 細胞の足場となる上皮基底膜の再構築：遷延性角膜上皮欠損では角膜上皮基底膜の異常をきたしていることが推測されている．上皮欠損発生時には，基底膜にフィブロネクチンの発現が亢進するが，遷延性角膜上

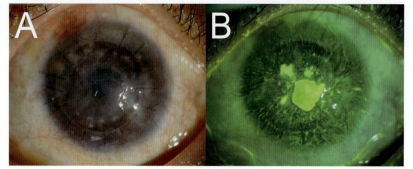

図3.30
培養結膜上皮移植術後に発症した遷延性角膜上皮欠損

移植に至った原疾患は膠様滴状角膜ジストロフィ
A：角膜中央部に上皮欠損を認める.
B：フルオレセイン染色で上皮欠損および角膜全体の上皮細胞の乱れが明瞭に描出される.

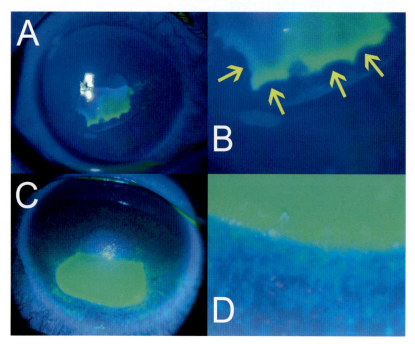

図3.31
角膜びらんと遷延性角膜上皮欠損の上皮縁の形状の違い

＜A，B：角膜びらん＞
A：角膜中央部にフルオレセインに染まる上皮欠損を認める.
B：拡大図．びらんでは，上皮欠損部位に向かって角膜上皮細胞が伸展するため，上皮欠損縁が「内に凸」の形状を示す（矢印）．
＜C，D：遷延性角膜上皮欠損＞
C：角膜中央部に卵円形の上皮欠損を認める.
D：拡大図．上皮欠損縁はなだらかで，びらんのような「内に凸」の形状を示さない.

皮欠損では上皮欠損が発生していても生体が適切に反応していないことが推測される．したがって，点眼薬としてフィブロネクチンを投与[101]することにより，露出されている基底膜部分にフィブロネクチンを沈着させ，正常な上皮基底膜を形成し，上皮細胞の伸展を促すことが期待できる．

B）**上皮細胞の移動刺激**：遷延性角膜上皮欠損をきたしている状態では，角膜上皮細胞自体の細胞移動（細胞伸展）に関する機能も低下していることが推測される．したがって，角膜上皮細胞の伸展を促す物質の点眼が奏効する．研究レベルで報告されているのは，サブスタンスPとインスリン様成長因子−1の同時投与[102〜104]（またはそれぞれの有効最小配列ペプチドFGLM-NH₂とSSSRの同時投与[105]），フィブロネクチン由来ペプチドPHSRN配列点眼[106]，神経成長因子（NGF）点眼[107]などが報告されている．

③**外科的治療**

遷延性角膜上皮欠損では，その足場となる角膜上皮基底膜の異常が潜在している．カルシウム沈着やシールド潰瘍など細胞の足場に異常をきたしている場合には，この異常をきたした「細胞の足場」を外科的に除去することで治癒に持ち込める[8]ことがある．その方法としては，鑷子などを用いた物理的除去，レーザー角膜切除術，表層角膜移植など，異常部位の範囲に応じて侵襲深度を検討する．また，水疱性角膜症により角膜実質浮腫が生じ，上皮下に水分が貯留し角膜上皮が接着しにくい状況の場合には，角膜移植（おそらくは長期化している症例と考えられるため全層角膜移

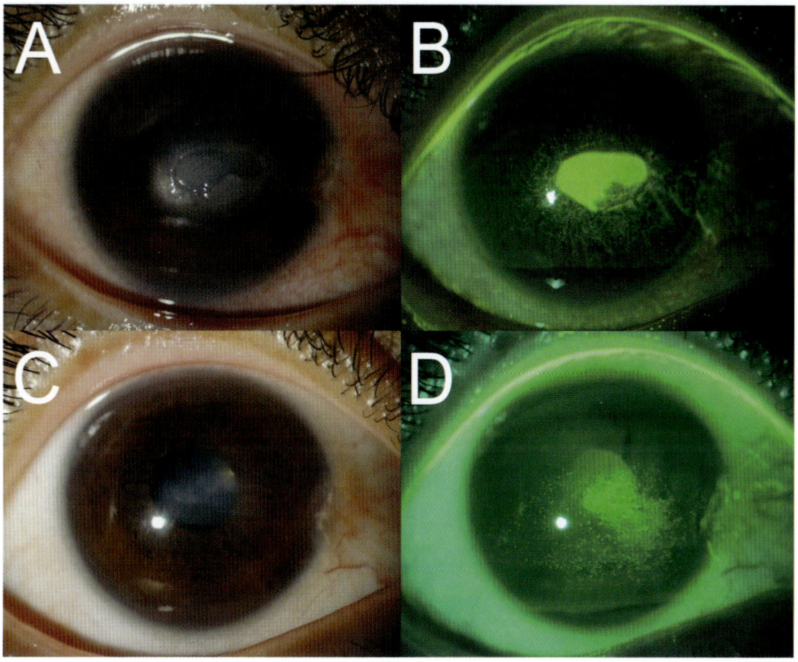

図 3.32

聴神経腫瘍切除術後に発症した神経麻痺性角膜症

Ａ：軽度の結膜充血および角膜中央部の上皮欠損を認める．上皮欠損縁はなだらかである．上皮欠損よりやや大きい範囲の瘢痕形成および浮腫を認める．

Ｂ：フルオレセイン染色．角膜中央部の上皮欠損に加え，上皮欠損周囲にSPKが生じていることも観察できる．

Ｃ：FGLM-NH$_2$＋SSSR点眼開始3週間後．上皮欠損は消失している．

Ｄ：フルオレセイン染色を行うと，SPKが残存しているのがわかる．

植）を行うことで上皮欠損の消失および再発の予防をすることができる．角膜輪部機能が低下している（角膜輪部に存在する角膜上皮幹細胞が疲弊している）状態では，角膜上皮細胞を提供する能力が低下しているため，角膜輪部移植を行うか，培養角膜上皮移植を行い，角膜上皮を外科的に供給することが求められる．

1）神経麻痺性角膜症

症例

38歳女性．2年前に髄膜腫の摘出手術を受けた．再発はないが，右滑車神経麻痺と右三叉神経障害を指摘されている，術後数か月して，右眼の角膜びらんを繰り返すため紹介受診．右眼角膜中央部には上皮欠損を認め，角膜実質には軽度浮腫と瘢痕形成を認めた（図3.32-A）．フルオレセイン染色を行うと，角膜中央部に上皮欠損を認めた（図3.32-B）．角膜知覚はCochet-Bonnet角膜知覚計で5mm以下であった．神経麻痺性角膜症による遷延性角膜上皮欠損と診断し，患者の同意を取得後，サブスタンスP（substance P，SP）由来ペプチドとインスリン様成長因子-1（insulin-like growth factor-1，IGF-1）由来ペプチドの合剤（FGLM-NH$_2$＋SSSR）点眼1日4回投与を開始した．上皮欠損は徐々に縮小しはじめ，投与開始3週間後には上皮欠損が消失し（図3.32-C），点状表層角膜症を残すのみとなった（図3.32-D）．その後，上皮欠損の再燃はみられない．

遷延性角膜上皮欠損を生じやすい病態の一つに，知覚神経麻痺が挙げられる．角膜知覚（角膜知覚神経の機能）が低下し角膜上皮障害をきたす症候群を神経麻痺性角膜症と呼称する．角膜知覚神経の低下をきたす原因は，脳神経外科的手術後，糖尿病，脳腫瘍，三叉神経発生異常，角膜ヘルペスなど多岐にわたる．角膜内には様々な神経伝達物質が存在している[108]〜[110]こと，また涙液中にもサブスタンスPなどの神経伝達物質が存在する[111][112]ことから，角膜の恒常性維持にこれらの神経性因子が関与していることが考えられる．むしろ，角膜上皮の恒常性維持には神経性因子が必要であり，これら神経性因子による制御の喪失が角膜上皮障害につながると考えられる．

神経麻痺性角膜症の診断には，角膜知覚の低下を示すことが必須である．角膜知覚はCochet-Bonnet角膜知覚計を用いて測定する（角膜知覚の正常値は40 mm以上）．角膜知覚の測定は患者の主観による（接触した感覚を患者が申告する）ものなので，患者の主観だけでなく，Cochet-Bonnet角膜知覚計の先端が接触した瞬間の瞬目反射（角膜反射）を確認するなど，客観性および信頼性の高い測定が求められる．一般的に，神経麻痺性角膜症を発症する患者では角膜知覚は極端に低下（5 mm以下）していることもしばしばである．したがって，患者の症状として視力低下はあっても眼痛を訴えることはほとんどない．

神経麻痺性角膜症では，点状表層角膜症から遷延性角膜上皮欠損まで，様々な角膜上皮障害をきたす．涙液分泌低下や閉瞼障害などの上肢障害をきたす原因が特になければ，神経麻痺性角膜症を背景とする点状表層角膜症は，比較的角膜全体にみられることが多い．もちろん，瞼裂部位は点状表層角膜症が形成されても治癒しにくいため，瞼裂部分の点状表層角膜症はその密度が高くなる．また，角膜知覚低下に伴い涙液の反射性分泌（外的刺激に反応した涙液分泌）も低下しており，分泌低下型ドライアイの影響も受けやすい．角膜上皮障害が点状表層角膜症にとどまらず，上皮欠損を形成し，遷延性角膜上皮欠損にいたることもあり，その治療には難渋する．

脳外科疾患や脳外科手術後に発症する神経麻痺性角膜症では，三叉神経障害だけでなく顔面神経の障害による顔面神経麻痺を併発し，閉瞼不全をきたし兎眼性角膜炎も併発する．瞬目のできない兎眼状態では，角膜上皮欠損が形成されやすく，また一旦形成された上皮欠損も治癒しにくくなる．すなわち，①三叉神経麻痺による神経制御因子低下，それによる角膜上皮細胞の伸展性の低下による治癒遅延，②顔面神経麻痺による眼瞼による角膜防御機構の破綻，それによる上皮欠損発生および治癒遅延発生，の二重苦に直面する．

神経麻痺性角膜症であっても，治療の基本はSPKの治療や遷延性角膜上皮欠損の治療と変わらない．神経麻痺性角膜症で生じた遷延性角膜上皮欠損の治療には，枯渇している神経伝達物質を補充する目的でのFGLM-NH$_2$＋SSSR点眼[102)103)105)]が合理的であるように思われる．欧米では，神経成長因子（nerve growth factor，NGF）点眼[107)]が承認されているが，残念ながら本邦では神経麻痺性角膜症に対する確実な治療薬剤は承認されていない．難治性疾患としての本疾患の治療オプションが拡大していくことが望まれる．

2）糖尿病角膜症

症例

76歳男性．35年来の糖尿病．3か月前に増殖糖尿病網膜症に伴う硝子体出血治療目的で硝子体切除術を施行．術後より上皮欠損が生じ治癒しなかった．角膜中央部下方に欠損縁が白濁している上皮欠損を認めた（図3.33-A，B）．糖尿病を背景とする遷延性角膜上皮欠損と診断し，ソフトコンタクトレンズ連続装用，レボフロキサシン（クラビット）点眼1日4回で経過観察を行った．2週間同様の治療を行っても改善が得られなかったが，患者の希望もあり治療を継続した．治療開始11か月後に上皮欠損は完全に消失したが，上皮欠損が形成されていた部分には瘢痕形成がみられ，また一部角膜実質が菲薄化した部分もみられた（図3.33-C，D）．

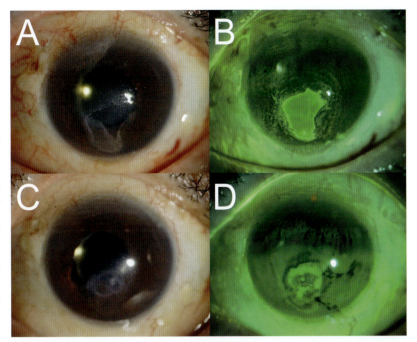

図 3.33
糖尿病患者に発症した遷延性角膜上皮欠損
A：角膜中央部下方に上皮欠損を認める．上皮欠損縁は白濁しており，rolled upしている．上皮欠損部位の角膜実質の透明性は高い．
B：フルオレセイン染色で上皮欠損部位が明瞭に描出されている．
C：治癒後．上皮欠損が長期間にわたったため，瘢痕形成を起こしている．また，一部角膜実質の菲薄化がみられる．
D：フルオレセイン染色陽性部位はみられない．

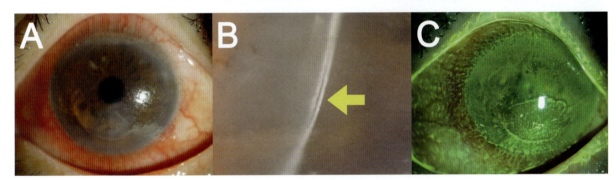

図 3.34　糖尿病患者に発症した再発性角膜上皮びらん
疼痛を主訴に来院した．
A：結膜充血と角膜中央部下方の混濁を認める．細胞浸潤はみられない．
B：混濁部分の拡大．スリット光をあてると，角膜上皮が浮いている（矢印）のがわかる．
C：フルオレセイン染色を行うと，上皮欠損を形成していないことがわかる．

　糖尿病患者において生じる様々な角膜障害を糖尿病角膜症[113]と呼称する．その角膜障害は，点状表層角膜症や再発性角膜上皮びらん，遷延性角膜上皮欠損など，様々な病像を呈する．糖尿病患者では角膜知覚が低下するため，神経麻痺性角膜症としての側面も有している．また，糖尿病患者では涙液分泌が低下することも知られており，点状表層角膜症の原因となったり，上皮欠損治癒遅延の原因となったりすると考えられる．また，糖尿病状態では角膜上皮細胞の接着能も顕著に低下する（図3.35）ため，再発性角膜上皮びらんを発症することも少なくない．糖尿病患者では，特に誘因なく，または眼科手術（白内障手術や硝子体手術）の後に遷延性角膜上皮欠損が生じることもある．糖尿病患者では局所の免疫も低下するため，上皮欠損が遷延化すると感染症のリスクが増大する．このように，糖尿病は角膜上皮障害の発症から増悪まで様々なフェーズで影響する重要な背景因子である．糖尿病の管理が十分に行われていても糖尿病角膜症は発症するため，それまでの積年の高血糖状態が角膜上皮基底膜や角膜上皮細胞自体に影響していると考えられる．

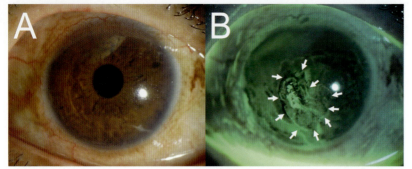

図 3.35
糖尿病患者に発症した再発性角膜上皮びらん
A：軽度の結膜充血を認めるが，角膜の病変ははっきりしない．
B：フルオレセイン染色で上皮欠損が明瞭に観察できる．また，上皮欠損周囲の乱れた染色性を示す部分（矢印）も観察でき，角膜上皮の接着性が極端に低下していることを示している．

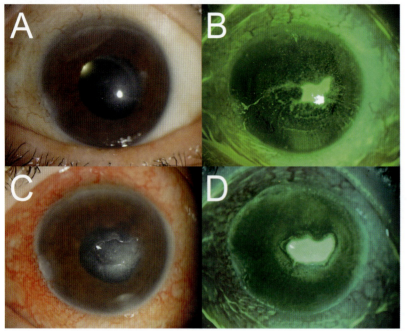

図 3.36
糖尿病患者の遷延性角膜上皮欠損治療過程で発症した感染性角膜炎
A，B：遷延性角膜上皮欠損に対し，点眼加療中．上皮欠損は認めるものの，上皮欠損径は徐々に縮小傾向にあった．結膜充血を認めない．
C，D：2週間後．上皮欠損は拡大し，角膜実質内に感染病巣を疑わせる細胞浸潤の集簇を認める．結膜充血も顕著に増加し，前房内炎症も認めた．上皮欠損は拡大していた．

4. 糸状角膜炎

> **症例**
>
> 74歳女性．左眼の眼痛を自覚し近医受診．ヒアルロン酸ナトリウム（ヒアレイン）点眼，ジクアホソルナトリウム液（ジクアス®点眼），レバミピド点眼[82]（ムコスタ®点眼），オフロキサシン眼軟膏（タリビッド眼軟膏）を処方されるも改善せず，当院受診．左眼角膜全体に隆起性の糸状物の付着を認め（図 3.37-A），フルオレセイン染色を行うと糸状物はフルオレセイン染色陽性であった（図 3.37-B）．一通り点眼治療は行われており，いったんすべての点眼薬などを中止し，人工涙液（ソフトサンティア）点眼 1日4回に切り替えた．2週間後再診時，左眼の糸状物は消失し（図 3.37-C，D），自覚症状も改善した．

糸状角膜炎は，上皮細胞がムチンなどの粘性物質に巻き付き糸状物を形成する疾患である．糸状物は可動性であり，それが瞬目のたびに動くため，強い異物感を自覚する．何かのきっかけで糸状物が脱落すると異物感は改善するが，糸状物が形成されると再び症状が現れる．糸状物は，病理組織学的には角膜上皮細胞，ムチン，炎症性細胞の複合物であるとされる[114)115)]．糸状角膜炎が発

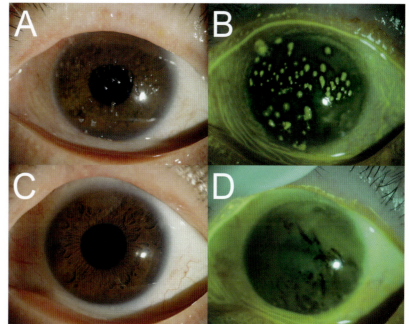

図 3.37
糸状角膜炎に対する人工涙液点眼治療の効果
A，B：角膜全体に糸状物の付着を認める．患者は強い異物感を訴えるが，糸状物の数が多く，完全に除去するのはかなり大変である．
C，D：人工涙液点眼治療後．2週間程度で糸状角膜炎が消失した．

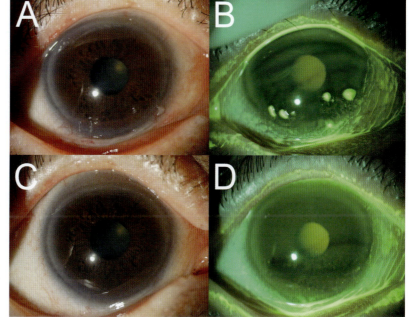

図 3.38
糸状角膜炎に対するレバミピド点眼の効果
A，B：角膜下方に糸状角膜炎の散在を認める．
C，D：レバミピド点眼2週間後．糸状角膜炎は消失し，患者の自覚症状も改善した．

症しやすい背景としては，涙液分泌低下型ドライアイが多く，上輪部角結膜炎や再発性角膜上皮びらんでも発症する．また，角膜移植後でも糸状角膜炎を観察することがある．なぜ糸状物が形成されるのかは不明である．角膜上皮基底膜またはBowman層の障害[116)117)]，局所的に異常な角膜上皮細胞にムチンがまとわりつく[114)]，涙液分泌低下に伴いムチンが過剰産生される．瞬目摩擦により糸状物のコアが形成され様々な物質がまとわりつく[115)]など，様々な説が提唱されている．

患者は異物感を強く自覚することから，その改善には糸状物の除去を行う．局所麻酔点眼の後に，鑷子などで糸状物を除去するが，再発することがしばしばである．涙液分泌低下型ドライアイ

に糸状角膜炎の発症が多くみられることから，糸状角膜炎をみた場合には涙液評価を行い，その治療を行う．涙液の粘性が高まっていることが一つの原因であると考えられており，角膜表面を洗い流す目的と涙液の粘性を下げる目的で，人工涙液点眼が奏効することがある．最近では，レバミピド点眼が著効する症例[118]もみられ，今後の研究が待たれる．

5. 角膜上皮異形成

症例

80歳女性．左眼の白内障手術後で経過観察していた．以前より角膜上皮の乱れを認めていた．角膜に目立った混濁はみられないが（図3.39-A），フルオレセイン染色を行うと，角膜上方および下方から上皮の乱れを伴う病変を認めた（図3.39-B）．2か月後には，上方から伸展する乱れを有する上皮が瞳孔領にまで及び（図3.39-C），その2か月後にはさらに伸展した（図3.39-D）．1か月後には乱れを有する上皮が瞳孔領を完全に覆ったため（図3.39-E），角膜上皮搔爬を行った．上皮欠損は速やかに消失し，その後経過観察を行っているが，角膜上の大部分には平滑な角膜上皮が被覆しており，乱れを伴う異常上皮は輪部近くの周辺部にみられるのみである（図3.39-F）．

角膜上皮異形成は，異常上皮が角膜上に伸展拡大する疾患である．基本的に非炎症性で，進行も緩徐であり，血管侵入がみられることもある．点状表層角膜症のようにフルオレセイン染色陽性となるわけではなく，角膜上皮の平滑性が失われ，細胞移動を示唆する表層細胞の乱れが，フルオレセインの流れるような縞模様として観察される．角膜輪部機能不全でも同様の異常な角膜上皮が角膜上に拡大することがあるが，輪部機能不全では角膜上の上皮が結膜上皮様に肥厚したり，血管侵入を伴ったりすることが多く，これらの所見がみられる場合には角膜上皮異形成と区別するべきである．一方で，無虹彩症などのPAX6異常でみられる輪部機能不全では，角膜上皮異形成と類似した上皮の乱れがみられることがある．瞳孔領に異常上皮の伸展がみられなければ，視力は良好に保たれる．新生物とは異なるが，異常上皮の拡大に伴い視力低下をきたすため，治療を要する．基本的に特発性であり，有効な根治療法はない．瞳孔領に伸展してきた異常上皮を搔爬除去することで一時的に視力回復することは可能であるが，1～2年程度で異常上皮が再伸展し，再手術が必要となることも少なくない．

病態としては不明であるが，角膜輪部機能の異常である可能性もある．この疾患に対し，角膜輪部移植や上皮移植を行うことには議論の余地がある．近年，外科領域で広く使われている抗癌剤（経口投与可能なS-1など）により，異常角膜上皮が輪部より伸展[85)86)]し視力低下をきたすことが知られており，これも臨床的には角膜上皮異形成に類似している．したがって，角膜上皮異形成は，何らかの原因で角膜輪部から供給される角膜上皮細胞に異常をきたしている疾患と考えることができる．

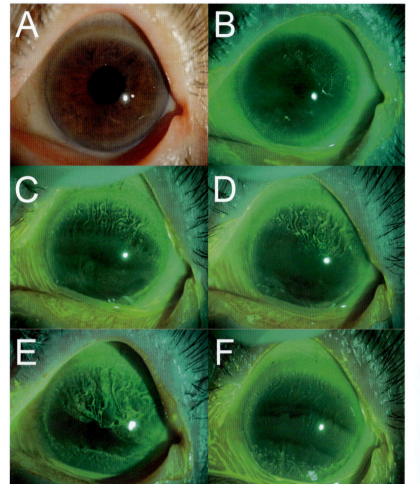

図 3.39
角膜上皮異形成
A，B：通常観察では目立った角膜混濁はみられないが，フルオレセイン染色を行うと，角膜上方および下方から，フルオレセインの染色性の乱れを伴う異常上皮が伸展していることが観察できる．
C：Bから2か月後．上方の異常角膜上皮の範囲が下方に拡大し，瞳孔領に及んでいる．
D：Cから2か月後．上方の異常角膜上皮が瞳孔領の半分まで伸展している．
E：Dの1か月後．上方の異常角膜上皮は瞳孔領を覆い，また下方からの異常角膜上皮も上方に伸展拡大している．
F：角膜上皮播爬1年後．輪部近くの周辺部には異常上皮がみられるものの，角膜の大部分は平滑な角膜上皮に被覆されている．

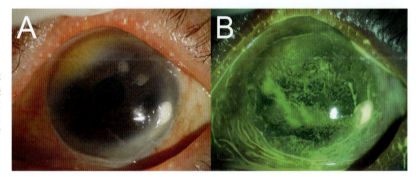

図 3.40
角膜上皮異形成
A，B：細隙灯顕微鏡検査では，上方の老人環および脂肪沈着と表在性の血管侵入が目立つが，フルオレセイン染色を行うと，角膜全体が異常上皮に覆われていることが明瞭に描出される．4時方向の混濁はカルシウム沈着である．

角膜テキスト臨床版
―症例から紐解く角膜疾患の診断と治療―

第4章

両眼とも同じような濁りがある

角膜テキスト臨床版 ─症例から紐解く角膜疾患の診断と治療─

第4章　両眼とも同じような濁りがある

　両眼性の角膜疾患の場合，左右とも同じ原因で角膜病変が生じていると考える．そのような"両眼とも同じような状態"となる原因は，遺伝性のものと全身疾患に伴うものをまず考慮する必要がある．

　遺伝性の角膜疾患は，角膜ジストロフィと呼ばれる．1997年のMunierらの報告[119]で，Keratoepithelin遺伝子（*TGFBI*遺伝子）に異常をきたすことで，顆粒状角膜ジストロフィⅠ型，Ⅱ型，格子状角膜ジストロフィⅠ型，Reis-Bücklersジストロフィが発症することが示されて以降，角膜ジストロフィの様々な遺伝子異常が報告されてきた．角膜ジストロフィを発症する遺伝子異常が次々と明らかとなり，疾患の分類や角膜混濁発症の背景が少しずつ明らかになる一方で，根治治療

の開発・臨床応用には未だ至らず，現時点では混濁を除去する外科的治療を行う他に手段がないのが実情である．将来的には，遺伝子治療が発達し，遺伝子異常を制御する治療法が開発・確立されていくことが期待される．

　角膜に異常をきたす全身疾患には，先天的な代謝異常や後天的な炎症性疾患などが挙げられる．先天性の代謝異常には，ムコ多糖症に代表されるライソゾーム病，Fabry病などの脂質代謝異常などが挙げられる．後天的な炎症性疾患としては，Stevens-Johnson症候群などの皮膚粘膜疾患，骨髄移植後にみられる移植片対宿主病（GVHD）などが挙げられる．後天的な炎症性疾患では，角膜障害の程度には左右差がないこともあるが，左右差があっても不思議ではない．

1. 角膜ジストロフィ

症例

　44歳男性．視力低下と眼痛を自覚するため近医受診，精査加療目的で当院紹介受診．視力はRV＝0.3（0.4×S＋5.0 D○C−2.0 D Ax120°），LV＝0.2（0.3×C−3.0 D Ax10°）．両眼角膜中央部実質浅層から中層にかけて，境界明瞭な灰白色の円形・顆粒状混濁を認めた（図4.2-A〜D）．角膜混濁（沈着）の性状および眼痛（びらん発作）の既往から顆粒状角膜ジストロフィⅠ型と診断し，レーザー角膜切除術を施行した．角膜実質浅層までの混濁は切除可能で，術後1か月で視力はRV＝0.3（n.c.），LV＝0.3（0.4×S＋3.0 D○C−2.25 D Ax15°）（図4.2-E, F）であったが，徐々に視力は改善し術後1年3か月の時点でRV＝0.1（1.0×S＋5.0 D○C−1.75 D Ax110°），LV＝0.1（1.0×S＋5.0 D○C−3.0 D Ax15°）まで改善（図4.2-G, H），その後も良好な視力を維持している．

　角膜ジストロフィは，角膜に異常をきたす遺伝性疾患の総称である．角膜ジストロフィの特徴は，遺伝性，両眼性，非炎症性，進行性である．家族内発症することから遺伝子異常が存在するこ

とは推測されていたが，1992年のChapelleらの報告[120]，そして1997年のMunierらの報告[119]以降，角膜ジストロフィの遺伝子異常が次々と報告されるようになった．同じ遺伝子の同一点変異で

右眼　　　左眼

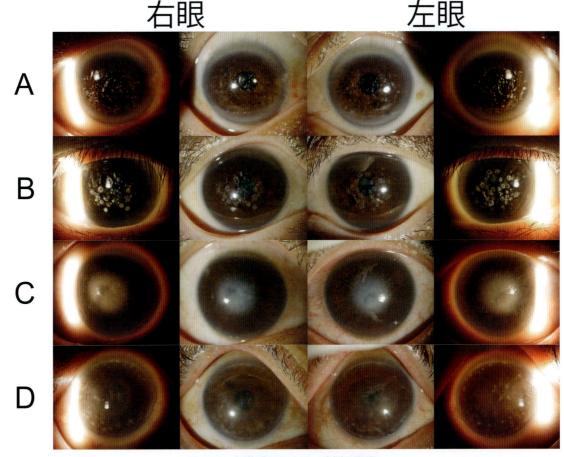

図4.1　角膜ジストロフィ症例の両眼
A：顆粒状角膜ジストロフィⅠ型
B：顆粒状角膜ジストロフィⅡ型
C：格子状角膜ジストロフィⅠ型
D：斑状角膜ジストロフィ
強膜散乱法で混濁が明瞭に描出され，それぞれのジストロフィの混濁の特徴がわかりやすい．
混濁の程度は，同一症例であれば左右差があまりみられない．

あっても，変異後のアミノ酸が異なることにより，まったく表現型の異なる角膜ジストロフィを発症する(図4.3)．

　角膜ジストロフィは様々な遺伝子異常が明らかにされており，遺伝子異常と角膜病変形成の病態理解へとアプローチが進んでいる．また，顆粒状ジストロフィ，Bowman層ジストロフィ，格子状ジストロフィは，いずれもTGFBI遺伝子に異常が存在するため，TGFBIジストロフィと総称されるようになっている．このように，遺伝子異常に起因する角膜ジストロフィは，将来的には遺伝子異常ベースでの疾患分類が進んでいくものと考えられる．

1) 顆粒状角膜ジストロフィ

①顆粒状角膜ジストロフィⅠ型

　顆粒状角膜ジストロフィⅠ型は，常染色体優性遺伝形式を示す実質型ジストロフィである．以前はGroenouwⅠ型とも呼ばれていた．5番染色体短腕にコードされているTGFBI遺伝子の555番目のアミノ酸がアルギニンからトリプトファンに変異している(R555W)[119]．臨床所見は，細かい境界明瞭な灰白色混濁が角膜実質浅層に存在してい

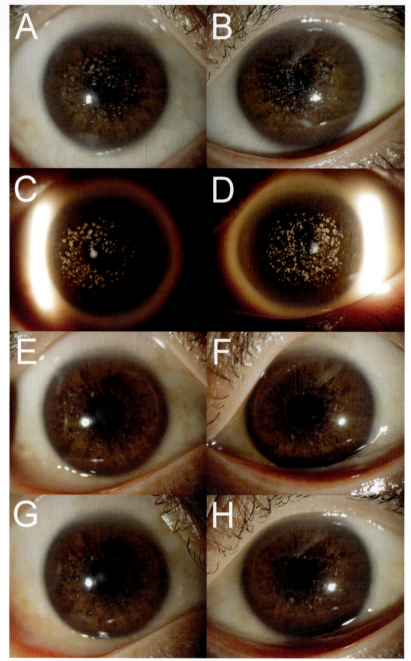

図4.2
顆粒状角膜ジストロフィⅠ型
A, B：両眼角膜中央部を中心に，小顆粒状の灰白色混濁を認める．
C, D：強膜散乱光を用いると，混濁の形状や範囲が明瞭に描出される．
E, F：治療的レーザー角膜切除（PTK）後1か月．角膜中央部の灰白色混濁が減少している．
G, H：PTK後1年3か月．再発もみられていない．

るのが観察できる（図4.4）．この混濁一つ一つの形状は，水滴状（drop-shaped，図4.5-A），くず状（crumb-shaped，図4.5-B），輪状（ring-shaped，図4.5-C）の3パターンがあるとされる．また，全体的な混濁パターンは円盤状混濁（disk-shaped，図4.5-D）と光線状混濁（ray-shaped，図4.5-E）があるとされる．実際に観察すると，境界明瞭な小円形沈着，不定形混濁，輪状の混濁などが観察される．また，それらの混濁は，円盤状に集簇したり，線状に集簇したりしている．顆粒状角膜ジストロフィⅠ型と後述のⅡ型の混濁を比較すると，沈着物の境界の明瞭さが異なっており，臨床的に区別できる（図4.6）．角膜の混濁は40歳代ぐらいからみられるようになる．比較的若い頃からびらん発作を起こし，眼痛を自覚する．病理組織学的には，角膜実質の沈着物はヒアリン

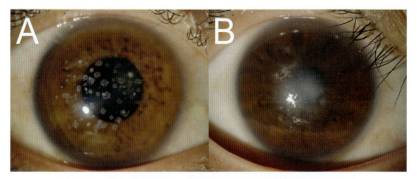

図 4.3 同一遺伝子同一点変異である TGFBI ジストロフィ
A, B 両方とも *TGFBI* 遺伝子 124 番目の遺伝子が変異することにより発症する．
同一遺伝子同一点変異でありながら，表現型が全く異なる．
 A：顆粒状角膜ジストロフィⅡ型．124 番目の遺伝子にコードされているアミノ
  酸がアルギニンからヒスチジンに変化することにより発症する．
 B：格子状角膜ジストロフィⅠ型．124 番目の遺伝子にコードされているアミノ
  酸がアルギニンからシステインに変化することにより発症する．

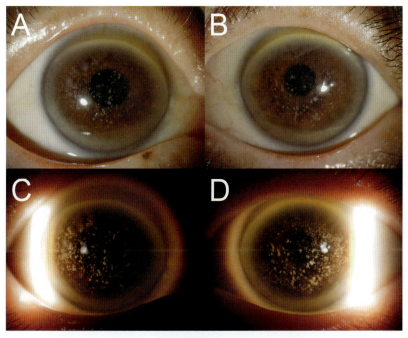

図 4.4 顆粒状角膜ジストロフィⅠ型
 A，B：角膜中央部を中心に顆粒状の白色混濁を角膜浅層から深層にかけて
  多数認める．
 C，D：強膜散乱法で観察すると顆粒状混濁が明瞭に観察できる．

やリン脂質で構成されている．
　混濁は角膜実質浅層から中層にかけて存在するが，視力低下をきたした場合，レーザー角膜切除術や角膜移植が行われる．根本的な治療ではないため再発をきたし，治療的レーザー角膜切除術後 3 年弱，深層移植で 4 年弱，全層移植で 14 年弱で再発するとされる[121)122)]．

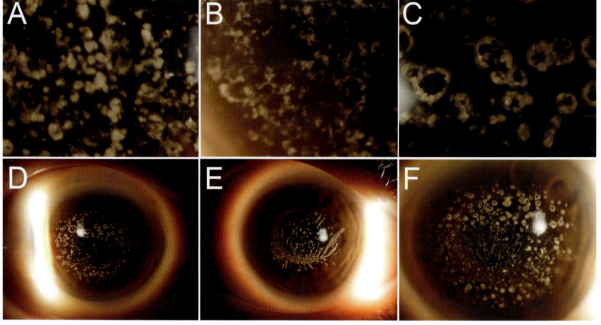

図4.5　顆粒状角膜ジストロフィⅠ型でみられる混濁
A：水滴状(drop-shaped)，B：くず状(crumb-shaped)沈着，C：輪状(ring-shaped)沈着．全体的には，D：角膜中央部に円盤状に集簇する円盤状(disk-shaped)，E：流れるような線状の沈着の配列を形成する光線状(ray-shaped)，F：角膜中央部のray-shapedが下方から方向性をもって配列する渦巻き状(vortex-shaped)，などの沈着パターンが知られている．

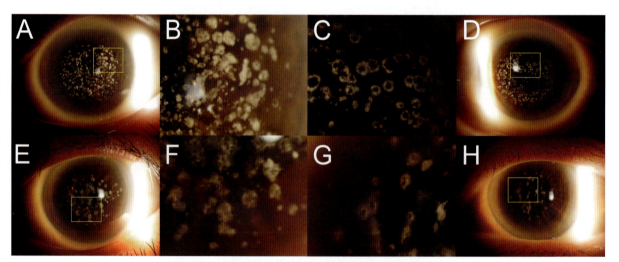

図4.6　顆粒状ジストロフィⅠ型とⅡ型の混濁の違い
A～D：顆粒状角膜ジストロフィⅠ型，E～H：顆粒状角膜ジストロフィⅡ型．A～D，E～Hは同一症例
B，F：斑状混濁の拡大．一つ一つの斑状混濁は，Ⅰ型の方がやや混濁が強く，境界明瞭である．
C，G：円形混濁の拡大．Ⅰ型の方が，中抜けの部分や辺縁の境界が明瞭である．拡大して比較するよりも，全体像を見た方が，区別がつきやすい．

②顆粒状角膜ジストロフィⅡ型

顆粒状角膜ジストロフィⅡ型は，常染色体優性遺伝形式を示す実質型ジストロフィである．イタリアのAvellino地方に多いことが報告され，Avellino角膜ジストロフィと呼ばれていた．

TGFBI遺伝子の124番目のアミノ酸がアルギニンからヒスチジンに変異している(R124H)[119]．角膜所見は，角膜実質浅層の斑状混濁と角膜実質中層の金平糖状混濁が特徴である(図4.7，図4.8)．混濁と混濁の間の角膜実質は透明である

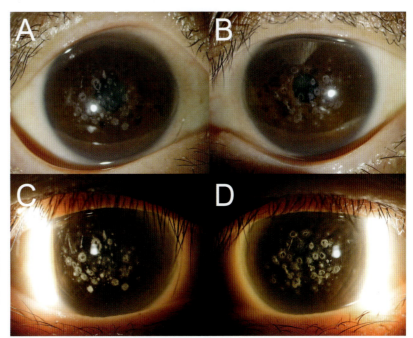

図4.7
顆粒状角膜ジストロフィⅡ型
A，B：角膜中央部を中心に実質浅層に
　斑状混濁を，実質中層に金平糖状混濁
　を認める．
C，D：強膜散乱法で観察すると顆粒状
　混濁が明瞭に観察できる．

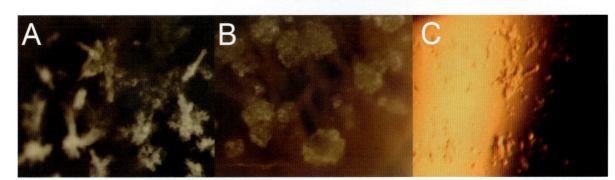

図4.8　顆粒状角膜ジストロフィⅡ型でみられる混濁
A：金平糖状の実質混濁．角膜実質中層にみられる．
B：斑状混濁．角膜実質浅層にみられる．PTKでこの病変が除去できる．
C：実質中層にみられる半透明混濁．格子状角膜ジストロフィ variant type の L527R 型の混濁に類似している．
　この沈着が顕著である場合，PTKを施行しても視力の回復が不十分なことが多い．

が，加齢とともに透明のモヤモヤっとした混濁が出現する．混濁自体は20歳代から発生するが，角膜実質の沈着はみられても実質中層の混濁がわずかにみられる程度で自覚症状はほとんどなく，健康診断や他の疾患で眼科受診した時に指摘されることが多い（図4.9）．疾患の存在を自覚せずに生涯を終える患者も多いと推測される．病理組織学的には，角膜実質の沈着物はヒアリンとアミロイドで構成される．

遺伝性疾患を有する家系での血族結婚では，ヘテロ接合体同士の結婚となることがあり，ホモ接合体の子が生まれることがある．また，顆粒状角膜ジストロフィⅡ型の有病率は，東アジアでは人口10万人当たり115〜291人という報告[123)〜125)]があり，血族結婚でなくともヘテロ接合体のカップルからホモ接合体の子が生まれうる．顆粒状角膜ジストロフィⅡ型は常染色体優性遺伝であるため，両親がヘテロ結合体の場合，確率的にはホモ接合体：ヘテロ接合体：遺伝子異常なし＝1：2：1となり，ホモ接合体の子が生まれる確率は25％である．顆粒状角膜ジストロフィⅡ型のホモ接合体では幼少期（10歳以下）から視力低下の自覚症状がみられ，進行も早く若年期に外科的治療を受ける[126)]．角膜所見は，角膜実質浅層の沈着が顕著

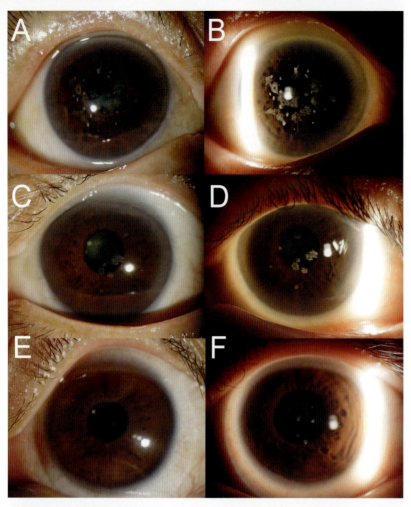

図4.9
顆粒状ジストロフィⅡ型の同一家系
A, B：80歳女性, C, D：53歳男性, E, F：23歳男性
3代にわたって遺伝している．角膜の沈着は若年では軽微で，加齢とともに目立つようになる．

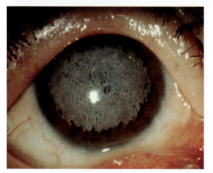

図4.10　顆粒状角膜ジストロフィⅡ型のホモ接合体
灰白色混濁が癒合している．ホモ接合体は小学生のころから視力低下を発症する．PTKや角膜移植などの外科的治療を行っても，ヘテロ接合体症例と比較して再発までの期間が短い．

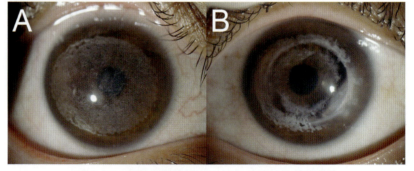

図4.11　顆粒状角膜ジストロフィⅡ型のホモ接合体
A：右眼は，PTKを13年前と3年前に施行しているが，すでに再発している．
B：13歳のころにPKPを受けた．移植片上に再発をきたしたため，PTKを施行した．

で，それぞれの沈着がしばしば融合し，重症な混濁を呈する[127]（図4.10）．角膜移植やPTKなどの外科的治療を行っても，再発はPTKで1年以内[127]，角膜移植後で2年以内[127]に起こり，治療予後が不良である（図4.11）．このように，顆粒状角膜ジストロフィⅡ型のホモ接合体は重症かつ治療抵抗性である難病といってよい．

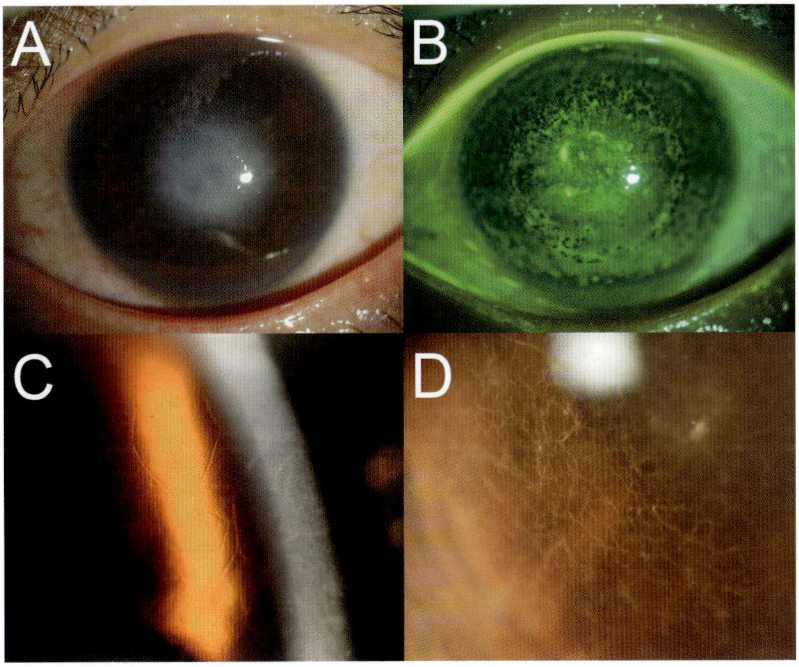

図 4.12
格子状角膜ジストロフィⅠ型
A：角膜中央部に円盤状の瘢痕を認める.
B：フルオレセイン染色を行うと，角膜全
　体の上皮の乱れが観察できる. また，一
　部上皮欠損を認める.
C：Lattice line. 反輝光で観察すると描
　出しやすい.
D：細かい網目状の lattice line. 症例に
　よって lattice line の表現型は異なる.

2) 格子状角膜ジストロフィ

①格子状角膜ジストロフィⅠ型

　格子状角膜ジストロフィⅠ型は，常染色体優性遺伝形式を示す実質型ジストロフィである. *TGFBI* 遺伝子の 124 番目の遺伝子がアルギニンからシステインに変異している（R124C）[119]. 角膜所見は，角膜実質中層に，半透明線状混濁（lattice line）がみられるのが特徴である. また，角膜上皮の接着性が低下し角膜びらんを反復するため，角膜中央部実質浅層に円形の瘢痕形成をきたす. フルオレセイン染色を行うと，角膜上皮の乱れが観察できる（図 4.12）. また，Bowman 層が所々肥厚隆起している. 角膜びらん発作は 10 歳代から発症し，40 歳ごろから視力低下をきたすようになる. また，反復する上皮びらんに伴って起こる炎症のため，反応性に血管侵入がみられることもある. 病理組織学的には，角膜実質内にアミロイドの沈着がみられる. 格子状角膜ジストロフィは臨床所見的にも病理組織学的にも様々な表現型があり，症例によって異なることは珍しくない.

②格子状角膜ジストロフィ変異型

　格子状角膜ジストロフィのサブタイプのうち，頻度的に多くみられるのはⅠ型であるが，他の臨床表現型も観察される. 以前はⅢA 型やⅣ型と記載されていたが，現在は variants type（変異型）としてまとめられ，遺伝子異常をもとにその分類がなされている.

　TGFBI 遺伝子の 527 番目のアミノ酸がロイシンからアルギニンに変異[128]しているものが L527R 型であり，常染色体優性遺伝形式を示す. 以前は格子状角膜ジストロフィⅣ型とされていた. 臨床所見は，角膜実質深層の半透明線状混濁（lattice line）を認めるが，Ⅰ型と比較して太い混濁（棍棒状混濁）であることが特徴である. また，半透明混濁が線状を示さず，角膜実質内に小粒状混濁として観察されることもある（図 4.13）. 角膜びらんを反復することもあるが，角膜中央部実質浅層の瘢痕形成による混濁もみられないことが多い.

　TGFBI 遺伝子の 501 番目のアミノ酸がプロリンからスレオニンに変異しているものが P501T 型[129]であり，以前はⅢA 型と分類されていた. これも常染色体優性遺伝形式を示す. 臨床所見は，角膜実質中層から深層に半透明線状混濁がみられるが，この混濁は L527R と比較して細い傾向にある.

　これらのサブタイプでみられる角膜実質の半透明線状混濁は，病理組織学的にはアミロイドの沈

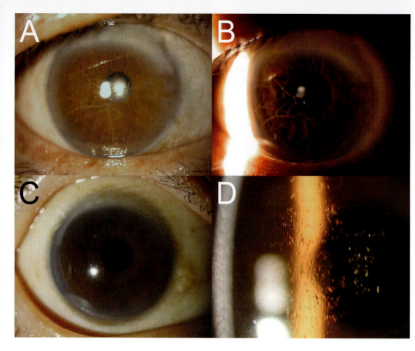

図 4.13
格子状角膜ジストロフィ変異型(遺伝子異常 L527R 型)
A, B：角膜実質深層にみられる太い半透明線状混濁が特徴である.
C, D：小粒状混濁のみ観察される症例もある.

着である. また, L527R 型でみられる小粒状混濁は顆粒状角膜ジストロフィⅡ型でみられる混濁に類似しており, 両疾患とも病理組織学的にアミロイドの沈着がみられることから, おそらくは双方ともにアミロイドの沈着を観察しているものと推測される.

3) 斑状角膜ジストロフィ

斑状角膜ジストロフィは, 常染色体劣性遺伝形式を示す実質ジストロフィである. 遺伝学的には, 16q23 にコードされている CHST6 遺伝子の様々な遺伝子異常が報告[130)〜134)]されている. CHST6 遺伝子にコードされている carbohydrate sulfotransferase-6(CHST6) は, 角膜実質内に存在するプロテオグリカンの一つであるケラタン硫酸の産生に関与するタンパク質[135)]であり, CHST6 遺伝子の異常はケラタン硫酸に異常をきたす[136)]とされている. 発症は小児期とされており, 成長・加齢とともに進行していく. 角膜所見は, 角膜実質浅層から深層にかけて, 小円形の灰白色の多形性混濁が散在する. 特に, 角膜実質深層角膜輪部に近い部分に小斑状混濁がみられるのが特徴である(図 4.14). また, デスメ膜にも混濁をきたす. 角膜厚が薄くなることも特徴である. 病理組織学的には, 角膜実質内(実質細胞内および細胞外マトリックス)にムコ多糖類(非スルホン化ケラタン硫酸)の沈着が観察される. 斑状角膜ジストロフィは, 病理組織学的に Type Ⅰ と Type Ⅱ がある[137)〜140)]といわれ, Type Ⅰ では硫酸化ケラタン硫酸がみられない一方で, Type Ⅱ は硫酸化ケラタン硫酸が細胞外マトリックスや角膜実質内にみられるとされているが臨床的にその区別はできない.

4) 膠様滴状角膜ジストロフィ

膠様滴状角膜ジストロフィは, 常染色体劣性遺伝形式を示す上皮ジストロフィである. tumor-associated calcium signal transduction 2(TAC-STD2) というタンパク質をコードする遺伝子の 118 番目の遺伝子がグルタミンからストップコドンに変異(Q118X)することで発症する[141)]. 臨床

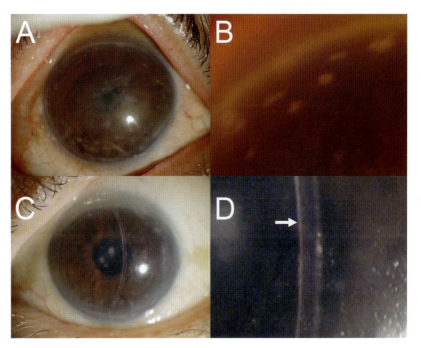

図 4.14
斑状角膜ジストロフィ
A：角膜全体に，灰白色の不定形な混濁がみられる．
B：角膜周辺部の角膜強膜境界部に沿った灰白色沈着物が特徴的である．
C，D：スリット光で観察すると，デスメ膜の混濁（矢印）が観察できる．

的には，初期には角膜上皮の乱れから始まり，mulberry-type（桑の実状）と呼ばれる小結節状の上皮下沈着がみられるようになる．進行すると，kumquat-like（金柑様）と呼ばれる結節状病変が実質内にも沈着する．血管侵入を伴うこともある．また，フルオレセイン染色を行うと，上皮の乱れが描出されると同時に，フルオレセインが実質に速やかに浸透していくことから，角膜上皮のバリア機能が低下している[69]ことが示唆されている．病理組織学的には，角膜上皮下や実質に沈着するのはラクトフェリンを含むアミロイド[142]で

ある．また，モデルマウスを用いた研究で，これらの角膜混濁は光照射によって増悪する[143]ことが示されており，更なる病態の解明が根治治療に結びつくことが期待される．

膠様滴状角膜ジストロフィは，上述のように上皮性の病変が先行し角膜表面の不整による視力低下をきたす．この上皮病変の増悪を抑制するため，ソフトコンタクトレンズの連続装用が有用とされる[144]．病変進行を抑制する有用な方法であり，また侵襲もないため，積極的に適用すべきと考える．

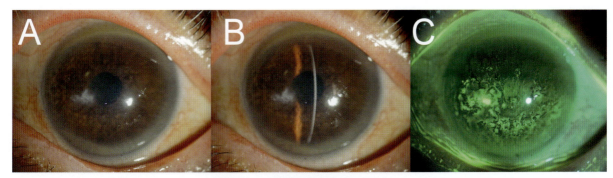

図 4.15　膠様滴状角膜ジストロフィ
A：角膜全体に，mulberry-type（桑の実状）の小結節上皮下沈着を認める．
B：スリット光で観察すると，角膜中央部の実質の混濁が目立つ．反輝光線で桑の実状の小結節が明瞭に観察できる．
C：フルオレセイン染色を行うと，上皮の不整に伴うフルオレセインの乱れが観察できる．一部上皮欠損を生じている．

第 4 章 両眼とも同じような濁りがある　　1．角膜ジストロフィ　　101

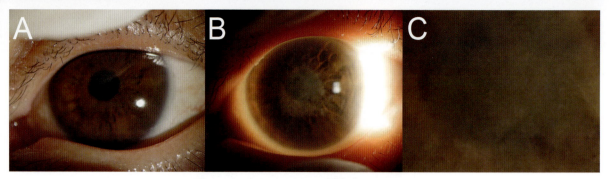

図 4.16 Reis-Bücklers 角膜ジストロフィ
A：角膜中央部に淡い混濁を認める.
B：強膜散乱法で角膜中央部の混濁が顕著に観察できる.
C：混濁の拡大

5) Bowman 層ジストロフィ

実質ジストロフィと比較して，Bowman 層ジストロフィに遭遇する頻度は低い．Bowman 層ジストロフィの一つである Reis-Bücklers 角膜ジストロフィは，常染色体優性遺伝形式をとり，$TGFBI$ 遺伝子の 124 番目のアルギニンがロイシンに変異（R124L）[119] している．幼少期より視力低下を発症する．臨床所見は，Bowman 層の深さでびまん性に不均一な混濁がみられ（図 4.16），この混濁は角膜中央部から周辺部へと拡大していく．

Reis-Bücklers 角膜ジストロフィと類似している Thiel-Behnke 角膜ジストロフィも常染色体優性遺伝形式をとり，$TGFBI$ 遺伝子の 555 番目のアルギニンがグルタミンに変異（R555Q）[145] している．Thiel-Behnke 角膜ジストロフィは，Reis-Bücklers 角膜ジストロフィよりも発症は遅く，角膜中央部の Bowman 層のレベルに小さな斑点状の混濁が生じ，その後，網目状の蜂巣様混濁に進展していくとされる．

病理組織学的には，Reis-Bücklers 角膜ジストロフィも Thiel-Behnke 角膜ジストロフィも上皮下〜Bowman 層のレベルにヒアリンの沈着がみられる．これらの角膜ジストロフィは病変の発症部位が Bowman 層であるが，$TGFBI$ 遺伝子の異常で発症する他の実質角膜ジストロフィの類縁疾患といえるのかもしれない．

6) その他の実質ジストロフィ

①Central cloudy dystrophy of François

Central cloudy dystrophy of François は，以前は角膜ジストロフィのカテゴリーに分類されていたが，家族歴や遺伝形式をとらないことより，角膜ジストロフィに分類されない傾向にある．臨床所見は，角膜中央部実質中層に多形性の灰白色混濁がみられる（図 4.17）．"cracked ice"と記されることもある．細隙灯顕微鏡では明らかな所見があるのに，患者は視力低下や羞明などの症状を訴えず，また視力低下もきたさない．Central cloudy dystrophy of François でみられるこの灰白色混濁は，"shagreen（サメ皮）"と表現される．

②Pre-Descemet corneal dystrophy

Pre-Descemet corneal dystrophy は，性染色体または常染色体優性遺伝形式をとると考えられているが，遺伝形式や遺伝子異常は未だ不明である．臨床所見は，角膜実質深層，デスメ膜直上に，米粒状（線状や点状とも表現される）の灰白色小混濁が散在する（図 4.18）．視力障害となることはなく，他の眼症状で眼科を受診したり検診で受診したりした際などにたまたま発見されることもある．X 染色体連鎖の魚鱗癬と関連する[146] という報告もある（第 7 章（137 ページ）参照）．

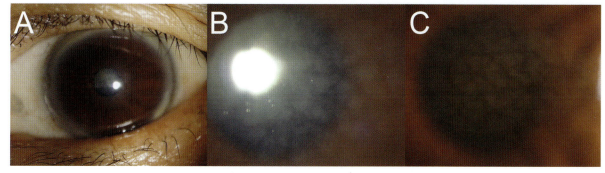

図 4.17　Central cloudy dystrophy of François
A：角膜中央部に淡い混濁がみられる．
B：拡大写真．淡い灰白色の混濁がみられる．
C：強膜散乱法で観察しても，通常診察法での観察と同様に，"shagreen"が観察できる．

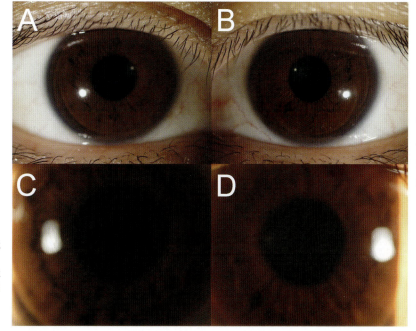

図 4.18
Pre-Descemet corneal dystrophy
A：右眼，B：左眼．角膜混濁は目立たない．
C，D：強膜散乱光で観察すると，微細な粒状の混濁が観察できる．実質深層ほぼデスメ膜直上にこの混濁は存在する．

7）角膜内皮ジストロフィ（第7章（132ページ）参照）

　角膜内皮に病変を生じる角膜ジストロフィには，Fuchs角膜内皮ジストロフィ（第7章1（132ページ））や後部多形性角膜ジストロフィ（第7章2（136ページ））などがあり，遺伝子異常の検索も進んでいる．角膜移植，特に角膜内皮移植の適応となる疾患であり，その診断は重要である．

2．角膜が濁る代謝性疾患

　先天性の代謝異常には，角膜の混濁を呈するものがある．ライソゾーム病といわれる代謝性疾患は，両眼角膜に混濁をきたすことが知られている．ライソゾーム病は，細胞内のライソゾームに存在する代謝酵素の異常または欠損によって生じる代謝疾患であり，角膜実質全体の混濁をきたすとされている．

　Hurler症候群（MPS Ⅰ-H）：顕著な角膜混濁，網膜色素変性，緑内障，視神経萎縮，視神経乳頭発赤
　Scheie症候群（MPS Ⅰ S）：顕著な角膜混濁
　Herler Scheie症候群（MPS Ⅰ H/S）：びま

表4.1 角膜ジストロフィの分類，遺伝子異常および遺伝形式

疾患分類		遺伝形式	原因遺伝子	点変異
上皮・上皮下ジストロフィ	上皮基底膜ジストロフィ		TGFBI	
	Meesman 角膜ジストロフィ	AD	KRT3, KRT12	
	膠様滴状角膜ジストロフィ	AR	TACSTD2	Q118X
Bowman 層ジストロフィ	Reis-Bücklers 角膜ジストロフィ(*)	AD	TGFBI	R124L
	Thiel-Behnke 角膜ジストロフィ	AD	TGFBI	R555Q
実質ジストロフィ	TGFBI 角膜ジストロフィ	顆粒状角膜ジストロフィⅠ型	AD	TGFBI	R555W
		顆粒状角膜ジストロフィⅡ型	AD	TGFBI	R124H
		顆粒状角膜ジストロフィⅢ型(*)	AD	TGFBI	
		格子状角膜ジストロフィⅠ型	AD	TGFBI	R124C
		格子状角膜ジストロフィ変異型	AD	TGFBI	L527R, P501T など
		ゲルゾリン型(Ⅱ型)	AD	GSN	
	斑状角膜ジストロフィ	AR	CHST6	
	Schnyder 角膜ジストロフィ	AD	UBIAD1	
	Fleck 角膜ジストロフィ	AD	PIP5K3	
	Central cloudy dystrophy of François		不明	
	Pre-Descemet corneal dystrophy		不明	
内皮ジストロフィ	Fuchs 角膜内皮ジストロフィ		COL8A2, TCF4 SLCA411	
	後部多形性角膜ジストロフィ		ZEBI(TCF8)	
	先天性遺伝性角膜内皮ジストロフィ		SLC4A11	

AD：常染色体優性遺伝，AR：常染色体劣性遺伝

ん性の角膜混濁

Morquio 症候群(MPS Ⅳ)：比較的軽微な角膜混濁をきたす．

Maroteaux-Lamy 症候群(MPS Ⅵ)：進行性の顕著な角膜混濁をきたす．角膜厚も厚くなる．

Sly 症候群(MPS Ⅶ)：角膜混濁をきたす．

低リポタンパク血症の一つである家族性レシチンコレステロールトランスフェラーゼ(LCAT)欠損症では，角膜混濁，溶結性貧血，腎障害をきたすことが知られている．また，腎障害をきたさず角膜混濁のみを生じる魚眼病という亜型も存在する．

脂質代謝異常のFabry病では，角膜上皮混濁をきたし，その混濁が上皮細胞の伸展に伴ってみられる渦巻き状所見を呈する．Fabry病は稀な疾患であるが，心不全治療薬であるアミオダロンを内服するとFabry病に類似した渦巻き状上皮混濁を呈する．

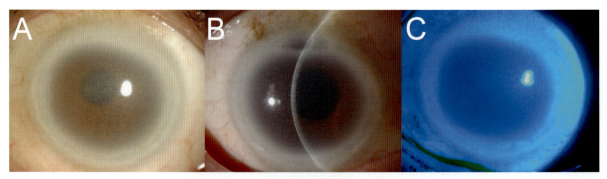

図4.19 魚眼病
A：角膜全体にびまん性の混濁を認める．一部，corneal shagreen 様の不均一な斑状混濁を呈している．
B：スリット光で観察すると混濁は角膜実質全層にわたってみられる．
C：フルオレセイン染色を行っても角膜上皮の障害を認めない．この症例は視力(1.0)で自覚症状はない．腎機能にも異常がみられない．

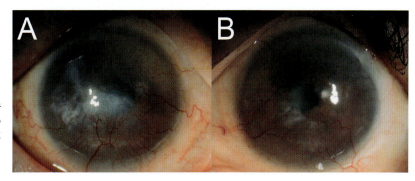

図 4.20
Stevens-Johnson 症候群
A：右眼，B：左眼
両眼とも血管を伴う結膜上皮の侵入がみられる．また，角膜中央部に白濁している部分がみられ，瘢痕化をきたしていると考えられる．

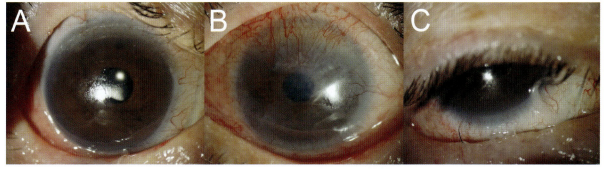

図 4.21 Stevens-Johnson 症候群
A：右眼．結膜充血はみられるものの，角膜上に結膜の侵入はみられない．
B：左眼．結膜充血がみられ，上方から結膜上皮の侵入がみられる．
C：瞼縁に異所性睫毛がみられ，眼表面を擦過している．反応性の眼脂の分泌もみられる．

3. 角膜が濁る全身疾患

　角膜に混濁をきたす全身疾患には様々なものが存在するが，角膜上皮障害をきたすもの，すなわち角膜輪部機能不全や球結膜の瘢痕形成を伴うものがみられる．左右差はあっても，両眼とも類似した角膜所見がみられる．

1）Stevens-Johnson 症候群

　Stevens-Johnson 症候群（皮膚粘膜眼症候群）は，眼表面を含む全身の粘膜（口唇，口腔，鼻腔，外陰部など）にびらんが生じ，また全身の皮膚では紅斑や水疱，びらんが生じる全身疾患である．薬剤（消炎鎮痛剤，抗菌剤，抗けいれん薬など）内服や感染症などが発症の契機となるとされている．体調不良，発熱（高熱），頭痛（筋肉痛），嘔気嘔吐・下痢，軽い風邪様症状などが前駆症状となり，発症直後の急性期では呼吸不全を伴うことがあり入院管理が行われる．

　Stevens-Johnson 症候群で発症する眼障害は，急性期と慢性期に分けられる．急性期では，眼表面粘膜（角結膜）の炎症が起こり，角結膜の上皮障害（角結膜上皮欠損）がみられる．治療により回復した後でも，急性炎症の後遺症としての瞼球癒着や内反症が生じ，角膜上皮を傷害する．角膜上には瘢痕形成が起こり，眼表面の瘢痕や内反症によって慢性的に角膜輪部が長期間にわたり障害され角膜輪部機能不全の状態に陥り，結膜上皮が角膜上に侵入してくると考えられる．また，涙管の瘢痕形成と結膜杯細胞の破壊・消失が起こり，しばしば涙液の量的・質的異常を引き起こす．慢性期の眼表面の状態は症例によって異なり，軽度の涙液異常や角膜上皮障害のみにとどまるものか

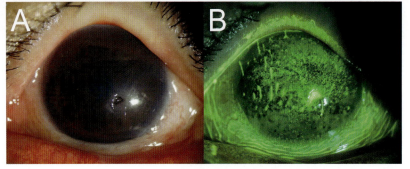

図 4.22
慢性 GVHD にみられた涙液分泌低下型ドライアイ
A：全体的に淡く混濁しており，糸状物の付着を認める．中央部やや下方に角膜潰瘍がみられる．
B：フルオレセイン染色を行うと，角膜全体に SPK，耳側に顕著な糸状角膜炎を認める．角膜潰瘍の部分にフルオレセインの貯留を認める．

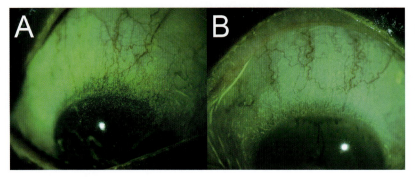

図 4.23
慢性 GVHD にみられた上輪部角結膜炎
A：右眼，B：左眼．上方角膜および上眼瞼に覆われている部分の球結膜に点状の上皮障害を認める．涙液メニスカスは低く，涙液分泌の低下を伴っていることがわかる．涙液分泌低下が眼瞼と眼球との摩擦を増加させており，このため上輪部角結膜炎を引き起こしていると考えられる．

ら，顕著な瞼球癒着に角膜上皮輪部機能不全がみられるもの，極端な涙液分泌低下と睫毛内反，結膜の瘢痕形成により角結膜上皮が角化するものまで多岐にわたる．

呼吸管理など集中治療室での管理が必要な急性期であっても，眼科管理目的のベタメサゾン点眼は必要である．また，ステロイドの全身投与が眼合併症を抑制することも報告[147]されている．急性期に羊膜移植を行うことで，慢性期の瞼球癒着や眼瞼内反を予防でき，視機能維持や眼表面を正常に保つことができるという報告[148]もある．慢性期の治療としては，眼表面の障害の程度によってその治療は変わってくるが，多くの Stevens-Johnson 症候群患者の場合，睫毛内反や異所性睫毛により角膜上皮を物理的に傷害するため，その管理（睫毛抜去やソフトコンタクトレンズ連続装用）が必要となる．また，涙液分泌低下もしばしば引き起こすので，人工涙液点眼なども必要となる．慢性期以降に生じた角膜輪部機能不全に対して角膜輪部移植単独[149]や羊膜移植を併用した角膜輪部移植[150]〜[152]が行われ，それまでは外科的な治療の成績が悪い[153]とされていた本疾患に対して治療の可能性が広がった．近年では，様々な細胞ソース（他家角膜輪部や口唇粘膜）を用いた培養角膜上皮移植が行われ，良好な成績が得られる[154]〜[156]ようになってきており，以前は移植が禁忌と考えられていた本疾患に対する移植治療も標準術式となっていくと考えられる．

2）移植片対宿主病（graft versus host disease, GVHD）

GVHD は，造血幹細胞移植（末梢血幹細胞移植や骨髄移植）の際に移植されるドナー由来リンパ球が引き起こす合併症である．急性 GVHD と慢性 GVHD とがあり，急性 GVHD で眼症状が出るのは稀で，眼症状が出るのは慢性 GVHD である．結膜充血から始まり，結膜浮腫や漿液性眼脂，偽膜性結膜炎から角結膜上皮びらんが生じる．涙腺間質の線維化や涙腺導管への炎症性細胞の浸潤により重度の涙液分泌機能低下をきたす．涙液分泌の低下に伴い，上輪部角結膜炎を生じることもあ

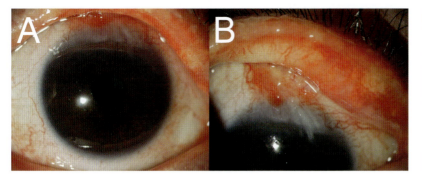
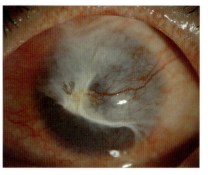

図4.24 慢性GVHD
A：上方から結膜の侵入がみられる．
B：上眼瞼結膜と眼球が癒着している（瞼球癒着）．

図4.25 慢性GVHD
角膜上には顕著な結膜の侵入および顕著な線維化がみられる．

る．また慢性の眼表面炎症により結膜の線維化をきたし，時に重度の瞼球癒着がみられる．また，移植した骨髄細胞由来の免疫担当細胞が宿主の角膜上皮幹細胞に対し免疫反応を起こし，角膜上皮幹細胞を傷害し輪部機能不全を引き起こすと考えられる．その結果，角膜上への結膜上皮の侵入や線維化，遷延性角膜上皮欠損が生じる．

3) 眼類天疱瘡

眼類天疱瘡は，両眼の治療抵抗性の慢性結膜炎から発症し，瞼球癒着や結膜嚢の短縮が徐々に進行する．また，進行した症例では角膜上に結膜上皮が侵入する．進行は緩徐であるが，涙液分泌低下や蒸発亢進を伴うため，角結膜上皮障害は治療抵抗性である．病理組織学的には，結膜上皮細胞基底膜に免疫グロブリンが沈着するのが特徴で，病期が進行すると杯細胞の消失が観察される．

偽眼類天疱瘡（薬剤起因性眼類天疱瘡）は，何らかの点眼薬がトリガーとなり発症した眼類天疱瘡である．瞼球癒着や結膜嚢の短縮がみられる．発症の原因となる薬剤には，抗緑内障薬やIDU（イドクスウリジン）などがある．

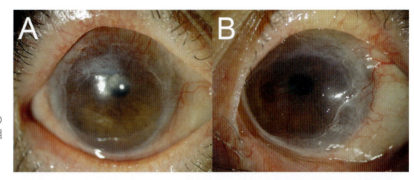

図4.26
眼類天疱瘡
A：右眼，B：左眼．両眼とも結膜上皮の侵入がみられ，角膜輪部の線維性増殖組織の形成がみられる．

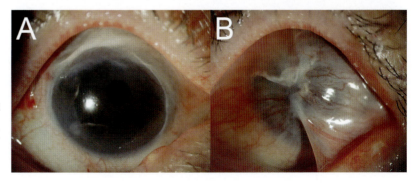

図4.27
眼類天疱瘡
A：右眼．上方角膜輪部に顕著な線維性増殖組織の形成がみられる．
B：左眼．角膜上は結膜上皮に覆われており，顕著な瞼球癒着もみられる．

角膜テキスト臨床版
—症例から紐解く角膜疾患の診断と治療—

第5章

角膜が変形している

角膜テキスト臨床版 ―症例から紐解く角膜疾患の診断と治療―

第5章 角膜が変形している

　角膜が変形すると乱視を生じるため，視力低下の原因となる．特に，角膜の変形に伴う角膜乱視では不正乱視となるため，良好な矯正視力を得るためにはハードコンタクトレンズによる矯正に頼らざるを得ない．若年者にとってはハードコンタクトレンズ装用やケアは可能であることが多いが，高齢者ではその管理が難しくなる．

　角膜の変形をきたす疾患の代表は円錐角膜である．軽症症例を含めるとその有病率は高い．類似した角膜の変形をきたす疾患として，Pellucid 辺縁角膜変性や球状角膜があるが，円錐角膜と比較するとその発症頻度は低い．良好な視力を得るためには，基本的には円錐角膜と同様，コンタクトレンズ装用が必要となることが多い．

▶ 1. 円錐角膜

症例

　17歳女性．2年前から左眼の視力低下が進み，眼鏡で矯正ができなくなった．近医受診し円錐角膜を指摘され，当院紹介受診．視力は RV＝1.5×HCL，LV＝1.2×HCL．右眼角膜には特記すべき異常を認めないが（図5.1-A），左眼は角膜中央下方の前方突出を認めた（図5.1-B）．角膜形状解析を施行すると，左眼に顕著な角膜前面形状の前方突出を認め（図5.1-D），右眼にも角膜中央部下方の軽度前方突出を認めた（図5.1-C）．ハードコンタクトレンズを装用させると，右眼は下方がやや浮き気味になりながらもほぼパラレルフィッティングであったが（図5.1-E），左眼は角膜中央部がハードコンタクトレンズに接触し下方が浮き，またハードコンタクトレンズ下縁が下眼瞼縁で支えられていた（図5.1-F）．角膜形状を定期的に評価し，進行がみられた場合のクロスリンキング治療を念頭に置きながら経過観察を行っている．

　円錐角膜は，角膜中央部やや下方の角膜前後面が突出する非炎症性変性疾患である．主に思春期前後に進行するが，20歳以降進行は緩やかとなり，40歳代前半で進行は止まる．円錐角膜の有病率は人口10万人当たり 0.3～2,300 人と報告によりかなり差がある[157)～162)]．円錐角膜は全身疾患との関連も知られており，円錐角膜ではアレルギー性鼻炎やアトピー性皮膚炎，気管支喘息などのアレルギー性疾患を有する患者数が有意に高く[163)]，また Down 症候群では円錐角膜の発生率が10～300倍に増える[164)165)]．Ehlers-Danlos 症候群や骨形成不全症でも発症率が高い[164)166)]とされる．

　円錐角膜の診断には，①角膜形状異常（角膜前面および後面の前方移動），②角膜厚の菲薄化（周辺部角膜厚と比較して中央部角膜厚が菲薄化している），③臨床的に非炎症性の角膜菲薄化が必須とされている[167)]．細隙灯顕微鏡を用いた観察では，角膜中央部やや下方の菲薄化を伴う前方突出がみられる．角膜の前方突出が顕著になると，下方視を行うことにより角膜にそって下眼瞼縁形状が変化する Munson 徴候がみられる（図5.3-A）．また，角膜実質深層デスメ膜直上に縦方向の線状の皺様所見（Vogt's striae）がみられる（図5.3-B）．また，円錐部分に一致して，茶色の色素沈着

110　角膜テキスト臨床版 ―症例から紐解く角膜疾患の診断と治療―

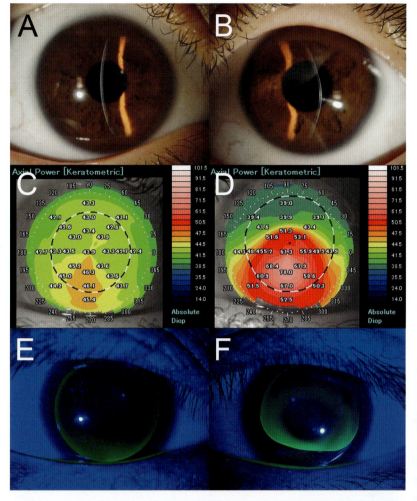

図 5.1
円錐角膜
A：右眼．スリット光による断面像に異常はみられない．
B：左眼．スリット光による断面像では角膜中央下方のカーブが急峻となっており，前方突出を示している．
C，D：前眼部 OCT を用いた角膜形状解析．左眼(D)では角膜中央下方の顕著な前方突出が観察できる．右眼(C)も中央下方が軽度前方突出をきたしており，右眼も軽微ながら円錐角膜眼であることがわかる(C)．
E，F：本症例のハードコンタクトレンズのフィッティング．右眼(E)は下方がやや浮いた状態であるがほぼパラレルフィッティングでフィッティングは良好である．左眼(F)は上方角膜と中央部角膜がハードコンタクトレンズに接触しており，ハードコンタクトレンズ下縁は下眼瞼縁に支えられている．2点接触によるフィッティングである．

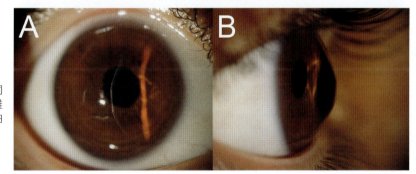

図 5.2
円錐角膜
A：正面像．角膜中央部が前方突出し，同部位の角膜の菲薄化がみられる．円錐部分のスリット光観察で実質浅層の白濁（瘢痕形成）がみられる．
B：側方からの観察

(図 5.3-C)がみられる．これは，角膜上皮基底膜に沈着したヘモシデリン（鉄）であり，フライシャー輪(Fleicher ring)と呼ばれる．角膜実質浅層および深層には瘢痕形成がみられることがある．

円錐角膜眼の角膜形状解析を行うと，①角膜前面形状は下方に急峻な突出部位がみられる，②角膜後面形状でも角膜中央部下方の突出部位に一致した急峻化がみられる，③角膜前後面の形状変化は角膜中央部を中心に非点対称であるといった特徴が観察される（図 5.4）．現在では，様々な角膜形状解析装置に円錐角膜の診断プログラムが導入されている．特に，前眼部 OCT や Scheimpflug カメラなど角膜前後面の形状解析が行える機器では，角膜前面形状だけでなく，角膜後面形状の解析が可能となっている．円錐角膜の形状変化は，後面形状の変化が前面形状の変化に先行す

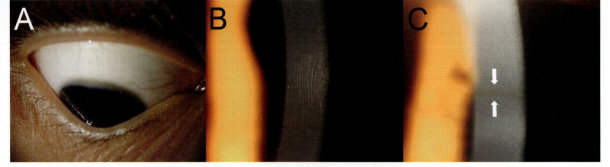

図5.3 円錐角膜の特徴的な所見
A：Munson徴候，円錐角膜患者が下方視すると，突出した角膜により下眼瞼縁がV字形を呈する徴候
B：Vogt's striae (stress line)，角膜中央部にみられる縦方向の線状構造
C：フライシャー輪(Fleischer ring)，円錐部分の縁にみられる茶褐色の輪状沈着．病理組織学的に鉄の沈着が示されている．

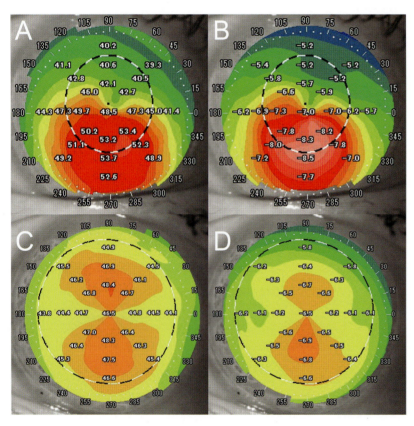

図5.4
円錐角膜の角膜形状解析
A：円錐角膜眼の角膜前面形状．角膜中心下方に前面形状が急峻になっている．
B：Aと同じ症例の角膜後面形状．角膜中心下方に後面形状も急峻となっている．角膜の前方突出所見は，後面形状が先にみられることが多い．
C：直乱視の角膜前面形状．急峻部位が角膜中心で点対称となっている．
D：Cと同じ症例の角膜後面形状．角膜中心に点対称のパターンがみられる．

る[168)169)]とされており，角膜前後面の形状解析を行うことで初期の円錐角膜の検出を行うことが可能となる．また，角膜形状の検査結果を経時的に表示することも可能である．

円錐角膜が進行すると，角膜の前方突出に伴い，デスメ膜が物理的に引き延ばされ裂けてしまうことがある．この際，一気に角膜実質に前房水が流入し，顕著な角膜実質浮腫をきたす．これを急性水腫(acute hydrops)と呼ぶ．急性水腫発生直後は，デスメ膜破裂部位を中心に角膜実質浮腫が生じるため角膜中央部は混濁し，急激に著しく視力が低下する．急性水腫発生後，デスメ膜破裂部位には，おそらくは角膜内皮細胞が伸展・移動し角膜実質への前房水の侵入を阻止し，角膜実質浮腫が軽減・消失していく．しかしながら，前房水にさらされるという刺激により，角膜実質深層

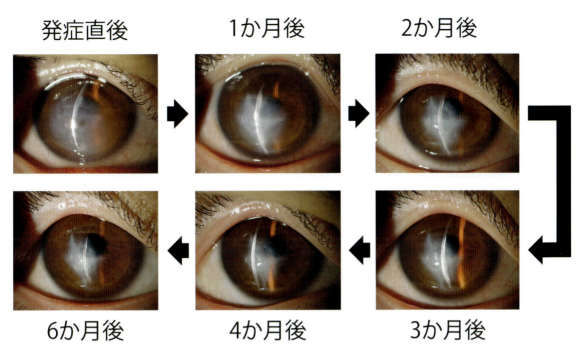

図 5.5 円錐角膜の急性水腫発症後の角膜混濁の変化
急性水腫後 3 か月程度，角膜の浮腫がみられるが，浮腫が消失すると角膜実質の瘢痕のみが残存するようになる．

図 5.6
急性水腫前後の角膜前面形状の変化
A：急性水腫発症前の角膜前面形状．角膜下方に顕著な急峻部位を認める．角膜中心の角膜前面屈折力は 61.4 D，最急峻部の角膜前面屈折力は 70.8 D
B：急性水腫発症直後の角膜前面形状．角膜中央よりやや上方が最急峻部となり，同部位の角膜前面屈折力は 65.3 D，角膜中心の角膜前面屈折力は 61.4 D
C：急性水腫発症後 8 か月の角膜前面形状．角膜中心の角膜前面屈折力は 49.3 D，最急峻部の角膜前面屈折力は 57.2 D

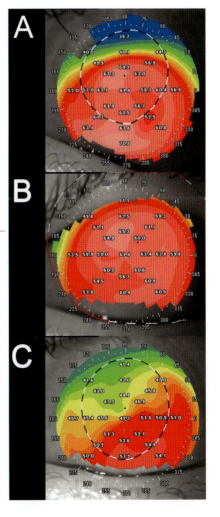

に瘢痕形成をきたす（図 5.5）．また，急性水腫発症後は円錐角膜の前方突出が軽減（図 5.6）し，ハードコンタクトレンズの装用が容易になるとされる[170)171)]．フィッティングが改善するかどうかは急性水腫発症後の創傷治癒によると考えられるが，角膜形状が変化するのは想像に難くない．このように，円錐角膜における急性水腫は急性発症で視力低下も急激で，患者は著しく不安を感じるが，時間経過とともに必ず実質浮腫は消失し視力は徐々に改善していくことを説明する．急性水腫発症直後は角膜前面形状も変化するので，患者は

第 5 章 角膜が変形している　1. 円錐角膜　113

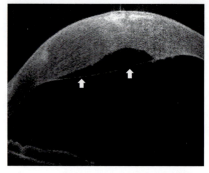

図 5.7　急性水腫発症直後の前眼部OCT像
角膜実質浮腫は顕著で，デスメ膜(矢印)が実質から剝離していることがわかる．

異物感を自覚することがあるが，油性眼軟膏点入で異物感の軽減を図る程度の対応で十分である．数か月経過観察し実質浮腫が消退した時点で，角膜形状変化によりハードコンタクトレンズのフィッティングに変化がみられるか，瘢痕形成が視力に影響しているかを評価し，角膜移植などの外科的治療介入に関する治療方針を再検討する．上述のようにハードコンタクトレンズのフィッティングが変化するため，装用感が改善し患者が満足する視力が得られるのであれば，手術介入の必要はない．

円錐角膜は，病理組織学的には，①角膜実質の菲薄化，②角膜上皮層の菲薄化(上皮細胞層数の減少)，③Bowman層の断裂，④角膜実質浅層および深層の瘢痕形成が観察される．電子顕微鏡を用いた観察では，角膜実質を構成するコラーゲン線維の直径は減少しコラーゲン線維間隔も狭小化し[172]〜[174]，さらにコラーゲン線維の束であるコラーゲン線維束の数が減少[174]している．また，コラーゲン線維束のBowman層に対する角度の平坦化やコラーゲン線維束幅の拡大などがみられ[175][176]，角膜実質自体が引き伸ばされていることが推測される[177]．

円錐角膜の治療は，①円錐角膜の進行に伴う視力低下に対する治療，②進行期円錐角膜の治療，③HCL装用が不可能になった状態での治療，に分けられる．

①円錐角膜の進行に伴う視力低下に対する治療：ごく初期の円錐角膜は眼鏡やソフトコンタクトレンズでの矯正が可能であるが，眼鏡矯正下での視力低下を自覚した時点である程度進行している場合が多い．このような症例では，ハードコンタクトレンズ装用による矯正を行わざるを得ない．軽症の円錐角膜では，突出した部分がコンタクトレンズに接触するものの角膜中央に安定し良好な視力を得ることができる．円錐角膜が進行すると，角膜中央部を接触させ，コンタクトレンズ下端を下眼瞼縁で支えるフィッティングになってくる．この状態になると，患者はハードコンタクトレンズ装用時に異物感を自覚するようになり，コンタクトレンズの装用ができなくなることがある．この異物感を軽減するために，ソフトコンタクトレンズを装用させその上からハードコンタクトレンズを装用させるpiggy bag法を用いる．ソフトコンタクトレンズを装用させることでハードコンタクトレンズのフィッティングも変化するため，フィッティング自体も改善することがある．また，ハードコンタクトレンズの装用ができないほどの角膜の変形・前方突出をきたしている症例では，角膜内リングで角膜を変形させて(図5.9)，フィッティングの改善や裸眼視力の改善を試みることもある．

②進行期円錐角膜の治療：円錐角膜が進行すると，眼鏡矯正ができなくなり，ハードコンタクトレンズによる矯正に頼らざるを得なくなる．また，円錐角膜が進行するとハードコンタクトレンズが装用下でも矯正視力が不十分となる．ハードコンタクトレンズが装用できない(異物感が顕著である，装用してもすぐ脱落する)状態となった場合には，角膜移植の適応となる．このように，円錐角膜が進行してしまうと，患者の視力矯正のオプションが制限され，日常生活を行うのに十分な視力を担保できなくなる．このような円錐角膜の進行を抑えることができる治療法がクロスリンキング(CXL)である(図5.10)．クロスリンキングは，角膜実質にリボフラビン(ビタミンB$_2$)存在下で紫外線を照射することにより，角膜実質内のタンパク質(コラーゲンやプロテオグリカンなど)

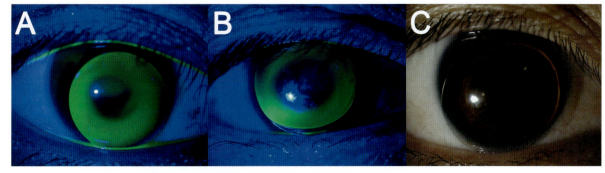

図5.8 円錐角膜眼に対するコンタクトレンズのフィッティング
A：比較的軽症の円錐角膜患者に対するコンタクトレンズフィッティング．前方突出する角膜中央部が接触する．
B：より突出が顕著な円錐角膜に対するコンタクトレンズのフィッティング．コンタクトレンズの下縁が下眼瞼縁に支えられている．コンタクトレンズの下方にフルオレセインの貯留が顕著となり，コンタクトレンズ下縁は浮いてしまい，涙液が貯留していない．
C：円錐角膜患者に対するpiggy bag法によるコンタクトレンズのフィッティング．角膜中央部がコンタクトレンズに接触するため患者が疼痛を自覚しコンタクトレンズが装用できない場合，ソフトコンタクトレンズの上からハードコンタクトレンズを装用することで，疼痛を軽減し，かつ変形した角膜形状の影響を少しでも軽減させハードコンタクトレンズのフィッティングを改善することを目的とする．

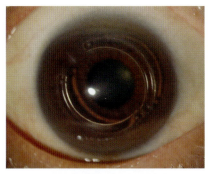

図5.9 円錐角膜に対する角膜内リング
進行した円錐角膜患者の角膜形状を角膜実質内に挿入したリングで変形・矯正することにより，視力の改善やコンタクトレンズフィッティングの改善を図る．欧米では，角膜内リングとクロスリンキングはセットで施行されることが多い．

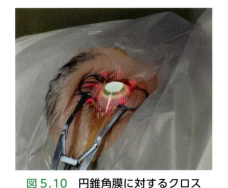

図5.10 円錐角膜に対するクロスリンキング
リボフラビンを点眼し，紫外線照射を行うことにより，角膜実質のコラーゲン間の架橋を増強させ，角膜の剛性を増強させる．

同士を化学的に強固に結合させる．この結果，角膜実質の剛性が上昇し，円錐角膜眼の変形進行を抑制することができる（第9章（169ページ）参照）．クロスリンキングを施行するには，2年間で，角膜最大屈折力が1.0 D以上増加，自覚屈折乱視度数が1.0 D以上増加，自覚屈折のなど価球面度数が1.0 D以上増加，またはハードコンタクトレンズのベースカーブが0.1 mm以上減少のいずれかがみられた場合に適応となる[178]．

③HCL装用が不可能になった状態での治療：進行した円錐角膜ではハードコンタクトレンズ装用時の異物感や易脱落性により，装用不可能となる．この場合，多くの症例でハードコンタクトレンズ装用下での視力も十分に得られない．また，急性水腫を発症した症例では角膜中央部に瘢痕形成をきたし，この瘢痕が視力の妨げとなることもある．これらの場合，角膜移植の適応となる．円錐角膜における角膜移植の目的は，角膜の突出を軽減させ，ハードコンタクトレンズ装用が可能な状態にすることである．理想的には，拒絶反応回避のため深層角膜移植を行うよう努める．しかしながら，急性水腫を起こした症例ではデスメ膜が一度裂けているので，深層角膜移植は難しく，全層角膜移植を第一選択とすることも多い．円錐角

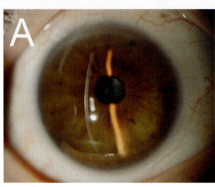
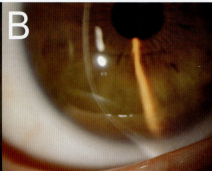
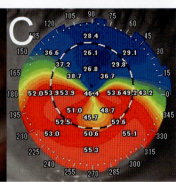

図5.11　Pellucid 辺縁角膜変性
A：角膜は透明であり一見正常にみえる.
B：角膜下方のスリット光のカーブが急峻となっている.
C：前眼部 OCT を用いた角膜形状解析を行うと，下方角膜の急峻部の形状がカニの爪様変化（crab-claw appearance）を呈している.

膜に対する全層角膜移植の長期成績は他の角膜疾患に対するものより良好[179)180)]であり，適切な術後管理ができるのであれば全層角膜移植も十分に有効な治療法であるといえる.

クロスリンキング治療の登場により，円錐角膜の進行予防を行うことができるようになっている．クロスリンキング治療にはまず1年程度の経過観察が求められるが，その間に進行することも考えられ，いかに適切に進行を検出するかがカギとなる．これまで経過観察を行っていた医療機関から屈折などの診療情報が得られれば，進行の有無をいち早く判断することができ，治療のタイミングを逃さずに診療を行うことができる．円錐角膜の進行は思春期が多いため，この年代の進行性の円錐角膜患者を適切に治療することが，患者のその後の人生に影響すると考えて診療を行うべきと考える.

2. Pellucid 辺縁角膜変性

症例

48歳女性．30年ぐらい前からハードコンタクトレンズを装用しているが，20年ぐらい前からハードコンタクトレンズの装用が困難となり，ソフトコンタクトレンズを併用している．視力はRV=0.03(0.06×S−12.0 D◯C−3.5 D Ax105°)，RV=(0.5×HCL・SCL)，LV=0.06(1.2×S−7.0 D◯C−1.75 D AX110°)．右眼角膜は透明（図5.11-A）だが，下方角膜の前方突出と軽度菲薄化がみられる（図5.11-B）．角膜形状解析を行うと，角膜下方に急峻部位を認め，カニの爪状の形状変化を認めた．コンタクトレンズ装用で何とか視力改善ができており，このまま経過観察を行っている.

Pellucid 辺縁角膜変性は，角膜下方(4時から8時ぐらい)周辺部の菲薄化と前方突出をきたす変性疾患である．"Pellucid"の記載が初めてなされたのは，Schlaeppiの報告[181)]が最初であるとされている[182)]．Pellucid 辺縁角膜変性の病変は角膜周辺部の1～2 mmでみられる．発症は20～40歳代で比較的若い．角膜乱視による視力低下をきたすが，角膜中央部やや下方が菲薄化し前方突出する円錐角膜とは区別できる．角膜形状解析を行うと，カニの爪様変化(crab-claw appearance)がみられ，この疾患に特徴的な所見である（図5.12）．

角膜乱視による視力低下であるので，ハードコンタクトレンズ装用による矯正が必要である．ハードコンタクトレンズの装用時の異物感のため

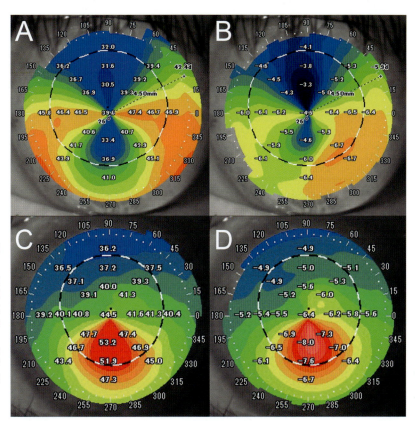

図 5.12
Pellucid 辺縁角膜変性と円錐角膜の角膜形状の違い
A, B : Pellucid 辺縁角膜変性の角膜前面形状(A)と角膜後面形状(B). 下方周辺部の変形が強く, カニの爪様変化 (crab-claw appearance) を呈している.
C, D : 円錐角膜の角膜前面形状(C)と角膜後面形状(D). 角膜中心部やや下方が急峻となっており, pellucid 辺縁角膜変性との違いが明瞭である.

装用が困難な場合, 上記症例のようにソフトコンタクトレンズを用いた piggy bag 法を用いることも有効である. 外科的治療が試みられた報告[183]はあるが, 一般的ではない.

3. 球状角膜

症例

62 歳男性. 30 年前よりハードコンタクトレンズを装用している. 15 年前に両眼の白内障手術を受けた. 右眼の加齢黄斑変性に対し抗 VEGF 抗体硝子体注射を受けた. ハードコンタクトレンズ装用が困難なため, 当院紹介受診. 受診時視力は RV＝0.01(n.c.), LV＝0.05(0.1×S−7.0 D). 両眼角膜は球状に前方突出し, 全体的に菲薄化がみられた(図 5.13-A, B). 前眼部 OCT で観察すると, 角膜の球状変化および前方突出, 全体的および局所的な角膜の菲薄化がみられたが, 角膜中央部下方の前方突出や菲薄化はみられなかった.

球状角膜は, 両眼性の角膜形状異常疾患である. 角膜全体に菲薄化がみられ, 円錐角膜のように角膜中央部の局所的な角膜の菲薄化はみられない. 角膜全体が前方に突出するが, 基本的には角膜混濁はみられない. 円錐角膜のようにアトピー性皮膚炎や Down 症候群との関連性はないとされている. 眼鏡でも視力改善が得られることもあるが, ハードコンタクトレンズを用いた視力矯正が必要になることも少なくない.

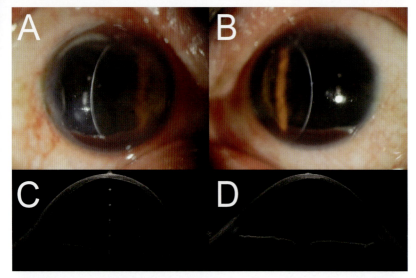

図5.13
球状角膜
A，B：球状角膜の右眼（A）と左眼（B）．角膜全体が菲薄化し球状に前方突出する．角膜中央部下方に限局した角膜前後面の前方突出はみられない．
C，D：前眼部OCTによる右眼（C）と左眼（D）の観察像．角膜の菲薄化がみられるが全体的に菲薄化している．局所的に菲薄化している部分もあるが，円錐角膜のような角膜中央部下方の前後面の前方突出像とは異なる．

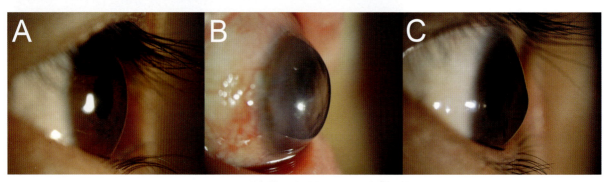

図5.14　正常角膜，球状角膜，円錐角膜の比較
側方より観察している．
A：正常角膜
B：球状角膜．角膜全体が前方に突出している．
C：円錐角膜．角膜の下方が前方に突出している．

4．後部円錐角膜

症例

70歳女性．18歳の頃からハードコンタクトレンズを装用している．コンタクトレンズの装用にはこれまで問題を生じたことはないが，白内障手術を受け定期的に受診している．視力はRV＝0.2（0.3×C−4.0 D Ax20°）．角膜中央部に円形瘢痕を認め（図5.15-A），スリット光を当てると角膜内皮面の陥凹（前方突出）を認めた（図5.15-B）．前眼部OCTを用いて角膜形状解析を行うと，角膜前後面中央部の前方突出を認めたが（図5.16），突出中心は角膜中央部であること，前面の前方突出は軽微であることから，後部円錐角膜と診断した．

後部円錐角膜は，角膜中央部の角膜後面（内皮側）が部分的に菲薄化，前方突出する．角膜前面形状の異常は軽微で，しばしば角膜実質の瘢痕化を伴う．非進行性で，出生時よりみられるとされている．病変部位の瘢痕の程度や角膜後面形状変化の程度により，視力に影響するかが変わってくる．

図 5.15
後部円錐角膜
A：角膜中央部の内皮面が陥凹（前方突出）している．角膜中央部実質浅層に円形の瘢痕形成がみられる（矢印）．
B：角膜中央部の拡大写真．スリット光で角膜中央部後面の前方突出が観察できる（矢印）．

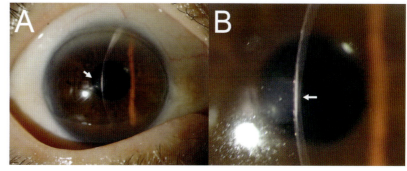

図 5.16
同一症例の角膜前面形状（A）と後面形状（B）
A：角膜中央部下方の突出がやや強度であるが，角膜中央部を中心とした直乱視の形状を示している．
B：角膜中央部やや耳側を中心に後面の前方突出が顕著である（円錐角膜では急峻部位中心は角膜中央やや下方となる）．

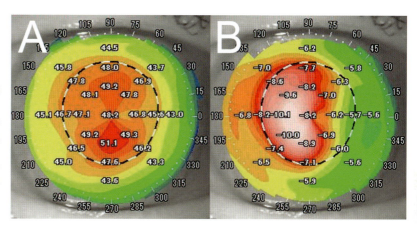

角膜テキスト臨床版
―症例から紐解く角膜疾患の診断と治療―

第6章

角膜の周辺部に病変がある

第6章 角膜の周辺部に病変がある

　角膜疾患は角膜のあらゆるところに病変が形成されうるが，角膜周辺部（結膜に近い部分）にその病変の中心が形成されることがある．角膜に形成される病変の位置で，考えるべき疾患，鑑別すべき疾患が変わってくる．細菌性角膜潰瘍は角膜の中心部に起こることが多く，周辺部に感染病巣は形成されない．これは，おそらくは角膜周辺部は輪部血管から近く，炎症性細胞が浸潤しやすいため周辺部では感染病巣を形成しにくいのではないかと考える．一方で，角膜真菌症や角膜ヘルペスは周辺部でも病巣を形成しうる．また，カタル性角膜浸潤は周辺部角膜に形成される．これは，炎症性細胞が届きやすい角膜周辺部に炎症の核となる何らかの物質が存在して初めて発症する疾患であることが推測される．このように，周辺部に形成される角膜病変の多くは炎症性疾患であり，炎症性細胞の供給源としての輪部血管との関係を考える必要がある．

1. Mooren 潰瘍

> **症例**
>
> 　70歳男性．10年前より痛み発作を繰り返していた．視力低下が徐々に進行してきたため，受診した．両眼角膜の周辺部が全周性に菲薄化しており，表在性の血管侵入を認めた（図6.1）．角膜中央部側の菲薄部は急峻な形状をしていた．脂肪沈着を認めないこと，下掘れ潰瘍後の状態であることから，Mooren 潰瘍の沈静期と診断した．視力は両眼とも矯正0.4で白内障も認めたが，積極的な手術希望がないため経過観察とした．

　Mooren 潰瘍[184]は，特発性・進行性・慢性の周辺部角膜潰瘍を特徴とする炎症性疾患である．その原因は不明であり，様々な観察研究が進んでおり，角膜手術，外傷，感染症（C型肝炎[185][186]）などが疑われている．その発症メカニズムは角膜細胞由来の抗原に対する免疫反応と考えられているが，いまだ明らかにされていない．Mooren 潰瘍の診断は除外診断であり，周辺部潰瘍を形成する他の疾患（感染性角膜潰瘍，膠原病などに併発する周辺部潰瘍など）を除外した上で診断する．

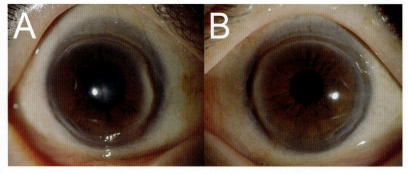

図6.1
沈静期の Mooren 潰瘍
A：右眼，B：左眼．両眼とも，周辺部の菲薄化や下掘れ潰瘍の進行が停止した像（菲薄部から急峻に正常角膜厚部分に移行している）がみられる．菲薄部には表在性の血管侵入もみられるが，結膜充血はみられない．

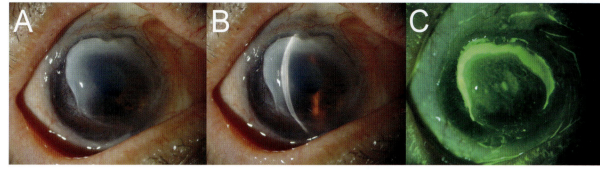

図6.2　活動期のMooren潰瘍

A：6時から3時半までの周辺部角膜に病変がみられる．8時から3時半までの角膜菲薄化が進んだ部分の中央寄りの角膜に混濁がみられ，その混濁と同じ部位に上皮欠損が形成されている．角膜の融解が進んだ部分は上皮化しており，表在性の血管侵入を伴っている．結膜の充血もみられる．
B：スリット光の12時部分は，中央部角膜の実質の中層から深層がえぐられるような形の角膜潰瘍を形成している（下掘れ潰瘍）．6時方向は，角膜の菲薄化が進んでいるが下掘れ潰瘍を形成しておらず，活動性がみられない．
C：フルオレセインで染色すると，三日月状の上皮欠損（crescent-shaped peripheral ulcer）が描出される．上皮欠損は角膜実質の融解が完了していない部位（菲薄化が進んでいない部位，白濁がみられる部位）にみられる．

活動期の症状は，眼痛，充血，流涙などを呈する．臨床所見は，角膜周辺部から発生する，下掘れ潰瘍と呼ばれる角膜実質の融解が特徴的である．角膜実質の融解が進行している部分では，角膜はまだ厚みがあるものの白濁し，上皮欠損を伴う．また，周辺部から中央に向かって潰瘍が進行するため，上皮欠損は三日月状（crescent-shaped peripheral ulcer）を呈する．進行すると，周辺部角膜が一様に菲薄化し，中央部分の角膜のみ厚みが保たれるcentral islandを呈することもある．症例によっては治療抵抗性を示し，角膜実質のほとんどを融解してデスメ膜瘤に近い状態で鎮静化することもある．

Mooren潰瘍には，typical（benign）Mooren's ulcerとatypical（malignant）Mooren's ulcerの2つの病型があるとされる[187]．Typical Mooren's ulcerは，片眼性で高齢発症，症状も軽微から中等症で，点眼治療や外科的治療によく反応するとされる．Atypical Mooren's ulcerは両眼性で若年発症，症状も強く治療抵抗性とされる．必ずしもすべてこれに当てはまるわけではないが，治療反応性や予後の推測などに活用できる．

Mooren潰瘍は病変が結膜に近いところに発生する炎症性疾患であるので，ステロイド点眼を用いた消炎治療が第一選択となる．

| ベタメサゾン点眼 | 1日4回 |
| レボフロキサシン点眼 | 1日4回 |

しかしながら，実際には治療抵抗性のatypical typeの例が多いため[188]，点眼治療だけでは沈静化に持ち込めないことも多い．したがって，治療抵抗性のatypical typeでは，全身の免疫抑制をかけるため，ステロイドの全身投与（プレドニゾロン1～1.5 mg/kg/day）を行うこともある．また，Mooren潰瘍が結膜に近い周辺部角膜に発生することから，結膜が何らかの悪影響をきたしており，結膜からの炎症性細胞の浸潤が病因であるという考え方から，病変に近い部分の結膜を切除するBrown手術[189]や角膜上皮形成術（keratoepithelioplasty）[190]が施行される．角膜穿孔に至った場合には，眼球形状維持目的で穿孔部位のパッチング（表層角膜手術）を行うが，薬物治療を継続し消炎を続けないと角膜実質の融解が止まらない場合もあるため注意を要する．

難治性のMooren潰瘍症例の治療法が確立されていない中で，シクロスポリンの全身（導入時8 mg/kg/day，分2，2日間→維持期3～4 mg/kg/day）[191]または局所投与（0.5%シクロスポリン点眼）[192)193)]，インフリキシマブ（抗TNFα抗体製剤）[194)195)]，リツキシマブ（抗CD20抗体製剤）[196]，インターフェロンα2b[197]など様々な治療法の報告がなされている．眼科的に極めて難治性の疾患であり，患者の視機能を脅かす本疾患に対する標準的な治療法がいち早く確立されることが望まれる．

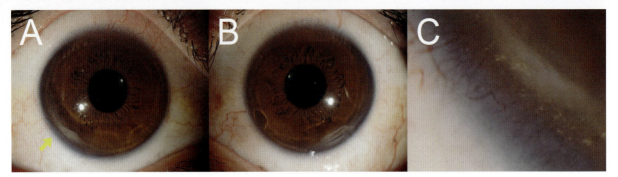

図6.3　Terrien 辺縁角膜変性
A：右眼．全周性に周辺部角膜の経度菲薄化がみられる．
B：左眼．右眼同様，周辺部角膜の経度菲薄化がみられる．
C：Aの矢印部分の拡大．表在性の侵入血管を認め，その先端に黄色調の沈着物（脂肪沈着）を認める．

2. Terrien 辺縁角膜変性

> **症例**
>
> 29歳男性．異物感を主訴に受診．両眼とも角膜周辺部に角膜の菲薄化を認め，一部表在性の血管侵入と脂肪沈着を認めた（図6.3）．視力は右1.2(n.c.)，左1.2(n.c.)であった．Terrien 辺縁角膜変性と診断し，経過観察を行っている．

　Terrien 辺縁角膜変性[198]は，非炎症性の周辺部角膜の菲薄化を特徴とする変性疾患である．Terrien 辺縁角膜変性の特徴として，①周辺部角膜の菲薄化，②表在性の血管侵入，③病変先端の脂肪沈着，④潰瘍形成・炎症所見がみられない，が挙げられる．頻度は稀で，女性よりも男性の方が少し多い，とされる[199]．発症年齢も様々とされるが，疾患自体が稀であるため，統計計算可能な症例数が確保できていないと思われる．多くが両眼性で，臨床所見としては周辺部の菲薄化が特徴で，上方の菲薄化が多いとされる[199]．菲薄部にはしばしば表在性の血管侵入がみられ，病変の角膜中心端には，脂肪の沈着を示す黄白色病変がみられる．角膜の菲薄化に伴い角膜は脆弱となり，特に誘引なく角膜穿孔をきたしたり，軽微な外傷で角膜穿孔をきたしたりすることがある．

　疾患の定義として，Terrien 辺縁角膜変性は非炎症性疾患であるが，軽度充血や眼瞼炎，結膜炎などの炎症[199]や，強膜炎を伴う Terrien 辺縁角膜変性の報告[200]もみられる．Terrien 辺縁角膜変性を炎症型と停止型とに分類した報告[201]もあり，非炎症性疾患であるという定義には議論の余地がある．Terrien 辺縁角膜変性の自然経過には不明な点が多く，また有効な治療法が未だ確立されていない疾患であるため，患者が充血を自覚した場合には受診させ，消炎を図る必要があるのではないかと考えている．Terrien 辺縁角膜変性患者に生じた炎症を抑えることにより，疾患の進行を遅らせることができるのではないかと想像するが，その有効性を証明するだけの症例数がそろわないのも現実である．何もせずとも徐々に進行するのであれば，何らかの手を打てれば打つべきではないかと考える．

右眼　左眼

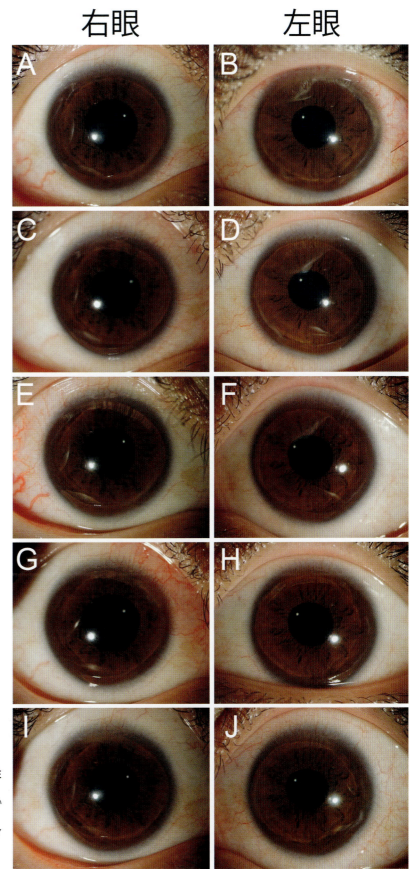

図6.4
強膜炎を併発した Terrien 辺縁角膜変性
28か月の経過
A，B：初診時，C，D：4か月後，E，F：18か月後，G,H：22か月後，I,J：28か月後．両眼に時々充血がみられ，その発症は様々である．

第6章 角膜の周辺部に病変がある　2. Terrien 辺縁角膜変性

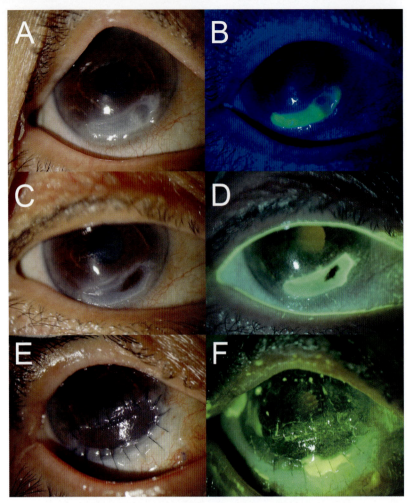

図 6.5
関節リウマチに合併した周辺部角膜潰瘍

A：角膜下方に角膜輪部に沿った角膜上皮欠損を認める．角膜実質の融解を伴っており，潰瘍を形成している．結膜充血を認めるも軽度．
B：フルオレセイン染色を行うと上皮欠損の範囲が明瞭に観察できる．
C：2週間後．潰瘍部分の融解が進行し，一部デスメ膜が漏出している．
D：デスメ膜瘤の部分から前房水がにじみ出ている．
E：表層角膜移植後．眼球形状を維持できている．
F：上皮欠損がわずかにみられる．また，顕著な涙液分泌低下型ドライアイを併発しており，上皮障害と糸状角膜炎を発症している．

3. 全身疾患に関連する角膜潰瘍

症例

84歳女性．1年前より右眼の周辺部角膜潰瘍に対し加療されていた．軽快・増悪を繰り返していたが，改善がみられないため紹介受診．右眼角膜下方周辺部に輪部に沿った上皮欠損および潰瘍形成を認めた（図6.5-A, B）．周辺部角膜潰瘍と診断し，ベタメサゾン（リンデロン），レボフロキサシン（クラビット），2%シクロスポリン点眼 各1日4回を開始した．角膜潰瘍は治療抵抗性で実質の融解が進行し，デスメ膜瘤の状態となり前房水の漏出がみられたため（図6.5-C, D），表層角膜移植を施行した（図6.5-E, F）．術後経過観察中に施行した血液検査でCRP 3.04 mg/dL，RA因子 90 U/ml（正常値 15 U/ml以下）を認めたため，関節リウマチに関連した周辺部角膜潰瘍と診断した．

周辺部に角膜潰瘍を形成する場合，多くは無菌性の角膜潰瘍であることが多い．この場合，全身の炎症性疾患を伴っていることがあり，患者の病歴聴取が必要となる．

周辺部に角膜潰瘍を形成する全身疾患として，まず関節リウマチが挙げられる．関節リウマチに伴う角膜潰瘍は，周辺部に限らず，角膜中央部にも発生しうる．発症時，潰瘍底には細胞浸潤はみられず，潰瘍周辺に限局して角膜実質内の細胞浸潤がみられる．Mooren潰瘍でみられる下掘れ潰瘍のような実質中層から下方をえぐるような実質融解の形態はとらない．角膜潰瘍が長期化する

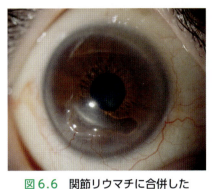

図 6.6　関節リウマチに合併した周辺部角膜潰瘍の沈静期

角膜下方に角膜実質がえぐれた病変を認める．表在性の血管侵入を認めるが上皮欠損はない．

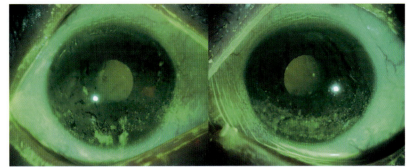

図 6.7　続発性シェーグレン症候群

関節リウマチ患者を有する患者でみられた涙液分泌低下型ドライアイ．瞼裂に一致した角結膜上皮障害を認める．

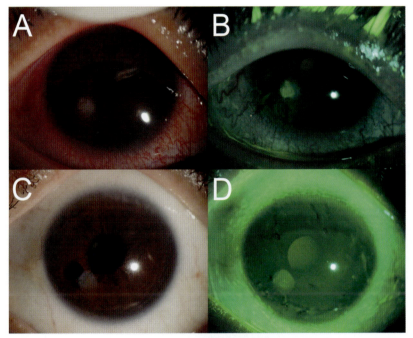

図 6.8　無菌性角膜潰瘍

潰瘍形成の原因は不明であるが，潰瘍性大腸炎治療中の患者であった．
A：角膜中央部やや外下方に表在性の血管侵入を伴う細胞浸潤巣を認める．結膜充血も顕著
B：フルオレセイン染色を行うと，細胞浸潤巣の部位に一致して上皮欠損が形成されていることがわかる．
C：治療後．病変部位は完全に瘢痕化し，表在性の血管侵入もほとんど退縮している．
D：フルオレセイン染色を行うと，ごくわずか SPK を認める程度まで回復したことが確認できる．

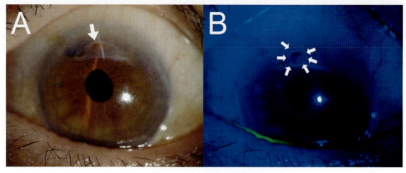

図 6.9　原因不明の無菌性角膜潰瘍穿孔
A：角膜上方に表在性の血管侵入を伴う菲薄部分を認め，一部穿孔し虹彩が嵌頓している(矢印)．前房は形成されている．
B：フルオレセイン染色を行うと，前房水の漏出所見(Seidel 現象)を確認することができる(矢印)．Seidel 現象陽性の場合，一般的には涙液メニスカスは高くなるが，眼瞼に隠れる部分で眼瞼が被覆され漏出が抑えられる場合，涙液メニスカスが高くならないことがある．

と，表在性の血管侵入がみられるようになる．関節リウマチに伴う角膜潰瘍では，デスメ膜瘤から角膜穿孔に至ることもある．また，関節リウマチなどの膠原病では，涙液分泌が極端に低下し，涙液分泌低下型ドライアイを呈する．シェーグレン症候群の診断基準を満たし，続発性シェーグレン症候群と診断されることもある．この涙液分泌低下は，周辺部角膜潰瘍における実質融解の鎮静化後にも，上皮欠損の再被覆の妨げとなることがあり，並行して治療を要する．

多発血管炎性肉芽腫症(ウェゲナー肉芽腫症)や結節性多発動脈炎などの血管炎でも周辺部角膜潰瘍をきたすことがある．臨床所見は関節リウマチでみられるような周辺部潰瘍の形態をとる．周辺部角膜潰瘍と診断した時に，患者に血管炎の既往がない場合やこれまで調べたことがない場合，内科へのコンサルトや血液検査で抗好中球細胞質抗体(MPO-ANCA や PR3-ANCA)の検出を試みる必要がある．

周辺部角膜潰瘍がみられた場合には上述のような炎症性全身疾患を考慮する必要がある．血液検査で異常がみられた場合には，患者に自覚症状がなくとも膠原病内科へコンサルトすべきと考える．リウマトイド因子やCRPなどは関節リウマチの診断には必須の項目である．眼科的には角膜穿孔をきたしているにもかかわらず，内科・整形外科に関節リウマチに関するコンサルトを行っても関節リウマチの活動性は低いと判断されることをしばしば経験する．このように眼症状と関節リウマチの活動性が一致しないことはあるが，眼所見から全身疾患を疑い精査を行うことは必要であり，また眼所見は眼所見として活動性を判断し治療を行わなければならない．

実際には，背景となる全身疾患との関連を見出せないこともしばしばである．結膜充血が軽度で，炎症所見が局所的，前房内炎症がみられないなど，感染性角膜潰瘍を除外したうえで，ステロイド点眼を用いた消炎治療を行う．常に治療効果を判定し，感染性のものではないかどうかを疑いながら反応をみるべきである．

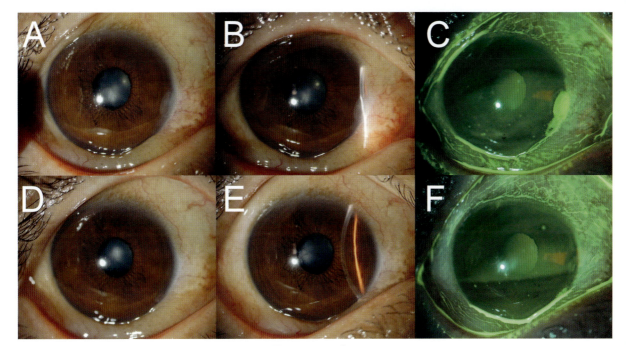

図 6.10　Dellen
A：鼻側に楕円形白濁病変を認める．
B：スリットで観察すると，楕円形白濁病変の角膜が菲薄化しているのがわかる．
C：白濁部分に一致してフルオレセインの染色を認める．
D，E：治療後．楕円形白濁病変は消失している．
F：フルオレセイン染色を行っても染色されない．

4. Dellen

症例

65歳男性．1か月ほど前から右眼の異物感を自覚したため受診した．右眼鼻側に瞼裂斑を認め，その近傍の周辺部角膜が白濁，菲薄化していた（図6.10-A，B）．フルオレセイン染色を行うと菲薄化部分に一致して上皮障害を認めた（図6.10-C）．隆起性病変である瞼裂斑による盗涙現象の結果発症したDellenと診断し，病変部分の乾燥回避を目的とした油性眼軟膏塗布を開始した．2週間後の再診時には，角膜上皮障害は消失し自覚症状も改善した（図6.10-D，E）．

Dellenは，角膜周辺部にみられる部分的な菲薄化である．その最初の記載は1911年にFuchsによって報告されている[202)203)]．角膜周辺部に近い部分に隆起性の構造物（翼状片，濾過胞，瞼裂斑など）が存在するとその境界部分に涙液メニスカスが形成され，涙液がトラップされる（盗涙現象）．そのため隆起物周囲の角膜は乾燥（脱水）状態となり，角膜が菲薄化するが，角膜実質コラーゲンが融解する潰瘍ではない．角膜上皮は正常のことが多いが，涙液分布が不均一となるため上皮障害をきたすことも少なくない．治療には，油性眼軟膏点入で表面の保湿を図ることが最も有効である．治癒しない場合には，隆起性構造物を外科的に除去することも検討する．

角膜テキスト臨床版
―症例から紐解く角膜疾患の診断と治療―

第7章

角膜内皮に何かある

角膜テキスト臨床版 —症例から紐解く角膜疾患の診断と治療—

第7章 角膜内皮に何かある

角膜内皮面に病変が存在することに気づくことがあるが，その病変が角膜内皮に何らかの異常によって生じたものか，前房内炎症の結果生じたものか，判断することが必要である．前房内炎症細胞の有無や瞳孔縁の虹彩後癒着，虹彩の萎縮など前房内炎症の徴候や名残がないか，まず観察する．角膜内皮疾患による原発性の変化であれば，スペキュラマイクロスコープや前眼部OCTなど様々な手法を用いてその病変を観察する．角膜内皮疾患が角膜内皮機能に影響する場合，病変部に一致して角膜実質浮腫が生じることもあり，その内皮機能低下が不可逆性のものであれば，水疱性角膜症へと移行するものもある．角膜内皮の病変が前房内炎症による2次性の変化であれば，それが内皮細胞に障害を及ぼすものかどうか，やはり内皮細胞を観察して判断する必要がある．角膜内皮疾患は比較的その種類が少なく，また検査法も限られるため確定診断に至ることが多い．

1. Fuchs角膜内皮ジストロフィ

症例

75歳女性．6年前に右眼の白内障症手術を受けた．最近になって視力低下をきたしてきたため受診．視力はRV＝0.02(n.c.)，LV＝0.15(0.3×S＋2.5 D○C−0.75 D Ax50°)．両眼とも角膜中央部に淡い混濁を認め，軽度実質浮腫をきたしていた(図7.1-A, B)．両眼角膜の内皮面は塑像で色素性の角膜後面沈着物の付着を認めた．スペキュラマイクロスコピーを施行すると，撮影像内に観察像がみられないdark areaを認めた(図7.1-C)．両眼角膜内皮面にguttaeを示す病変を認め，角膜実質浮腫をきたしていることから，Fuchs角膜内皮ジストロフィと診断した．右眼はFuchs角膜内皮ジストロフィを原因とする水疱性角膜症に移行していると診断し，角膜内皮移植を施行した．左眼に対し白内障手術を施行，角膜実質浮腫の増悪を認めたため，角膜内皮移植を施行した(図7.1-D)．両眼とも経過良好で，視力RV＝0.5(0.7×S＋1.0 D○C−1.5 D Ax120°)，LV＝0.5(1.0×S＋1.5 D)まで改善した(図7.1-E, F)．

Fuchs角膜内皮ジストロフィは，1910年にFuchsが報告[204]したものが最初とされる．臨床所見としては，guttaeと呼ばれる角膜内皮の変化が特徴である．疫学的には，Fuchs角膜内皮ジストロフィは欧米でその有病率が高く，報告によって差があるものの3.9〜21.6%[205]〜[208]とされている．日本での有病率は欧米と比較して低く，3.3〜4.1%[209]〜[211]とされている．遺伝学的な解析の進歩により，Fuchs角膜内皮ジストロフィは子供のころから発症する若年発症型(early-onset)と40歳以降に発症する遅発型(late-onset)に分類されるようになった．遺伝学的には，若年発症型は1番染色体にコードされている8型コラーゲンα2鎖遺伝子(COL8A2遺伝子)の異常[212][213]とされている．また，遅発型の遺伝子異常はSLC4A11遺伝子[214][215]やLOXHD1遺伝子[216]，TCF4遺伝子[217]〜[219]，AGBL1遺伝子[220]の異常が報告されている．これらの遺伝子異常のうち，TCF4遺伝子

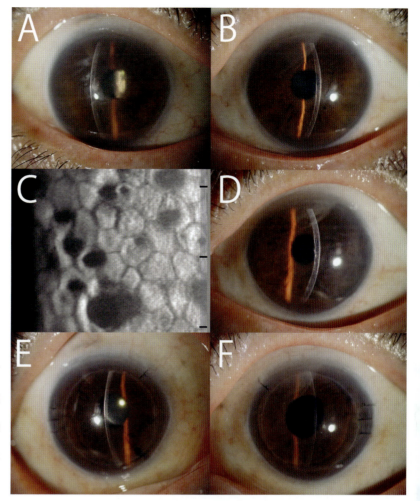

図7.1
Fuchs角膜内皮ジストロフィ
A：右眼．白内障手術が施行されており，角膜中央部の実質浮腫を認める．
B：左眼．角膜実質浮腫は目立たない．有水晶体眼
C：左眼のスペキュラ像．角膜内皮細胞の拡大とdark areaを認める．
D：左眼白内障手術後．角膜実質の浮腫が増悪している．
E，F：角膜内皮移植後．角膜実質浮腫はみられない．

の異常（イントロンにおける3塩基対リピート伸長）が本疾患の家系で高頻度にみられる[221)～223)]とされているが，日本ではその遺伝子異常の検出頻度は低く[224)]，人種による差異やその他の遺伝学的背景が影響していると考えられている．若年発症型は3歳ごろより発症し，30～40歳ごろまでに末期に至るとされる．Fuchs角膜内皮ジストロフィは遺伝性疾患と考えられているが，実際には家族性のあるFuchs角膜内皮ジストロフィと家族性のない孤発性のFuchs角膜内皮ジストロフィとがある．これらのうち，孤発性Fuchs角膜内皮ジストロフィは非進行性で，guttaeを認めるだけで無症候性とされ，日常の診療でしばしばみられる滴状角膜はこの状態であると言える．

細隙灯顕微鏡でスリット幅をやや広めに設定して内皮面に焦点を合わせると，角膜内皮面がデコボコしている像が観察でき，beaten-metal

表7.1

Stage	臨床所見	実質浮腫	症状
1	Guttaeは中心に限局 角膜内皮面に色素沈着 デスメ膜の肥厚と灰白色化	（－）	症状なし 少し霞む
2	Guttaeが周辺まで拡大・癒合 Beaten-metal appearance デスメ膜の不整	（＋）	視力低下 痛みはない
3	実質浮腫が全体的に 水疱性角膜症の状態に	（＋＋）	視力低下 びらんの発生に伴う眼痛
4	上皮下線維化 進行した水疱性角膜症の状態	（＋＋）	視力低下 びらんの発生に伴う眼痛

appearanceと呼ばれる所見である．この部分に，茶色の色素沈着がみられることもある．様々な報告でFuchs角膜内皮ジストロフィの病期分類が行われており，多くはKrachmerらの報告[225)]に基づくものが多い[226)]が，臨床所見をもとにした病

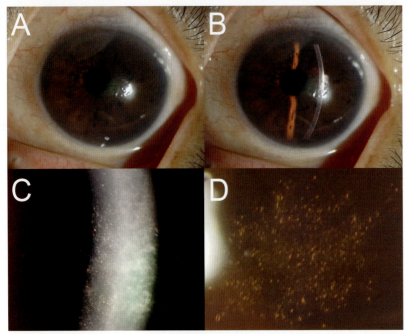

図 7.2
Fuchs 角膜内皮ジストロフィ Stage 2
A：角膜中央部に浮腫による混濁を認める．
B：スリット光をあてても，浮腫の程度は軽微である．
C：角膜内皮面の観察像．内皮面に凹凸（beaten-metal appearance）がみられ，茶色の色素を伴う沈着物の付着がみられる．
D：強膜散乱光で描出した拡大写真．角膜中央部内皮面に限局した guttae 病変が観察できる．

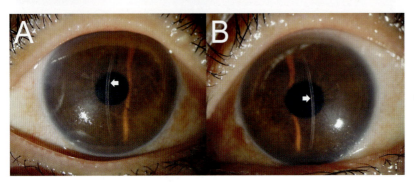

図 7.3
Fuchs 角膜内皮ジストロフィ Stage 2
A：右眼，B：左眼．両眼ともスリット光ではっきりとした線として描出されるデスメ膜の肥厚（矢印）が観察できる．病変の範囲は角膜に広く拡大しており，Stage 2 と考えられる．

期分類[227]～[229]も示されており，実際の臨床では適用しやすい．

　Stage 3 以降は水疱性角膜症の進行の程度（もしくは罹病期間の長さ）に影響されるものである．Stage 1 と 2 の違いにあるように，Fuchs 角膜内皮ジストロフィの特徴である guttae は，中央に限局していたものが徐々に周辺に拡大していくことで進行していく．Stage 4 で特に記載されているように Fuchs 角膜内皮ジストロフィでは角膜実質の瘢痕形成（上皮下線維化）をきたしやすい．Fuchs 角膜内皮ジストロフィでは水疱性角膜症発症後，比較的早い時期に角膜実質細胞の筋線維芽細胞への分化転換が起こる[40]ことから，Fuchs 角膜内皮ジストロフィの角膜実質細胞または全身の線維芽細胞では，様々な刺激に対する反応性が異なるのかもしれない．

　白内障手術の術前検査でスペキュラマイクロスコピーを行ったときに，観察像のいたるところが黒抜けして内皮細胞が明瞭に観察できないことがある．この所見は dark area と呼ばれ，guttae でみられる所見である．病理組織学的には，Fuchs 角膜内皮ジストロフィではデスメ膜の肥厚がみられるため，鏡面反射現象を用いたスペキュラマイクロスコピーでは肥厚した（盛り上がった）部分に接着している内皮細胞が観察できないため，dark area として描出される．Dark area では内皮細胞が欠落しているのではなく，観察できていないだけである．Fuchs 角膜内皮ジストロフィは緩徐に進行する疾患であり，内皮細胞の脱落も緩徐である．角膜内皮細胞が脱落した場合，その部分を覆うように隣接する角膜内皮細胞が伸展・拡張し内皮機能を代償する．角膜内皮細胞は生体内では増

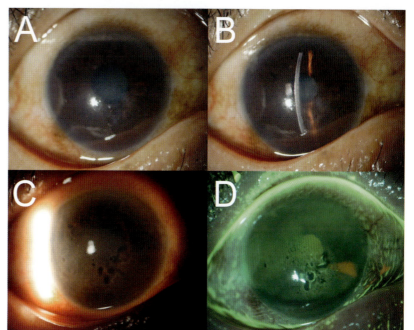

図7.4
Fuchs角膜内皮ジストロフィ Stage 3
A：角膜中央部を中心に浮腫による混濁がみられる．
B：スリット光をあてると，角膜厚が増加していることがわかる．
C：強膜散乱光をあてると，上皮浮腫およびbullae形成がきれいに描出される．
D：フルオレセイン染色を行うと，上皮浮腫およびbullaeを示すdark spotが明瞭に描出される．

殖しないので，代償を繰り返した内皮細胞一つ一つの面積は大きくなる．Dark areaの部分には，内皮細胞が存在していたりその周囲に形態を変えて存在していたり[230]する．Guttaeのため形態を変えた内皮細胞は十分に機能しない可能性がある[230]が，撮影できた内皮細胞が正常に近い形態や密度を有している場合には，白内障手術などの内眼手術を行っても水疱性角膜症に至るリスクは比較的低いのではないかと想像する．

　Fuchs角膜内皮ジストロフィは，視力低下をきたさなければ経過観察のみでよい．内皮機能が低下し角膜実質浮腫を生じ水疱性角膜症に至った場合には，角膜内皮移植を行うのが一般的である．角膜内皮移植を行う場合，上述のようにFuchs角膜内皮ジストロフィでは，上皮下の瘢痕を形成しやすい[40]ので，発症後なるべく早く（浮腫発症後12か月以内に）手術に踏み切るのが望ましい．また，Fuchs角膜内皮ジストロフィでは，guttaeが角膜中央部から角膜周辺部に拡大するとされている[229,231]．角膜中央部のguttaeは角膜周辺部のguttaeよりも密でそのサイズも大きく，この部分に存在する内皮細胞が変性・脱落しやすいためと考えられる[230]．このように，Fuchs角膜内皮ジストロフィでは角膜中央部の病変が顕著であるとい

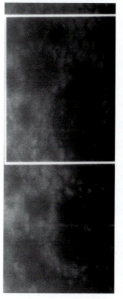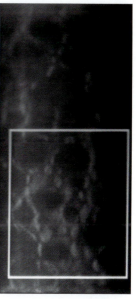

図7.5　Fuchs角膜内皮ジストロフィ症例のスペキュラマイクロスコピー像
黒抜けしている部分がみられる．Dark areaと呼ばれる部分で，デスメ膜が肥厚のため他の内皮面より盛り上がっている．内皮細胞が撮影されていないだけで，細胞は存在する．

う特徴に着目し，角膜中央部の内皮をデスメ膜と一塊に剥離し周囲の内皮細胞の伸展を期待する手術[232]や中央部の内皮細胞を除去して周囲の内皮細胞の伸展を点眼薬で促す治療が報告[232]されている．

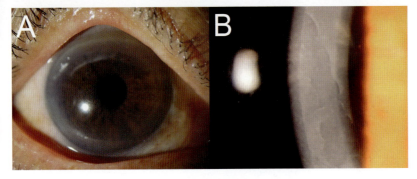

図 7.6
後部多形性角膜ジストロフィ
A:一見角膜は透明で,混濁はみられない.
B:スリットによる拡大像.角膜内皮面に角膜内皮・デスメ膜が裂けたような帯状病変がみられる.

2. 後部多形性角膜ジストロフィ

症例

75歳男性.右眼の視力低下を主訴に来院.視力はRV=0.4(0.5×S+1.25 D◯C-0.75 D Ax 80°)であった.右眼角膜には,一見目立つ異常を認めなかったが,角膜内皮面全体の淡い混濁とその混濁が裂けたような帯状病変を認めた(図7.6).右眼の白内障手術を施行し,視力はRV=0.7(0.8×S-0.75 D◯C-0.5 D Ax 60°)まで改善した.その後,著変なく経過しているが,水疱性角膜症への移行に注意しながら経過観察をしている.

後部多形性角膜ジストロフィ(posterior polymorphous corneal dystrophy,PPCD)は,両眼性の角膜内皮ジストロフィである.発症は子供のころからとされているが,多くの場合は無症状で視力低下につながることは稀とされる.PPCDでは,角膜内皮面に帯状のcorneal vesicleと呼ばれる病変がみられる.Corneal vesicleは小さな水疱状の角膜内皮面の病変であるが,しばしばそれが癒合したかのように帯状の病変として観察されることが多い.病変部分は,平滑な内面として観察されることも,堅い感じのゴツゴツとした病変として観察されることもある.PPCDでは周辺部虹彩前癒着(PAS)がみられたり,角膜屈折力が高く(48 D以上)なったりする[233]などの特徴がある.

PPCDでは,上述の通り無症状のことが多い.しかしながら,角膜内皮細胞が変性・脱落し,内皮細胞密度が低下することがある.このような状態で白内障手術などの眼内手術を行った場合,角膜内皮機能が十分に担保されず水疱性角膜症に移行することも考えられる.

病理組織学的には,本来単層構造を呈する内皮細胞の重層化が観察される.

PPCDは遺伝子異常をもとにPPCD 1～PPCD 4に分けられ,20番(PPCD 1),1番(PPCD 2),10番(PPCD 3),8番(PPCD 4)染色体に異常があるとされる.PPCD 1では20番目の染色体の異常ということは明らかにされているが,遺伝子座の特定にまでは至っていない.PPCD 2では,1番目

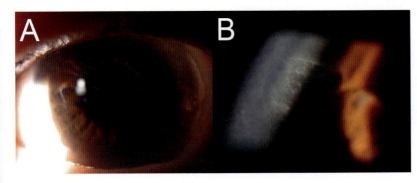

図 7.7
後部多形性角膜ジストロフィ
A:強膜散乱光で描出すると,帯状病変が観察しやすい.
B:拡大.帯状病変内の角膜内皮面にデコボコ・ゴツゴツした感じの変化がみられる.

136　角膜テキスト臨床版 —症例から紐解く角膜疾患の診断と治療—

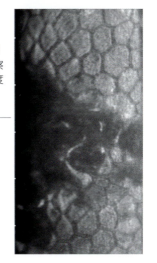

図 7.8
PPCD のスペキュラマイクロスコピー像
Vesicle の部分は黒く抜けて内皮細胞が観察できない．内皮細胞面積も大きくなり，密度が低下している．

の染色体の *COL8A2* 遺伝子[212]に異常がみられる．PPCD 3 では 10 番目の染色体の *TCF8*[234]（*ZEB1*[235]）遺伝子の異常がみられる．PPCD 4 では，*GRLH2* 遺伝子[236]の異常がみられる．これらの遺伝子異常と臨床表現型の関連は今後明らかにされていくと思われる．

3. Pre-Descemet corneal dystrophy

> **症例**
> 85 歳男性．白内障手術後で経過観察されている．視力は RV＝0.8(1.0×S−0.5 D)，LV＝0.9 (n.c.)．自覚症状はないが，細隙灯顕微鏡で観察すると角膜実質深層に小細粒状の混濁がびまん性にみられた（図 7.9）．Pre-Descemet corneal dystrophy と診断し，経過観察のみ行っている．

Pre-Descemet corneal dystrophy は遺伝性の角膜ジストロフィとされているが，遺伝子異常はまだ明らかにされていない．臨床所見は，角膜実質深層（デスメ膜直上）に顆粒状の灰白色混濁が散在しているのが観察される．この混濁は，リポフスチンの沈着と考えられている．視力に影響する

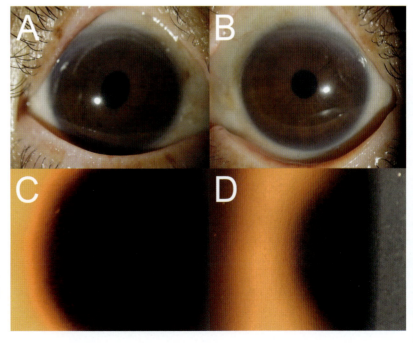

図 7.9
Pre-Descemet corneal dystrophy
A，B：特記すべき異常はみられない．
C，D：スリット光の反輝光線で観察すると，両眼の角膜実質深層に灰白色の細粒状混濁が散在している．

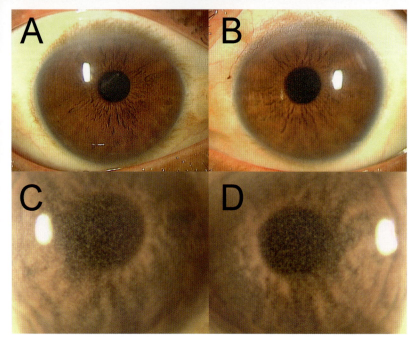

図7.10
Pre-Descemet corneal dystrophy
A，B：右眼（A）と左眼（B）．特記すべき異常はみられない．
C，D：同一症例の右眼（C）と左眼（D）．強膜散乱光で観察すると，角膜全体に灰白色混濁が分布しているのが観察できる．

ことはなく，治療の必要もない．したがって，本疾患の灰白色顆粒状病変を病理組織学的に観察することは難しい．共焦点顕微鏡を用いた観察では角膜実質細胞内に顆粒状構造物が観察される[237)238)]ことから，何らかの性質の変化が角膜実質深層の角膜実質細胞に生じ，それが灰白色顆粒状病変として観察されている，と想像できる．本疾患は，厳密には病変が角膜実質に存在するが，その病変がデスメ膜直上に分布するため，角膜内皮に異常が存在するようにみえる．

角膜テキスト臨床版
―症例から紐解く角膜疾患の診断と治療―

第**8**章

角膜の外傷

第8章　角膜の外傷

角膜は眼球最表面組織であるため，外傷を受けやすい部分であるといえる．頻度的に多いのは，作業中の鉄片が角膜に付着する角膜鉄片異物である．異物の飛入速度によっては，角膜穿孔をきたし，水晶体や網膜を損傷することもある．角膜には様々なものが飛入するため，あらゆる可能性を考えておく必要がある．また，固形物ではなく液体，特に化学薬品が眼表面粘膜に付着した場合，化学熱傷として適切に対応する必要がある．稀ではあるが，熱せられた物が角膜に接触して起こる熱傷も起こりうる．眼表面には顕著な炎症が起こるため，適切な消炎と対応が求められる緊急性の高い状態であることを念頭に置いて，診断・治療にあたるべきである．

1. 角膜異物

> **症例**
>
> 41歳男性．グラインダー作業中に左眼に何か飛入し，その後，左眼眼痛が継続するので受診．左眼結膜は充血し，下方角膜輪部に近い部分に茶色の異物の付着を認めた．異物周囲には限局性に細胞浸潤を認めた（図8.1）．グラインダー作業中の受傷であることから鉄片による角膜異物と診断し，異物針を用いて異物である錆を可能な限り掻爬・除去し，レボフロキサシン（クラビット）点眼・ベタメサゾン（リンデロン）点眼 各1日4回を処方した．再診時には充血および細胞浸潤も消失し，自覚症状も改善した．

角膜に異物が飛入し，角膜に付着または刺入する状態である．飛入するものとしては，グラインダー作業時の鉄片の頻度が多い．その他の金属異物としては，草刈り作業時の草刈り機の刃の欠片，金槌作業時の金槌や釘の破片，アルミの破片などが角膜への飛入・刺入する．

稀ではあるが，昆虫の棘（トゲ）[239]や植物の毬（イガ）が角膜に刺入することがある（図8.2）．これらの植物性の刺入物には，釣り針の"返し"のような構造があり，先端と逆方向には進みにくいものがある．こういった異物は，刺さった方向，すなわち眼内に向かい角膜の深層に至るが，"返し"の構造のため抜去が極めて困難となることがある．また，角膜に"返し"構造のある異物が刺さった状態で瞬目を行うと，瞬目のたびに角膜表

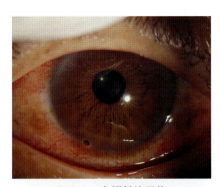

図8.1 角膜鉄片異物
下方角膜に鉄片の錆の付着を認める．鉄片異物自体は脱落している．結膜の充血を認め，また茶色の錆の周囲は細胞浸潤の白濁を認める．

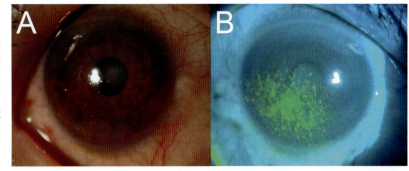

図 8.2
毬による角膜異物
A：角膜に無数の毬の付着を認める．結膜充血を認めるが，角膜内の細胞浸潤は目立たない．
B：フルオレセイン染色．毬が付着・刺入している部分では上皮障害を認める．その他の部分では，線状の擦過傷を認め，眼瞼結膜にも同様の毬の付着があることを示唆している．

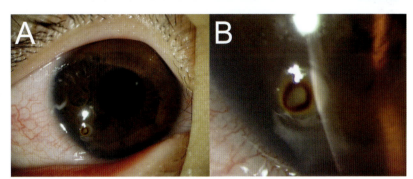

図 8.3
角膜鉄片異物
A：角膜外下方に茶色の鉄片異物の錆の付着を認める．
B：病変の拡大写真．錆の付着している部分の周囲には細胞浸潤がみられることがわかる．

面を"撫でる"こととなり，異物の角膜深層へ押し込むことになる．このため，異物は可及的早急に除去すべきである．

角膜に異物が留まるには，"刺さる"か，"付着する"必要がある．"刺さる"には異物にある程度の強度と尖度，組織に刺入する外力があれば成立するが，"付着する"には角膜上皮の脱落および実質の軽微な融解を伴うことにより成立する．鉄片異物では外傷に対する炎症反応に加え，異物である鉄自体に錆が生じて異物周囲に細胞が浸潤し，異物周囲の炎症が助長される（図 8.3）．したがって，鉄片異物を診た際には，鉄片だけでなく角膜実質に付着した錆を除去し，ベタメサゾン点眼で炎症を強力に抑える必要がある．感染を合併する可能性もあるので併せて経過観察する必要がある．ただ，飛入するだけの運動エネルギーを与えられた異物はその瞬間にかなりの高熱を有すると考えられ，金属異物による角膜異物での感染頻度は，実際は低い．

2. 化学熱傷

症例

23 歳男性．自動車修理作業中に，左眼にバッテリー液が飛入，眼痛と充血を自覚したため受診．左眼の下鼻側を中心に顕著な結膜充血を認めた（図 8.4-A，B）が，角膜は透明であった．フルオレセイン染色を行うと，充血が強い部分に結膜上皮欠損を認めた（図 8.4-C）．涙液の pH を測定すると 8.0 であった．角膜輪部にフルオレセインの染色がみられなかったため，角膜上皮幹細胞の傷害はないと判断し，生理食塩水を用いた持続洗眼を 3 L 施行，pH が 7.5 程度に改善したことを確認，レボフロキサシン（クラビット）点眼・ベタメサゾン（リンデロン）点眼 各 1 日 4 回，オフロキサシン（タリビッド）眼軟膏点入 1 日 2 回を処方し経過観察を行った．1 週間後には結膜充血も軽減し（図 8.4-D，E），結膜上皮欠損も消失していた（図 8.4-F）．

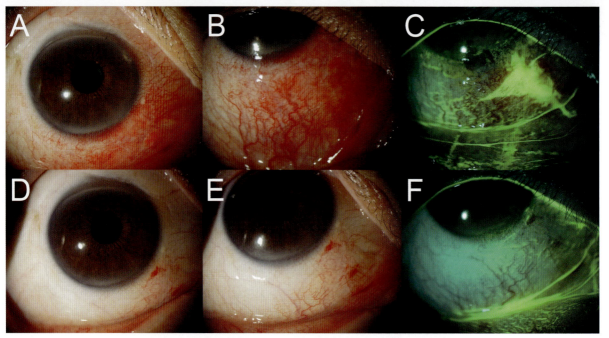

図 8.4　酸性化学物質（バッテリー液）による化学外傷の急性期
A：下鼻側を中心に結膜充血が顕著である．角膜は透明で傷害されていない．
B：上方視．結膜の充血は顕著であり，組織壊死は起こしていない．
C：フルオレセイン染色．充血が強い部分に結膜上皮欠損を認める．角膜輪部にフルオレセインの染色はみられないため，角膜上皮幹細胞の傷害はないと考えてよい．
D：1 週間後．充血は受傷部位近傍に残存する程度
E：上方視．結膜の瘢痕化をきたさずに治癒している．
F：フルオレセイン染色．結膜上皮欠損は消失している．

表 8.1　化学外傷の急性期と慢性期にみられる眼所見

病期	眼所見
急性期	角結膜上皮欠損 結膜充血 結膜虚血（眼表面障害が重度） 実質浮腫
慢性期	遷延性角膜上皮欠損 角膜上への結膜侵入 瞼球癒着

表 8.2　化学外傷の治療

病期		
受傷直後		水道水による持続洗眼（15 分以上）
受診時	眼表面評価 涙液 pH 測定	持続洗眼（1〜2 L） ステロイド点眼 異物除去（羊膜移植）
慢性期	瘢痕形成の評価 輪部機能の評価	瘢痕切除，羊膜移植 培養角膜上皮移植

　眼表面粘膜が化学薬品にさらされると，その化学薬品の種類によっては眼表面粘膜が著しく障害される．眼表面に飛入した化学薬品が酸性なのかアルカリ性なのか，有機溶媒であるのかなどで，予後は全く変わる．

　酸性薬品およびアルカリ性薬品による化学外傷では，重篤な眼表面粘膜障害が起こる．その障害の程度は，飛入した薬品の量と，薬品がどれだけ中性域から離れているかに左右される．涙液の pH は血液とほぼ同じの 7.35 とされているが，化学薬品の pH が極端に低い（強酸）場合や pH が極端に高い（強アルカリ）場合では障害が強くなる．外からの化学薬品の飛入であるため，その障害は瞼裂部分に顕著にみられ，角膜だけでなく結膜上皮も傷害される．また，角膜上皮欠損が角膜輪部に及んでいる場合，角膜輪部に存在する角膜上皮幹細胞が傷害されている可能性があり，角膜上皮細胞が供給されず，上皮欠損が遷延化したり，結膜上皮の侵入がみられたりすることがある．化学外傷は液体による傷害であるため，瞼裂だけでな

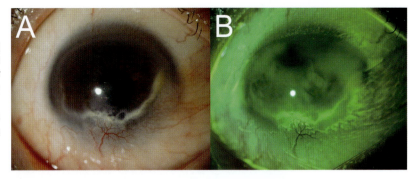

図8.5 酸性化学物質による化学外傷の慢性期
A：下方角膜輪部が傷害され，結膜の侵入がみられる．鼻側の結膜にはひきつれがみられ，瘢痕形成していることがわかる．角膜中央部の透明性は維持されている．
B：フルオレセイン染色．上皮欠損はみられない．中央部角膜上皮は平滑であることがわかる．

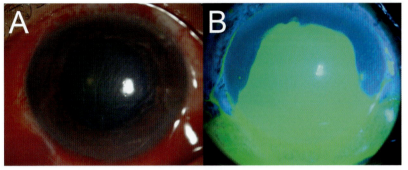

図8.6 アルカリ性化学薬品による化学外傷の急性期
A：結膜下出血に隠れてわかりにくいが，結膜の充血は顕著である．角膜上皮欠損のため，角膜実質浮腫をきたしており，デスメ膜皺襞がみられる．
B：フルオレセイン染色．上皮欠損は角膜中央部から下方結膜に連続性にみられる．角膜輪部のフルオレセイン染色陽性所見は，輪部全体の1/3に至る．

く眼瞼に守られるはずの部分の眼表面粘膜にも傷害が及ぶこともある．強烈な眼表面の炎症および広範な上皮欠損が生じ，創傷治癒過程において瞼球癒着が生じることも多い．

眼表面に飛入しうる酸性物質は，バッテリー液や家庭用洗剤，産業用薬品が挙げられ，アルカリ性物質としては消石灰やセメント，塩素系漂白剤，カビ除去用洗剤などが挙げられる．酸性物質が眼表面粘膜に付着すると，タンパク質を変性・凝固させる方向に作用するが，アルカリ性物質が眼表面に付着するとタンパク質を融解する方向に作用する．酸性の程度・アルカリ性の程度にもよるが，一般的にはアルカリ性化学薬品による化学外傷の方がより重症化する傾向にある．

化学外傷は眼科緊急疾患の代表であり，その初期対応は極めて重要である．電話などで問い合わせがあった場合には，受診をする前に化学薬品が付着した部分を，水道水でよいので流水下で15分以上洗浄するように指示する．初期対応が重要である旨を患者に伝え，眼痛を自覚していても我慢してでも流水による洗浄を行うよう指示する．患者が受診したら，どのような状況（圧力が加わっていることもある）で，どのような液体が目に入ったのか，を聴取する．細隙灯顕微鏡で速やかに眼表面の障害の程度を評価し，涙液のpHを測定する．涙液pHが，正常の中性域から離れている場合，生理食塩水を用いて速やかに持続洗眼を開始する．通常，まず1～2Lの生理食塩水で洗浄し，涙液pHを再度測定する．涙液pHが依然として中性域より離れている場合には，さらに1～2Lの持続洗眼を追加する．

化学外傷の重症度評価には種々の分類[240]～[242]があり，治療法の選択や予後予測に役立てられている．化学外傷の重症度評価には，①角結膜上皮欠損がみられるか，②角膜輪部の障害がみられるか，③結膜充血はみられるか，の項目について検討する必要がある．角結膜上皮欠損がみられる場合，その部分は化学薬品が直接接触したことを示しており，受傷中心と考えてよい．特に角膜輪部の上皮欠損は，その部分の角膜上皮幹細胞の傷

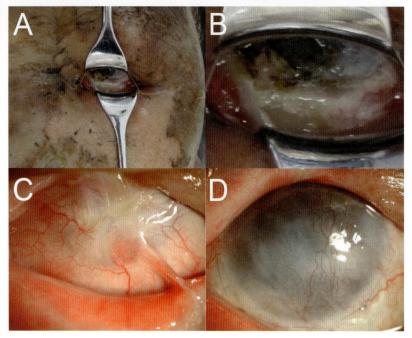

図 8.7
アルカリ性化学薬品による化学外傷の急性期

A：左眼周囲の顔面写真．顔面皮膚も広範に傷害され，皮膚びらんがみられる．眉毛も脱落している．
B：左眼の拡大図．球結膜の充血はみられず，組織壊死を起こしていることを示唆している．下方から鼻側の角膜輪部に異物の付着がみられる．全身状態に問題がないことを確認したうえで，緊急に異物除去および羊膜移植を施行した．
C：受傷後半年．角膜表面は瘢痕組織で被覆され，顕著な眼球癒着もみられる．眼球運動は顕著に障害されている．
D：瘢痕除去および羊膜移植後．瘢痕組織が除去され，角膜が観察できるようになっている．角膜表面は結膜上皮で被覆されており，視力の改善にまでは至っていない．

害・喪失の可能性を示唆しており，予後に影響する．結膜充血がみられる場合，眼表面の炎症を示すだけで当面は問題とはならない．むしろ，充血がみられない場合には，眼表面組織の障害が顕著で虚血を起こしており，予後が悪い可能性を示唆する所見と考える．消石灰やセメントなど，溶解するとアルカリ性を示す物質が眼表面に付着した場合も化学外傷として対応する．この場合，固形物が眼表面組織に付着していることがあるので，十分に観察し，固形物が付着している場合には，その固形物が付着している結膜組織ごと切除する必要がある．取り残しがあるとその部分から強アルカリ性液体が徐放されることとなるため，徹底的な除去が求められる．眼表面に広範に化学物質が付着し洗眼では除去しきれない場合，急性期であっても可及的早急に化学物質が付着した組織を切除する．この場合，羊膜移植を行い欠損組織の補填や上皮の再被覆を促す治療を併用する．重症の化学外傷では，急性期の対応が適切であっても，長期的には眼表面の瘢痕化が起こり，眼球癒着が顕著となることがある．また，角膜輪部への傷害が重度の場合，角膜上皮幹細胞が顕著に傷害され輪部機能不全に陥るため，角膜上は結膜上皮で被覆され，視力の回復は極めて困難となる．現在では，施行する施設は限られるが，培養角膜上皮移植を行うことで視力を回復することも期待できる時代になっている．

3. 角膜熱傷

症例

38歳女性．ヘアアイロン使用中に器具の先端が右眼に当たったと受診．右眼は軽度充血し，角膜中央部に白濁した病変を認めた（図8.8-A）．フルオレセイン染色を行ったが，上皮欠損はみられなかった（図8.8-B）．病歴および角膜所見から角膜熱傷と診断し，レボフロキサシン（クラビット）点眼・ベタメサゾン（リンデロン）点眼 各1日4回を処方した．翌日再診させたところ，結膜充血は消失し，白濁病変も消失していた（図8.8-C）．フルオレセイン染色を行っても軽微な上皮の乱れを認めるのみで上皮欠損はみられなかった（図8.8-D）．

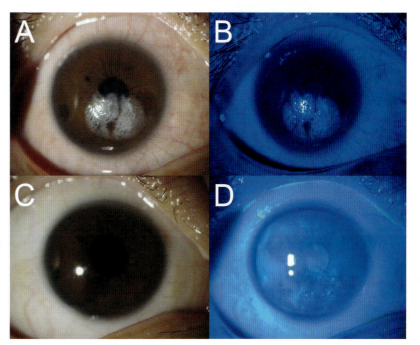

図 8.8
軽微な角膜熱傷
A：受傷直後．角膜中央部に限局性の白濁がみられる．結膜充血も顕著である．
B：フルオレセイン染色をしても，白濁部分に染色はみられない．
C：翌日．白濁は消失している．
D：フルオレセイン染色を行うと，白濁のあった部分に軽微な上皮傷害を認める．視力の低下はみられない．

　角膜に加わる外傷として，熱がその原因となることがある．軽微な角膜熱傷は，加熱されたもの（ヘアアイロンなど）の先端が角膜に接触し，熱傷を起こすことがある．この場合，角膜上皮は熱により変性し白濁するが，角膜実質はほとんど傷害を受けず，熱変性を起こした角膜上皮が脱落し角膜上皮欠損を形成するが，上皮欠損は速やかに再被覆され治癒する．角膜が熱傷を受ける場合，その原因が火事などで顔面全体の熱傷を受けた場合でも角膜に熱傷害が発生する．この場合，患者の全身状態が悪かったり，顔面皮膚の熱傷のため眼瞼が浮腫状で開瞼が困難であったりするため，十分な診察ができないことがある．炎による角膜傷害がある場合には必ず睫毛も焼け焦げているので，睫毛を観察しその睫毛が焼けている所見がみられない場合には角膜の傷害の可能性は低いと考えてよい．睫毛に焼け跡がみられる場合には，可能な限り角膜の状態を評価するほうが望ましい．また，製鉄業などのある工業地帯では，1000℃以上の鉄やアルミニウムなどの高熱の物質が飛入することもあり，熱傷の影響は組織深部へと至っていることがあるので注意を要する．

　角膜が熱にさらされた場合，急性炎症を起こすため，ステロイド点眼を投与して消炎を図るべきである．重症例では眼表面の瘢痕形成を残して治癒することもあるので，しっかりとした経過観察が求められる．

角膜テキスト臨床版
―症例から紐解く角膜疾患の診断と治療―

第 9 章

角膜の手術

角膜テキスト臨床版 —症例から紐解く角膜疾患の診断と治療—

第9章 角膜の手術

角膜に行われる手術は屈折矯正手術か，角膜移植を含むそれ以外の手術かといえる．両者の一番の違いは，正常角膜に行う手術か病的角膜に行う手術か，である．屈折矯正手術は正常角膜に行われる手術であり，病的角膜に対する手術はむしろ禁忌とされる．角膜手術は，混濁した角膜の透明性回復の治療法として手術しかない場合に行われる．

角膜移植は，不可逆性の角膜混濁に対する移植医療である．その術式は，角膜を置換する全層角膜移植から，角膜疾患により混濁した，または機能が低下した部分のみを入れ替える角膜パーツ手術が主流になって久しい．また，最近では再生医療の手法が臨床応用され，実際の臨床の現場で用いることができるようになっている．角膜移植の手術件数は白内障手術と比較すると圧倒的に少なくその手術が行われる医療機関も限られ，日常診療で遭遇する頻度は低い．ただ，その「滅多にみない」角膜移植術後眼を管理する必要に迫られた場合に本稿を参考にしていただきたい．

表9.1 角膜移植の適応疾患と適応条件，術式の選択

適応疾患	適応条件	術式選択	選択条件
円錐角膜	HCL 装用が困難・不可能	DALK	第一選択
		PKP	デスメ膜破裂の既往がない
ヘルペス性角膜白斑	実質の瘢痕形成が顕著	DALK/LKP	第一選択
		PKP	内皮障害を伴う
陳旧性実質炎後白斑	実質の瘢痕形成が顕著	PKP	第一選択
		DALK/LKP	内皮側の病変が少ない
格子状角膜ジストロフィ 顆粒状角膜ジストロフィ*	沈着が顕著 実質浅層の瘢痕形成 *PTK で視力改善が不十分	DALK	第一選択
		PKP	DALK からの術式変更
斑状角膜ジストロフィ	沈着が顕著	PKP	デスメ膜混濁があるため
水疱性角膜症	不可逆性の実質浮腫	DSAEK/DMEK	第一選択
		PKP	実質混濁が強く，前房内操作ができない 角膜実質の瘢痕性変化が顕著
PKP 後移植片不全	不可逆性の実質浮腫	PKP	実質混濁（瘢痕性混濁）が顕著
		DSAEK/DMEK	PKP 後の視力が良好（角膜乱視が軽微） 角膜後面形状が比較的平滑で内皮移植片の接着の妨げとならない 実質の瘢痕性混濁が軽微
角膜感染症	角膜穿孔	PKP	眼球形状の維持
	薬物療法に治療抵抗性		感染病巣の除去
輪部機能不全	混濁した角膜上皮が侵入	輪部移植	培養上皮移植ができない場合
		培養上皮移植	第一選択（理想的）

148　角膜テキスト臨床版 —症例から紐解く角膜疾患の診断と治療—

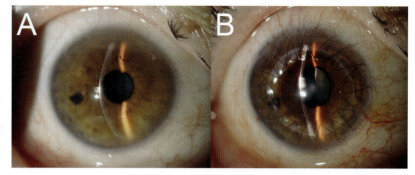

図9.1
円錐角膜に対する全層角膜移植
A：術前．角膜中央部が突出し，ハードコンタクトレンズの装用ができない．
B：全層角膜移植後1年．移植片は透明性を維持している．

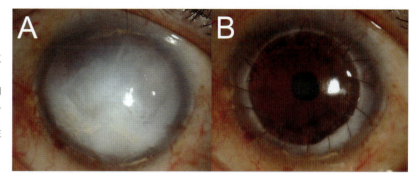

図9.2
分娩外傷後に発症した水疱性角膜症に対する全層角膜移植
A：術前．顕著な浮腫と瘢痕のため眼内の観察ができないほどの混濁がみられる．
B：全層角膜移植後1年．移植片は透明性を維持している．

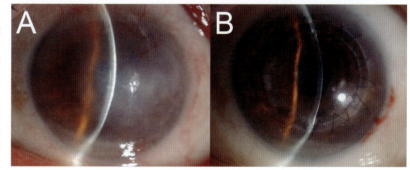

図9.3
角膜ヘルペス後の角膜白斑に対する全層角膜移植
A：術前．角膜実質浅層に顕著な瘢痕形成を認め，上方から表在性の血管侵入を伴っている．
B：全層角膜移植術後6か月．フェムトセカンドレーザーを用いて患者角膜およびドナーをマッシュルーム型（上皮側を大きく，内皮側を小さく）に切除し移植している．

1. 全層角膜移植

　全層角膜移植は，角膜移植の中で最も歴史が古く，角膜移植の基本術式である．不可逆性角膜混濁をきたした全ての角膜疾患が適応になると考えられる．感染症後の角膜白斑，水疱性角膜症，角膜ジストロフィ，円錐角膜など，いろいろな疾患に対して，全層角膜移植が施行されてきた．一方で，Stevens-Johnson症候群や眼類天疱瘡，化学腐食後など輪部機能不全を有する角膜混濁眼では，全層角膜移植を行っても透明治癒が得られず，手術をするべきでないといわれてきた．近年の角膜パーツ移植の開発・適応拡大により，まず第一にパーツ移植による手術加療を検討し，角膜パーツ移植では治療効果が得られないと判断された場合に，全層角膜移植が行われるという傾向にもある．いつの時代にあっても全層角膜移植は角膜移植の基本術式であることに変わりはなく，混濁した角膜の透明性を回復する重要な手段の一つである．

【術　式】（図9.4）
（1）全層角膜移植は，全身麻酔で行うほうが，患者の体動や緊張による硝子体圧上昇を回避できるため，術中合併症の発生率は低いと考えられる．また，体動や疼痛の訴えもないため，術者のストレスを減らす方策の一つである．
（2）角膜中央部を円形の角膜トレパンで切除する．一般的に，7.5～8.0 mm径の切除を行う施設

第9章 角膜の手術　　1. 全層角膜移植　　149

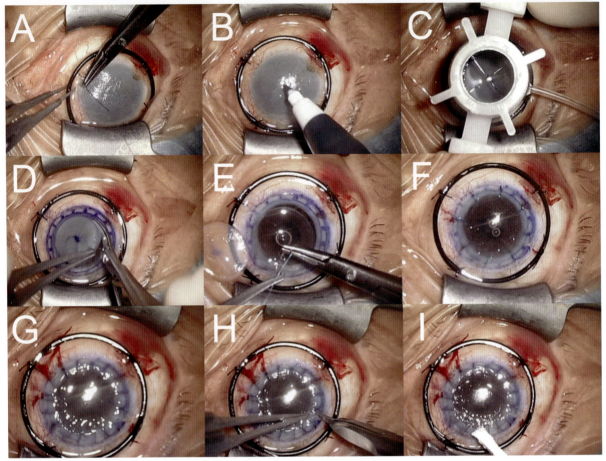

図 9.4　全層角膜移植

A：フリリンガーリングを縫着する．7-0 シルク糸で 4 か所しっかりと強膜に縫着する．
B：角膜中央部をマーキングする．切除範囲を決定するマーキングであるため，正確に行う．
C：吸引式角膜トレパンを用いて角膜を切除する．トレパンを十分角膜に押し付けた状態で吸引することにより，トレパンと角膜が密着，固定することができる．少し wet な状態のほうが，吸引がかかりやすい．トレパンを回転させ刃を進め，穿孔し前房水が確認できたところで回転を止める．吸引も解除してトレパンを角膜から外す．角膜表面が不整でうまく吸引がかからない場合は，センタリングがずれないよう円刃を進めていく．また，感染性角膜潰瘍穿孔などでは吸引トレパンを眼球に押し付けることができないため，この場合もセンタリングがずれないよう円刃を進める．切除する部位を円刃でマーキングする程度でも十分である．
D：カッチン剪刀を用いて角膜を切除する．角膜トレパンでは角膜を完全に切除することはできないので，虹彩を損傷しないように，またデスメ膜に対し垂直となるように刃を立てて切開・切除していく．吸引トレパン使用のプロセスで角膜を穿孔するまで刃を進められなかった場合，円刃で切開された部分を目印にカッチン剪刀で切開を進め中央部角膜を切除する．
E：移植片の仮縫合．この手術では 8-0 シルク糸を用いている．この時点では眼圧が極端に低下しているため，駆逐性出血の発生に留意しながら手術を進める．また，この仮縫合での角膜の仮留めが最終的な角膜形状に影響するので，正確に縫合をしていく必要があり，「速やかに，正確に」手術することが求められる．
F：仮縫合完了．この状態まで持ち込めれば，粘弾性物質を注入し前房を形成することができるようになるため，駆逐性出血のリスクはずいぶんと減ってくる．
G：10-0 ナイロン糸を用いた連続縫合の完了
H：仮縫合で用いた 8-0 シルク糸の抜去．10-0 ナイロン糸を切らないように，角膜の深層を通過しているナイロン糸の直上でシルク糸を切るように心がける．
I：前房水の漏出がないことを確認する．グラフトとレシピエントの上皮側の高さが一致するように，鑷子を用いて微調整する．

が多いようである．移植片も角膜パンチを用いて円形に切除し作成する．移植片の直径は，切除範囲より若干大きくすることが多く，レシピエント角膜中央部を 7.5 mm で切除する予定の場合には，7.75 mm 径の移植片を作成する．円錐角膜では，残存する周辺部レシピエント角膜の構造的脆

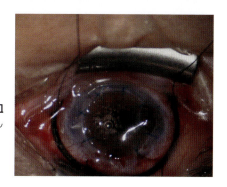

図 9.5
全層角膜移植手術中に生じた駆逐性出血
無硝子体眼であった．仮縫合は終了し water-tight になっているにもかかわらず，接合部から虹彩が脱出している．

弱性のため長期的に角膜が前方突出する可能性があるため，切除径と移植片径を同じにすることがある．このように切除径は術者の判断によるため一定の基準はない．

(3) 移植片を縫合する．移植片の縫合方法も，訓練を受けた大学・医療機関や術者の好みで様々である．最終的には 10-0 または 11-0 ナイロンで角膜縫合を終える．縫合糸の張力を均一化するため連続縫合を行うことが多いように思うが，仮縫合の端々縫合をナイロンで行いそのまま残すこともある．感染症や炎症の強い状態の角膜に対して角膜移植を行う場合，移植片またはレシピエント角膜の実質が部分的に融解し縫合糸が緩むことがある．連続縫合を行った移植眼でこのような組織の融解が起こると，縫合全体が弛緩し，移植片の部分的な前方突出をきたすことがある．縫合糸が早々に緩むことが危惧される場合には，あえて端々縫合のみで角膜縫合を完了する場合もある．

【全層角膜移植後の合併症】

全層角膜移植後の合併症は，術中合併症，早期合併症，後期合併症に分けられる．

A. 術中合併症

全層角膜移植の術中の合併症は比較的少ないが，駆逐性出血は発症すると手術の難易度が急激に高くなり，術後経過も芳しくなく予後不良となることが多い．

(1) **駆逐性出血**：術中に生じる脈絡膜出血である（図 9.5）．他の眼科手術同様，無硝子体眼，落屑症候群などがリスクファクターとなる．全層角膜移植では，"open-sky" という眼圧が 0 の状態が一定時間生じることは避けられず，他の内眼手術と比較して駆逐性出血が発生しやすいとされ

る[243]．術中駆逐性出血の予防には，手術を全身麻酔で行う，素早く手術操作を行うなど対応は限られる．また，肥満の患者では駆逐性出血の発症リスクが高い[244]とされているので，患者ファクターを十分に検討しておくべきである．

B. 早期合併症

術翌日〜1 週間程度に発症しうる合併症である．角膜移植は入院治療で行うことが多いため早期合併症は入院中に起こるものであり，これらの合併症が発症していないことが確認できれば退院の判断ができる．

(1) **前房水漏出**：移植片-レシピエント接合部から前房水が漏出する．手術終了時にソフトコンタクトレンズを装用していない場合を除き，手術翌日は必ずフルオレセイン染色を行い，上皮欠損の有無と前房水漏出（Seidel 現象）の有無を確認する．全層角膜移植後に涙液メニスカスが極端に高い場合，どこかから前房水の漏出が発生していると考えて漏出部位を確認する．前房が保たれていて前房水が漏出する程度であれば，自然閉鎖する．2, 3 日経っても前房水の漏出が止まらない場合には，ソフトコンタクトレンズの連続装用を試みる．前房が形成されないほどの漏出がみられる場合には，追加縫合を行ったほうがよいこともある．

(2) **上皮欠損**：術翌日に移植片上の上皮が全欠損していることは珍しくない．周辺のレシピエント角膜から角膜上皮が伸展し，3〜4 日で上皮欠損が消失することがほとんどである．上皮欠損の治癒傾向がみられない場合，遷延性角膜上皮欠損をきたす環境因子・背景因子がないかどうかを評価する．極端な涙液分泌低下，輪部機能不全，角膜ジストロフィ[245]などを考える．上皮型角膜ヘル

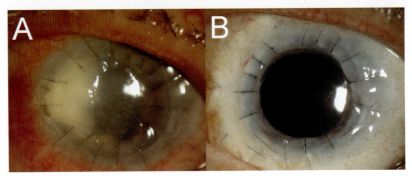

図9.6 全層角膜移植後に発症した角膜真菌症
角膜移植後1年経過して感染症を発症した.
A：移植片からレシピエント角膜にかけて, 顕著な細胞浸潤と結膜充血を認める. 感染がレシピエント角膜にまで及んでいたため, 中央の移植片だけでなく, 8時～11時方向の患者角膜も切除し, 部分的な強角膜移植を併施し, 感染の波及した組織を完全に切除した.
B：治療的角膜移植後半年. 微生物検査でアスペルギルスが検出された. 移植後ではステロイド点眼を長期間にわたって用いるため, 角膜真菌症の発症のリスクは高くなる.

ペスの既往がある患者では, 早い時期に上皮型角膜ヘルペスを発症することもあり, 鑑別を要する.

(3) **感染症**：術後早期にみられる感染症は, ①角膜ヘルペスの再燃, ②術野に存在した病原微生物による感染症, ③移植片に付着した病原微生物による持ち込み感染症が起こりうる. ただ, 晩期合併症の時期における感染症の頻度と比較して, 早期の感染症発生頻度は低い.

①**角膜ヘルペスの再燃**：角膜ヘルペスの再燃は, 早期合併症としては頻度は低い. ただ, 術後の上皮欠損と上皮型角膜ヘルペスの鑑別が困難な場合がみられるので注意を要する. 角膜移植後の遷延性上皮欠損は, 基本的には移植片上に限定されるが, 上皮型角膜ヘルペスの場合, レシピエント角膜にも上皮欠損が形成され, また治りにくい. レシピエント角膜に上皮欠損が波及しているかどうか, という上皮欠損の範囲を確認することは術後の上皮欠損と上皮型角膜ヘルペスの再燃との鑑別に有用である. 上皮欠損の縁の形状の観察も重要である.

②**術野に存在した病原微生物による感染症**：術野に存在した病原微生物による感染症は, 角膜移植以外の眼手術でも発生しうる. 角膜潰瘍穿孔や角膜真菌症など, 活動性のある角膜感染症に対し病巣除去目的で角膜移植を施行する場合には, 術野にもともと病原微生物が存在した状態で角膜移植を行うこととなる. 眼表面を十分に消毒しても角膜内に病原微生物が存在する状態であり, また完全な病巣除去を目指しても取り残しがある場合, そこから病原微生物が拡大することも起こりうる (図9.6, 図9.7).

③**移植片に付着した病原微生物による持ち込み感染症**：移植する角膜片は, 細胞成分が生存した状態で移植する必要があるため, 滅菌はできない. また, 角膜は眼表面組織であるため, 消毒による滅菌効果には限界がある. したがって, 移植角膜片を保存している液 (多くはOptisol GS®) には, 多少なりとも病原微生物が混入していると考えるべきである. Creutzfeldt-Jakob病[246]や狂犬病ウイルス[247]の移植角膜片を介した感染の報告はあるが, ヒト免疫不全ウイルス抗体陽性者のドナーを介した報告はない[248]とされている. 現在どのアイバンクでも, B型肝炎ウイルスやC型肝炎ウイルス, ヒト免疫不全ウイルスの有無をチェックしているためその危険性は極めて低いと考えられる. 一方で, 眼表面に存在した細菌が保存液に混入する可能性が高く, その病原微生物の量や種類によっては, 重篤な感染症を発症することがある. 移植片を介した感染症は稀ではあるが, 起こってはならない感染症であり, 発症すると重篤化

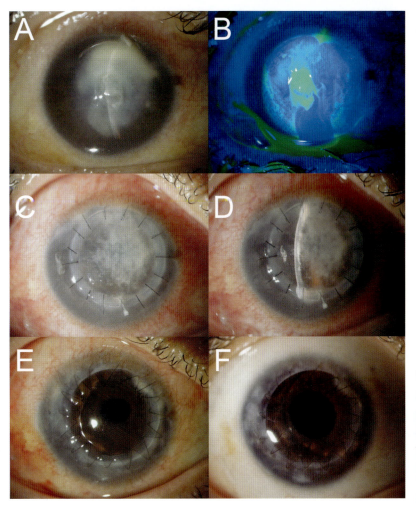

図9.7
角膜真菌症に対する治療的角膜移植後に生じた感染の再燃
A：角膜真菌症．上方角膜を中心に細胞浸潤が顕著である．角膜中央部は菲薄化し，角膜穿孔し前房は消失している．
B：フルオレセイン染色．穿孔部位から前房水の漏出が確認できる．
C：治療的角膜移植後2日目．前房内にフィブリンが形成され，炎症反応も顕著にみられている．移植した角膜内にも細胞浸潤がみられ，病原微生物の移植片内への浸潤が示唆される．
D：スリット光で観察すると，移植片中央部の実質内に細胞浸潤はみられず，内皮面に炎症細胞やフィブリンが付着していることが観察される．
E：2回目の全層角膜移植後14日．2回目の移植2日後に硝子体手術および水晶体摘出術を行った．感染の再燃はみられない．
F：半年後．感染の再燃もない．本症例は，角膜移植の前後で病原微生物が眼内に侵入し，感染性眼内炎を発症したものと考えられる．

する危険性が高いため，十分な注意が必要である．

C．後期合併症

術後1か月以上経過して発症する合併症である．角膜移植後はベタメサゾンなどのステロイド点眼を長期にわたって使用し続けるので，ステロイド点眼に関連する合併症の発症に注意が必要である．

(1) 感染症：上述の早期合併症の感染症と比較して，後期合併症としての感染症の頻度は高く，1.8〜7.4%とされる[249]．特に，ステロイド点眼が長期化するため，細菌感染症だけでなく，真菌感染症やヘルペス感染症の再燃などの頻度も高い．真菌感染ではカンジダなどの酵母菌もアスペルギルスやフザリウムなどの糸状菌も病原微生物として検出[250〜252]される．細菌では肺炎球菌や黄色ブドウ球菌が起炎菌として検出されることが多い[251,253,254]．結膜充血や移植片内に円形の浸潤病巣を認め，また強い前房内炎症がみられることもある．感染性角膜炎・角膜潰瘍の診断は移植眼・非移植眼でも同様であるが，角膜移植眼ではステロイド点眼により病像が修飾されていることもしばしばみられる．角膜移植後感染症と判断しステロイド点眼を中止すると，抑制されていた炎症性細胞の浸潤が増加し，浸潤病巣が拡大する．ステロイド点眼が感染症を成立させやすくなるだけでなく，局所免疫抑制により炎症反応がマスクされ，感染が緩徐に進行し移植片内に広く浸潤し，結果的に病巣除去目的の治療的角膜移植が必要となることもある．上皮型ヘルペスの既往のある患者では，経過観察中に上皮型ヘルペスの再燃がしばしばみられる（図9.8）．樹枝状潰瘍は移植片内にもレシピエント角膜にも形成されうる．また，

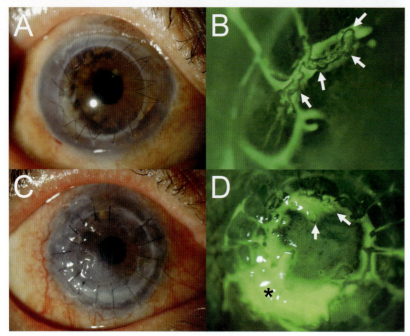

図9.8
全層角膜移植後に再燃した上皮型ヘルペス
<A, B：78歳男性, PKP後1年半>
A：結膜充血はみられるものの, 角膜はきれいにみえる.
B：フルオレセイン染色を行うと, 10時方向の縫合糸に近い部分に樹枝状潰瘍を認める(矢印).
<C, D：53歳男性, PKP後4か月>
C：結膜充血と移植片下方の浮腫を認める.
D：フルオレセイン染色を行うと, 下方の上皮欠損の周辺の形状がデコボコであり, また移植片上方に樹枝状潰瘍(矢印)を認める. 下方の上皮欠損(*)は地図状潰瘍である.
上記2症例とも上皮型角膜ヘルペスに罹患した既往歴がある.

結膜充血はみられないことも多く, フルオレセイン染色を行わなければ上皮病変を見逃すこともある. 移植眼に角膜ヘルペス既往があれば, 移植後の経過観察には受診時毎回のフルオレセイン染色が必要である.

(2) 眼圧上昇：角膜移植後の眼圧上昇は, 隅角が器質的に閉鎖し房水の排出が障害されているか, ステロイドレスポンダーによるものかの鑑別が重要である.

角膜移植後眼に器質的な隅角閉塞が生じる理由としては, ①角膜移植に至る疾患の多くは強い炎症を伴うものが多く, 術前より房水流出障害を起こす素因があるため, また②角膜移植自体が侵襲・炎症の強い手術であり, 角膜移植手術を契機に隅角からの房水流出障害を起こすためといったことが考えられる. いずれにしても, 隅角からの前房水の流出が妨げられている以上, 抗緑内障薬点眼による眼圧下降治療を行い, それでも眼圧コントロールが不良で視野障害が進む場合には, 外科的な治療も必要であると考える.

ステロイドレスポンダーによる眼圧上昇は白内障手術後患者と比較して頻度が高い. これは, ステロイド点眼期間が長いこと, また正常角膜と比較して, 角膜移植後の角膜では上皮のバリア機能が低下しステロイドの前房内への移行が亢進しており, ステロイド点眼の影響が出やすいものと推測される. したがって, 角膜移植眼で隅角の閉塞がみられず, 眼圧が徐々に上昇している場合にはステロイドレスポンダーを疑い, ステロイドの減量・中止を検討する. ステロイドレスポンダーにおける眼圧上昇は, ステロイド点眼開始から2週間程度要するとされる. したがって, ステロイド中止による眼圧下降効果もすぐには現れず, 1週間程度は必要である. 術直後や拒絶反応のハイリスク症例ではステロイドの中止は困難なことが多いが, シクロスポリン点眼によるステロイド点眼の代替などを試みて, 眼圧上昇させずに免疫反応を抑える治療を試みる. また, ステロイド点眼開始から数か月以上経過して徐々に眼圧が上昇する症例も散見される. おそらくはステロイド点眼による隅角への細胞外マトリックスが徐々に沈着し発症するものと推測される. したがって, 術後しばらくたっていても, ステロイド点眼を行っている限りはステロイドレスポンダーを意識した眼圧のチェックおよび管理は必要だと考える.

(3) 拒絶反応：移植したドナー角膜の抗原をレシピエント側の免疫機構が認識し発症する免疫反応である. ドナー角膜に存在する上皮細胞, 実質

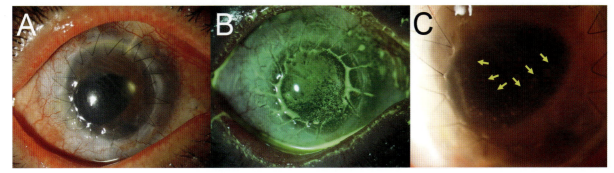

図9.9　拒絶反応
A：移植片下方を中心に実質浮腫を認める．
B：フルオレセイン染色を行うと，浮腫が生じている部分にdark spotを認め，上皮浮腫をきたしていることがわかる．
C：強膜散乱光で観察すると，角膜後面沈着物が明瞭に描出され，拒絶反応が進行した部分とまだ炎症が及んでいない部分の境界（Khodadoust line，矢印）がわかりやすい．

細胞，内皮細胞いずれの細胞をターゲットとした拒絶反応も発症しうるが，全層角膜移植において問題となるのは内皮型拒絶反応である．内皮型拒絶反応は移植後1か月以降で発症しはじめる．拒絶反応を発症する症例の約80％は移植後2年以内に発症する[255]．したがって，移植後2年は定期的なフォローアップと患者指導が必要であると考えている．拒絶反応を発症すると，患者は羞明，視力低下を自覚する．充血や異物感を訴える頻度は低い．臨床的には，角膜後面沈着物を伴う角膜実質浮腫・上皮浮腫がみられる（図9.9-A，B）．内皮細胞に対する免疫反応が生じている部分には角膜後面沈着物が付着し，免疫反応が起こっていない部位とは線状に角膜後面沈着物が配列し明瞭な境界を形成する（Khodadoust line，図9.9-C）．ドナーの年齢が若い[180]，レシピエント年齢が若い[256]，角膜に血管侵入がある[257]，手術時に活動性のある炎症が存在するなどが拒絶反応発症のリスクとなる．拒絶反応はどの部位からでも発症しうるが，下方から発症するケースが多い印象である．角膜内皮に対する免疫反応をいち早く抑え込むことが重要であり，発症後速やかな治療開始が望ましい．治療はステロイドの全身投与およびベタメサゾンの点眼を行う．

> **治療レシピ**
> ・ソル・メドロール125 mg 静脈注射
> 　または　リンデロン8 mg 3日間，4 mg 3日間，2 mg 3日間
> ・リンデロン点眼1日4回〜6回

　拒絶反応に対する治療を開始しても，角膜実質浮腫の消失および透明性の回復には時間がかかることがある（図9.10）．治療後1か月後に角膜の透明性が回復することもあり，治療効果の判定には慎重を期すべきである．
　拒絶反応との鑑別が必要な疾患として，移植後の単純ヘルペス性内皮炎やサイトメガロウイルス内皮炎がある．いずれも角膜後面沈着物の付着をきたし，角膜上皮浮腫・実質浮腫を認め，鑑別が困難となる．単純ヘルペスウイルス1型やサイトメガロウイルスによる内皮炎では眼圧が上昇しやすいのに比べ，拒絶反応では眼圧上昇をきたしにくい[258]．確定診断には前房水を採取しウイルスDNAの検出を試みるべきであるが，結果が得られるまでの間，眼圧を診断の助けにして初期治療を決定することも求められる．

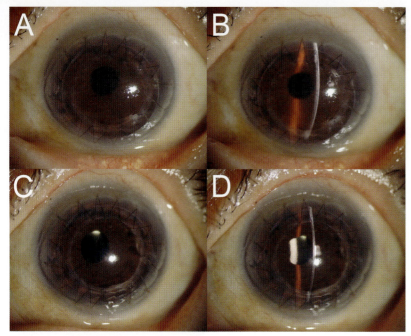

図9.10
拒絶反応の治療
<A, B：拒絶反応発症時>
A：充血はみられないものの，角膜は淡く混濁している．
B：スリット光を当てると角膜実質が軽度浮腫状であることがわかる．
<C, D：拒絶反応治療後1か月>
C：移植片の混濁が消失している．
D：スリット光を当てると，Bと比較して浮腫が軽減しているのがわかる．

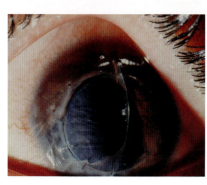

図9.11
角膜移植後創哆開
移植片とレシピエント角膜の接合部7時から12時までの創が哆開していることがわかる．前房は消失している．

　最近の研究で，HLAのマッチングを評価した研究で，HLAクラスIIのマッチングは拒絶反応の発生率に影響しない[259]と報告されている．免疫反応の制御が拒絶反応の抑制や発症後の治療につながるため，今後の研究の発展が待たれる．
(4) 創哆開・眼球破裂：全層角膜移植後の創哆開は，移植全体の数％（1.3〜5.8％）に起こる[260]〜[263]とされている．部分的に創哆開を起こし前房水の流出，前房消失がみられる程度（図9.11）から，広範に創哆開を起こし水晶体・眼内レンズや硝子体の脱出をきたし眼球破裂の状態に至るもの，駆逐性出血を伴うもの，移植片が喪失しているものなど，様々な状態で受診する．いずれの状態であっても，閉創し眼球形状を維持する必要があるため，緊急手術を行う．創哆開・眼球破裂が生じ

るような外傷が加わると，移植片にも多大なダメージが加わり，また様々な合併症により視力予後も不良であるため，移植眼への外圧を避けるように患者指導を行うことが肝要である．
(5) 縫合糸断裂：角膜縫合を行うナイロン糸は，経年変化により加水分解を起こし自然に断裂することがある（図9.12）．患者は急な異物感を自覚し来院する．断裂した糸の断端を引っ張って切除すると一時的に改善するが，残存する縫合糸が自然と緩み，再び断端が出てきて異物感の原因となることもしばしばである．縫合糸が緩んで角膜表面に露出しているかどうかは，フルオレセイン染色を行うことで容易に確認ができる．表面に出てきたナイロン糸の周りには眼脂が付着しフルオレセインの貯留が目立つためである．自然断裂を起

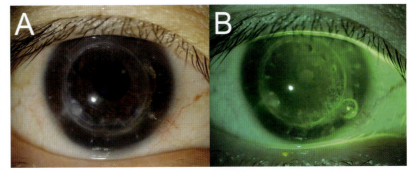

図9.12
縫合糸の断裂
A：4時半方向の結膜が軽度充血している．近傍の角膜縫合糸が断裂し，断端が露出している．レシピエント側の縫合糸が角膜に刺入している部分には軽度細胞浸潤がみられる．
B：フルオレセイン染色を行うと，レシピエント側縫合糸刺入部位に上皮欠損があることがわかる．

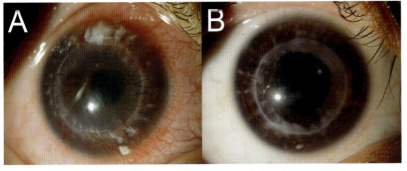

図9.13 縫合糸に対する炎症反応
A：縫合糸の周囲に細胞浸潤がみられ，連続縫合糸が弛緩している．また緩んだ糸には眼脂が絡んでいる．縫合糸に向かって表在性の血管侵入も全周性にみられる．結膜の充血も顕著で，角膜にも炎症が及び，軽度浮腫がみられる．
B：全抜糸施行後1か月後．結膜充血も消失し，前週から侵入していた表在性の血管侵入も消退している．移植片内の細胞浸潤も消失している．

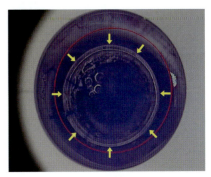

図9.14 フェムトセカンドレーザーを用いた患者角膜の切除
矢印の部分が切開されている部分である．

こすナイロン糸は創を閉鎖する力はなく，抜糸を行っても角膜の剛性には影響を与えないので，全抜糸を行ってもよい．角膜抜糸をすると7.2%で自然創哆開をきたす[264]との報告もあるが，実感的にはその頻度はより低いと思われる．しかしながら，角膜移植後眼は未処置眼と比較して眼球剛性が低いという認識を持ちながら，経過観察および患者指導をするべきと考える．

(6) 縫合糸に対する炎症：縫合に用いるナイロン糸は，角膜からすると異物であり，ステロイドを用いた消炎を図らないと顕著な炎症反応が起こる（図9.13）．縫合糸に対する炎症が起こると，時に角膜実質の融解を惹起し，縫合が緩むことがある．ステロイドを用いた消炎を図っても炎症が沈静化しない場合には，縫合糸の抜去が必要になる．縫合糸が緩むほどの炎症が起こった場合，緩んだ縫合糸は角膜の固定には役に立っていないこと，また，おそらくはドナー・レシピエント接合部の創傷治癒は進んでおり十分な強度を獲得して

いると思われることから，緩んだ糸を抜去してよい．術後の経過時間が短く，創部の強度に不安が残る場合には，端々縫合を行いながら緩んだ縫合糸を抜去していく．

(7) 移植片不全：移植した角膜の透明性が不可逆的に失われた状態である．多くの場合，内皮機能の喪失による不可逆性の角膜実質浮腫をきたしている状態を指すことが多い．移植片不全には原発性移植片不全と続発性移植片不全とがある．原発性移植片不全は，特に誘引なく角膜内皮細胞が脱落し，移植片不全に陥った状態であり，内皮型拒絶反応や白内障手術などの内眼手術など，角膜内皮を直接的に傷害する要因はないものを指す．内皮障害を起こす原因が明らかな場合，続発性移植片不全と考える．術前診断（移植に至った原因疾患），血管侵入，拒絶反応の既往，レシピエントの年齢などが移植片不全のリスクファクターとして挙げられる[265]．移植片不全に至った場合，角膜の透明性を回復するには再移植が必要となる．全

層角膜移植後の移植片不全に対して，全層角膜移植を施行するか，後述の角膜内皮移植を施行するか，角膜内皮移植をするのであれば DSAEK か DMEK か，様々な議論があるところである．全層角膜移植後の移植片不全に対して，全層角膜移植を行うよりも内皮移植を行うほうが，拒絶反応の発生率は低下するが視力予後は変わらない[266]とされている．実際には，患者の状態に応じてケースバイケースで治療法を決定することになるが，内皮移植の登場により再移植の選択肢が増えたことは歓迎すべき点である．

(8) 不可逆性散瞳：円錐角膜に対して全層角膜

移植を行った眼に散瞳薬を点眼すると不可逆性散瞳をきたすことがあることが報告され，Urrets-Zavalia 症候群と呼ばれる[267]．この不可逆性散瞳は全層角膜移植に限らず，深層角膜移植[268]~[270]や角膜内皮移植[271]~[273]でも起こることが報告されている．虹彩の萎縮や虚血，術後の高眼圧がその発症の原因とされている[274]．視力に影響することはないとされるが，患者が羞明感を訴える場合には縮瞳作用のある点眼薬の投与の効果も期待されるが，治療効果のコンセンサスが得られている方法は今のところみられない．

コラム

角膜移植と白内障手術

　角膜移植の適応となる症例では混濁の強い白内障のため全層移植だけでは視力の回復が得られない場合がある．また，角膜移植という手術侵襲により眼内環境が変化し，水晶体の混濁を惹起する場合もある．このように，白内障のため視力が回復しない場合には白内障手術が必要となるが，角膜移植と同時手術にするのか，二期的に行うのか，議論の分かれるところである．実際には，症例ごとに治療戦略を立てることが必要である．同時手術(角膜移植トリプル手術)と二期的手術のメリット・デメリットは表裏一体である．**表9.2**に同時手術と二期的手術の特徴の比較を示す．

表9.2

	同時手術	二期的手術
手術回数	1 回で完結	2 回必要 形状変化が止まってから手術
内皮障害のリスク	角膜移植 1 回分	角膜移植＋白内障手術（2 回分）
手術中のリスク	高い(open-sky surgery)	抑えられる(closed surgery)
最終的な屈折誤差	大きくなることがある	最小限

　白内障手術技術・機器の成熟により，同時手術よりも二期的手術を行う症例数が多くなっている．特に，全身麻酔下で角膜移植が行えない，行いにくい医療機関では，open-sky 環境下での白内障手術の危険性が極めて増加するため同時手術を避ける術者が多いのではないかと考える．Open-sky 環境下では眼圧が 0 のままの状態で，また創部が大きいため，内容物脱出や駆逐性出血のリスクが高い．また，硝子体圧のコントロールができず，Continuous Curvilinear Capsulorrhexis(CCC)のコントロールができない，皮質処理を完了しても水晶体嚢を粘弾性物質で広げることはできず眼内レンズの嚢内固定にリスクが伴うなど，手術の難易度はかなり高い．このた

め，角膜切開を行う前に毛様体扁平部アプローチの core vitrectomy を行う[275)276)]こともある．眼内レンズをいったん嚢内固定できれば，眼内レンズがある程度硝子体を押さえてくれるので，その後の角膜縫合はずいぶんと行いやすくなる．PMMA のシングルピース眼内レンズが，後嚢・硝子体の押さえつけ効果が一番高いと考えている．

　二期的手術の最大のメリットは，白内障手術後の屈折誤差を最小限にとどめることができることである．同時手術では眼内レンズ度数を計算することができず，極端な屈折誤差が生じてしまう．実際，同時手術よりも二期的手術のほうが，屈折誤差が小さくなると報告されている[277)]．平均寿命が伸びて「元気な高齢者」が増えており，手術回数を 1 回にする必要性も下がっており，二期的手術を後押しする要因であると考える．また，強主経線方向から切開を作成することにより relaxation incision 効果（切開を入れることにより曲率半径が減少する）も期待でき，乱視成分を減少させることもできる．白内障手術を行うこと自体が角膜内皮に少なからず影響を与えるため，ソフトシェルテクニックなどを駆使して，手術による内皮障害の回避に努めるべきである．一方で，角膜移植後の角膜形状は，数か月から 1 年以上かけて変化するため，手術時期の決定が難しい．症例によって角膜形状変化が落ち着く時期が異なるため，各症例を経過観察し角膜形状や屈折の変化をみながら，手術時期を決定する．実際には，角膜移植後 9 か月から 1 年経ってから白内障手術に踏み切ることが多く，白内障による視力不良の時期が存在することとなり，患者に不都合をかけることは二期的手術の欠点といえる．

コラム

角膜移植後の屈折矯正

　角膜移植後では，移植片とレシピエント角膜が結合し創傷治癒反応が起こっている．その変化は徐々にではあるが，1 年以上にわたって徐々に進行していく．そのため，角膜移植後の角膜形状は，1 年以上にわたって変化している．この変化は，角膜縫合の数や糸の締め具合による部分が多いと考えられ，角膜形状の安定化をきちんと評価できた報告が少ない．したがって，角膜移植後の視力矯正を行うのは，術後 1 年以上たってから，と考えておいたほうがよい．

　角膜移植後の視力矯正として，眼鏡かコンタクトレンズかを選択するが，眼鏡矯正は現実的には良好な視力を得ることが難しい場合が多い．これは，角膜縫合のため角膜不正乱視が生じたり，移植片とレシピエント角膜の形状の組み合わせによる角膜不正乱視が生じたりするためであり，眼鏡では十分な矯正視力を獲得することができない．また，視力矯正ができても，極端な乱視矯正が必要となり，日常使うには難しい眼鏡設定となることがある．角膜移植後で，理想的なのはハードコンタクトレンズを用いた視力矯正である．ハードコンタクトレンズの前面形状は，角膜の前面形状に影響を受けないため，角膜前面の不正乱視の影響をキャンセルすることができる．上述の通り，角膜の形状変化は 1 年以上続くため，眼鏡やコンタクトレンズの処方は 1 年程度経

過してから行うことが望ましい．既報では，移植後平均1年半でハードコンタクトレンズを処方するとの報告[278]もあるが，実際には患者角膜形状を細隙灯顕微鏡検査および角膜形状解析の結果を考慮して決定することとなる．ハードコンタクトレンズを装用するにあたり，移植片とレシピエント接合部は，術後しばらく隆起するためフィッティングの妨げとなったり，同部位の角膜上皮障害が生じたりと，問題となることが多い．この場合，ソフトコンタクトレンズを装用しさらにハードコンタクトレンズを装用する piggy bag 法を適用すると，装用感の改善，異物感の軽減，上皮障害の軽減につながるため，試みてよい方法と考えている．また，角膜移植眼に二期的に白内障手術を行う場合，角膜形状変化を考慮して少なくとも角膜移植後9か月以上経過した後に白内障手術を行うようにしている．施設によって意見の違いはあるものの，最終的な屈折誤差が最小限となるように留意すべきである．

　全層角膜移植や表層角膜移植の術後には，角膜不正乱視のため裸眼視力や眼鏡矯正視力が不良の症例をしばしば経験する．角膜移植を必要とする角膜では，不均一に瘢痕形成や変性が生じるため角膜の状態は均一であるとはいえない．移植後の創傷治癒の進み方や組織の強度も不均一となり，結果として角膜形状にゆがみが生じ不正乱視を形成する．また，角膜縫合は手作業であり，熟練した術者であっても機械のように縫合することは困難である．したがって，角膜移植後の角膜不正乱視は不可避と思われる．角膜縫合を連続縫合で行うと，術後に角膜乱視に基づいた縫合糸調整 (suture adjustment) を行うことにより，角膜乱視の軽減を行うことができる．点眼麻酔下で，弱主経線方向から強主経線方向に縫合糸を締めていく．この縫合糸調整は，術後2週間以内に行うことにより，角膜乱視を軽減できるとされている[279]．

2. 表層角膜移植

【表層角膜移植】

　角膜混濁が実質に限局し，内皮機能および角膜輪部機能が正常な場合に選択される術式である．角膜実質内の混濁が除去できれば，角膜実質の全層除去までは行わない．内皮細胞が置換されないため，内皮型拒絶反応が発生しないことが最大の利点である．そのため，ステロイド点眼を早い段階で減量・中止することが可能である．また，術中 open-sky の状態にならないため，術中合併症の発生リスクを下げることができる．

【術　式】

(1) 混濁が除去できる深さで角膜中央部の角膜実質を切除する．角膜トレパンは1周回転させると円形刃が角膜を切れ込む深さが決まっているので，切除予定の深さまで刃を進める．

(2) 切れ込み部分の角膜中央部側を把持して角膜実質を切除する．角膜実質が十分に保たれている深さの切開になるので穿孔するリスクは低く，スパーテルで鈍的に切除しても，メスで鋭的に切除してもよい．

(3) レシピエント角膜の混濁が十分除去できたら，切除深度に合わせて移植片を作成する．またはDSAEK時に得られた角膜実質片を用いて移植片を作成する．

(4) 移植片を縫合する．全層角膜移植の時はwater-tightにするためかなり強めに縫合するが，表層角膜移植では角膜の固定ができる程度の強さでよい．

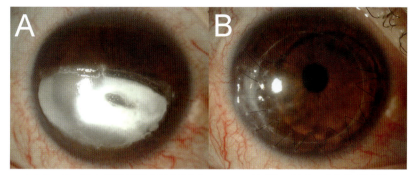

図9.15 重症帯状角膜変性（重度カルシウム沈着）に対する表層角膜移植
A：術前．糖尿病角膜症による遷延性角膜上皮欠損の長期化のため，カルシウムが顕著に沈着した．カルシウム沈着が実質中層にまで及んでいると判断し，表層角膜移植を選択した．
B：術後6か月．カルシウムの沈着は切除され，角膜の透明性は回復している．また，角膜上皮障害の再燃もみられない．

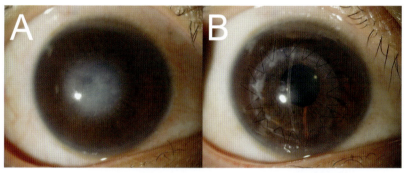

図9.16 格子状角膜ジストロフィⅠ型に対する深層角膜移植
A：術前．角膜中央部に円形の瘢痕形成を認める．びらん発作を繰り返していた．
B：深層角膜移植術後1年．角膜の透明性は維持されている．瞳孔も明瞭に観察できる．

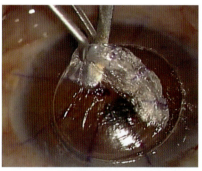

図9.17 深層角膜移植の術中写真
スパーテルで実質のコラーゲン線維束間を剝離していく．角膜実質浅層では強く感じた抵抗が，深層に向かうに従い抵抗が減弱する．デスメ膜直上に近い部位ではほとんど抵抗を感じない．

　表層角膜移植の問題点としては，移植片とレシピエント側の接合部分の混濁が生じることがあり，これが視力改善の妨げとなることがあり，全層角膜移植と比較して表層角膜移植のほうが視力の回復が悪いとされている[280]．表層角膜移植は，角膜中央部の混濁の除去だけでなく，輪部デルモイド切除後の組織充填目的でも行われる．

　表層角膜移植において，表層角膜切除を行う際にマイクロケラトームを用いて切除することもある（anterior lamellar therapeutic keratoplasty, ALTK）．レシピエント角膜の切断面がきれいで，また移植片も，DSAEKの移植片を作るときのように人工前房を用いて作成するため，きれいな切断面どうしを合わせることができる．また，移植片がレシピエント角膜にきれいに「ハマる」ため，縫合も若干弱めに行い角膜を締め上げないようにすることで術後の乱視を軽減することができる．

　DSAEK手術症例が増えてきているため，DSAEKの際に切除した角膜実質片を凍結保存しておいて表層角膜移植に用いることができる．DSAEK時に移植片を作成する場合，ほとんどが350 μm（または300 μm）の深さで角膜実質を切除している．また，この時切り取られた角膜実質片の直径は9 mmほどになる．したがって，直径約9 mm，厚さ350 μm（実際は上皮が脱落するので300 μm前後と思われる）の移植片を確保することができる．

　DSAEK時の移植片を用いる場合には，レシピエント角膜実質の350 μm程度切除することを試みる．レシピエント角膜の切除径（7.5 mmまたは

8.0 mm)に合わせて，角膜実質片の中央部を角膜パンチで切り抜く（7.75 mmまたは8.25 mm）．レシピエントの切除深度と移植片の厚さが多少異なっても問題となることは基本的にない．

【深層角膜移植】

適応は表層角膜移植と同じであるが，デスメ膜および内皮のみを残し，実質全層を切除する[281]．角膜内皮機能の低下を伴わない実質混濁をきたす疾患が適応となる．ヘルペスや陳旧性角膜実質炎後の角膜白斑，顆粒状角膜ジストロフィや格子状角膜ジストロフィなどの実質ジストロフィ，急性水腫の既往のない円錐角膜など，その適応は広い．深層角膜移植では，表層移植の問題点である移植片−レシピエント接合部の実質混濁が生じにくいため，角膜の透明性回復が得られ，全層移植と同等の良好な視力改善が見込める[282]．また，表層角膜移植と同様に，内皮細胞を置換しないため内皮型拒絶反応が起こらない．表層角膜移植と同様に，早い段階からステロイド点眼を減量・中止することができる．角膜実質を全切除してデスメ膜を露出させるため技術的には表層移植よりも難易度は高く，術中デスメ膜の損傷をきたし全層移植へ変更する例もある．デスメ膜の露出（角膜実質の全切除）方法は，角膜実質のhydrationを行いながらスパーテルで慎重に切除していく方法[281]や，角膜実質とデスメ膜の間に粘弾性物質を注入してデスメ膜を剥離する方法[283]，角膜実質内に空気を注入して角膜実質とデスメ膜との接着が強い角膜実質最深層部分（Dua層）を分離剥離する方法（big bubble法[284]）がある．

コラム

深層角膜移植と Dua 層（Dua's layer）

深層角膜移植は，デスメ膜と角膜実質を分離することを目指す手術である．角膜実質とデスメ膜の接着は極めて緩く，空気や粘弾性物質を注入することができれば剥離をすることが可能であり，この解剖学的特徴が深層角膜移植の際のデスメ膜の分離に応用されている．デスメ膜直上にはDua層（Dua's layer）と呼ばれる数層のコラーゲン線維束層が存在[285]し，角膜中央部から約3.5〜4.25 mmのところで角膜実質深層と比較的強固に結合している．深層角膜移植のテクニックのbig bubble法は，角膜実質深層に空気を注入し，角膜実質と接着力の低いデスメ膜と角膜実質とを分離する方法である．この空気が角膜実質とDua層との間に入りその2つの層を分離すると，Dua層がデスメ膜に付着し，また実質深層−Dua層間の空気は中央の直径7〜8.5 mmで留まる．この状態をType Ⅰ big bubbleと呼称する．Type Ⅰ big bubbleではDua層がデスメ膜に付着しているので，手術操作中にデスメ膜を破損するリスクが下がるとされる．一方で，Dua層とデスメ膜の間に空気が入り2層を分離した場合，実質とデスメ膜の間の空気は直径がType Ⅰ big bubbleより大きくなり，Type Ⅱ big bubbleと呼ばれる．この状態はデスメ膜損傷のリスクが高いため細心の注意を要するとされている．Dua層が報告[285]されたのは2013年であり，手術技術の改善の過程で新たな解剖学的特徴を有する構造が発見されたことはきわめて興味深い．

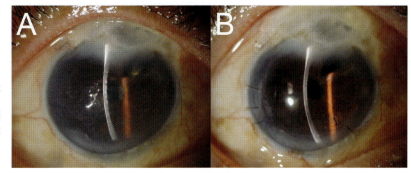

図9.18
角膜内皮移植
A：線維柱帯切除術後に発症した水疱性角膜症
B：角膜内皮移植術後6か月．移植片の接着は良好で，角膜の浮腫もなく透明性が回復している．

3. 角膜内皮移植

　角膜内皮の障害により角膜実質浮腫をきたしている疾患，すなわち水疱性角膜症や内皮機能不全による移植片不全が適応となる．角膜実質浮腫だけでなく実質内に瘢痕や沈着などの混濁が存在する場合には，角膜内皮移植ではその混濁を除去することはできないため，角膜実質混濁の程度を評価して術式を決定する．術式の改善・変化を経て，主流となっているのは，レシピエントのデスメ膜を剝離し，角膜内皮・デスメ膜・角膜実質深層から構成される移植片をマイクロケラトームで作成し，レシピエント内皮面に移植する Descemet stripping automated endothelial keratoplasty（DSAEK）[286]と，角膜内皮・デスメ膜のみをレシピエント角膜内皮面に移植する Descemet membrane endothelial keratoplasty（DMEK）[287]である．術後視力[288]，拒絶反応の発症率[289,290]など DMEK のほうが優れているという報告が多いが，技術的には DSAEK のほうが行いやすい．水疱性角膜症に対する角膜移植術式は，2007年ごろを境に全層角膜移植から角膜内皮移植に大きくシフト[25]した．全層角膜移植では術後の角膜不正乱視が問題となるが，角膜内皮移植ではレシピエント角膜に対する縫合が最小限で済むため角膜不正乱視をきたしにくい[27]，または不正乱視を惹起したとしても軽度であるため，術後の眼鏡矯正が可能であることが最大の利点である．また，全層角膜移植では術中の最大のリスクである open-sky 状態を回避することはできないが，角膜内皮移植では切開創は白内障手術よりも広いとはいえ，前房メンテナーを留置することで眼圧をある程度維持した状態で手術が可能であり，術中の重篤な合併症を回避できることも大きなメリットである．

　また，内皮移植は視力の回復には，月単位の時間がかかることは留意しておくべきである．DSAEK と DMEK を比較した場合，DMEK のほうが視力の回復が早いとされる[291,292]．術後1か月より2か月，3か月と徐々に視力が改善していく症例も多くみられるので，視力回復に時間がかかることは患者に対し術前から説明しておいたほうがよい．

【術　式】（図9.19）

①人工前房とマイクロケラトームを用いて角膜実質浅層を 350μm ほど切除する．実質浅層を切除した角膜から直径 8mm の移植片を作成する．

②サイドポートを作成する．前房メンテナー留置，デスメ膜剝離，引き込み鑷子それぞれにサイドポートを作成する．

③デスメ膜を剝離する．デスメ膜を一塊に摘出することが望ましい．デスメ膜の断端がめくれあがって残存する場合，その断端が移植片の接着を物理的に妨げるため，きちんと切除されていることを確認する．断端が残って取れない場合やきちんと取れたかの確認ができない場合，硝子体カッターを用いて断端部分を shaving すると断端部分を平坦にすることができる．

④下方に虹彩切開を作成する．硝子体カッターを用い虹彩裏面よりアプローチすると確実に切開が作成できる．

⑤I/A または前房メンテナーで前房を十分維持して，V ランスで角膜に水抜き穴を作成する．角膜中

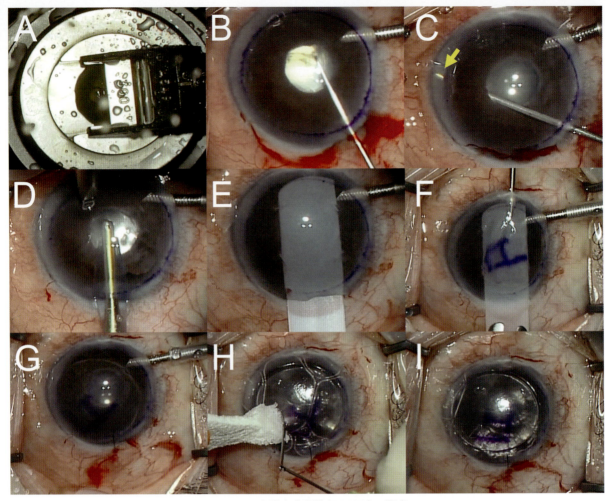

図 9.19 角膜内皮移植（DSAEK）の術式

A：人工前房にドナー強角膜片を固定し，マイクロケラトームで角膜上皮〜実質深層まで切除する．角膜上皮表面から 350 μm 切除するように，マイクロケラトームを選択している．裏表がわかるマーキングをするとよい（移植片の実質面に"F"と記入して裏表の判別を行っている）．

B：デスメ膜の剥離．これに先立って，サイドポートを作成し，前房メンテナーを留置しておく．デスメ膜に逆シンスキーフックを用いて剥離する範囲の円形の目印（切開）を入れ，デスメ膜を剥離する．

C：下方虹彩切開の作成．硝子体カッターを用いて，虹彩後葉側より切開を作成している．後葉側より作成すると，前後房の交通ができたことが視認できる（矢印）．硝子体カッターを用意しておくと，B のプロセスできれいに除去できなかったデスメ膜の断端を切除（shaving）することができるので有用である．

D：角膜切開を行った後，前房の粘弾性物質を抜去した後に水抜き穴を作成する．V ランスなどを用い 4 か所作成する．この時，I/A で前房を維持しておく．

E：切開創を広げたのちに，IOL グライドを挿入する．IOL グライドを用いると，前房内のワーキングスペース確保，トンネルからの虹彩脱出の防止，IOL の移植片への接触予防，虹彩の押さえつけ，前房メンテナー先端の固定（灌流液の安定供給）などが行える．

F：移植片の引き込み．対側の引き込みポートから前房内に挿入した引き込み鑷子（この手術では Busin グライドと島崎氏式 DSEK 用鑷子を用いている）で前房内に引き込む．

G：速やかに創口を閉創する．前房がきちんと維持できるように縫合を行う．

H：前房に空気を注入した後に，水抜き穴から移植片と患者角膜との間に残存した水を抜く．移植片が中心から偏位している場合，患者角膜-移植片間に水が残存していればこの穴から 30 G 針を用いて移植片を容易に移動させることができる．

I：手術終了

央から2.5～3mm程度の部分に4か所作成する．
⑥移植片を前房に誘導する．IOLグライドを用いて前房内に導いているが，インサーターを用いた方法も一般化している．いったん前房中に収めた移植片が引き込み創から眼外に脱出しないように眼圧をコントロールし，また創を広げないよう注意する．

⑦前房内に空気を注入する．空気が抜けないように，引き込み創やサイドポートを縫合・閉創する．

⑧グラフト・レシピエント間の残留水を除去する．この時，角膜表面を移植片中央部から周辺に向かって"撫でる"ようにすると，グラフト・レシピエント間の残留水が抜けていく．また，前房内に誘導した移植片が周辺に偏位している場合，角膜中央部の水抜き創よりBSSを注入してグラフト・レシピエント間に水を入れたほうが移動させやすい．

　角膜内皮移植では，手術終了時に前房を空気で満たして終わることが多い．術後，仰臥位安静を維持して前房中に注入した空気により移植片をレシピエント角膜に押し付ける．手術終了時，眼圧は30mmHg前後（digital法でやや硬い程度）にすることが望ましい．眼圧が十分に保たれている場合，瞬目によって角膜が内陥することなく眼球形状が維持される．瞬目により角膜を"撫でる"ことになり，レシピエント角膜–移植片に残存する前房水を除去する方向に働く．逆に，眼圧が十分に保たれず瞬目によって角膜が内陥する状態では，瞬目のたびに角膜が内陥しレシピエント角膜–移植片に間隙が生じ，前房水が流入する．このため移植片はレシピエント角膜に接着することができず，術翌日診察時の移植片脱落に至る．移植片脱落が生じた場合，空気注入→ドナー・レシピエント間隙の前房水除去→仰臥位安静が必要となり，患者の体力的な負担が続くことになる．したがって，角膜内皮移植手術終了時に十分な眼圧を維持して終了することが手術成功に必須なことであると考えている．

　水疱性角膜症の原因の約5%が線維柱帯切除術などの緑内障手術である[293]とされている．緑内障患者の中には落屑症候群など角膜内皮が障害されている患者が存在すること，線維柱帯切除術では術中前房虚脱などをきたし内皮障害が起こる可能性があることなどから，線維柱帯切除術後の水疱性角膜症に対し角膜内皮移植を施行することもしばしば経験する．線維柱帯切除術後眼では，手術終了時に充満させた前房内の空気が濾過胞に流出し，眼圧が十分に上昇しないことがある．十分な閉創と適切な空気注入で術後眼圧を適切に維持したい．また，緑内障患者は眼圧に過敏であるため，術後直後の眼圧を高めに維持する必要がある旨を，術前に適切に説明したほうがよいと思われる．

【内皮移植の術後合併症】

　内皮移植では，術中合併症，早期合併症，後期合併症が生じうる．

A．術中合併症

　角膜内皮移植の術中合併症は少ない．一度前房に挿入した移植片が脱出してくる，移植片を表裏逆に移植してしまうなど，移植片の取り扱いの問題が考えられる．また，前房メンテナーを留置して眼圧をコントロールしていても，駆逐性出血は生じうる．

B．早期合併症

　全層角膜移植とは異なる早期合併症が生じうる．

①移植片の接着不良：移植片がレシピエント角膜から脱落する合併症である．その頻度はDSAEKで4%弱[294][295]，DMEKでは5%以下[296]とされているが，角膜内皮移植後の接着不良は手術習熟度によって結果が変わる[297]とされており，前述の頻度は十分経験を積んだ術者の成績であることに留意する必要がある．移植片の接着不良が生じるとレシピエント角膜および移植片は浮腫状となる．前房に注入した空気は失われ眼圧も低下している．角膜内皮移植の終盤の操作である空気注入→グラフト・レシピエント間の残留水の除去→仰臥位安静を再度行う．

②高眼圧：術中に前房内に注入した空気が後房（水晶体／眼内レンズと虹彩間）に迷入し全周性に

第9章 角膜の手術　3．角膜内皮移植　**165**

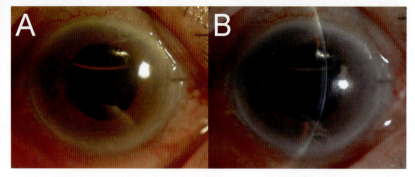

図9.20
DSAEK術翌日の高眼圧
A：前房に注入した空気が後房に移動している．
B：後房に移動した空気により，隅角が全周性に閉塞し高眼圧が生じている．対処法としては，①散瞳薬を点眼し仰臥位を維持する，②空気をいったん抜去する，などの対策が必要である．

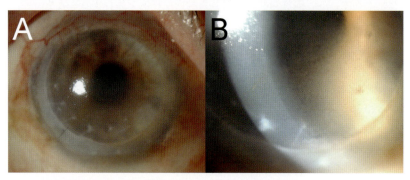

図9.21
DSAEK術後の内皮型拒絶反応
A：中央より下方角膜にびまん性の上皮浮腫および実質浮腫がみられる．
B：PKPの拒絶反応のような角膜後面沈着物ははっきりとしないことが多い．

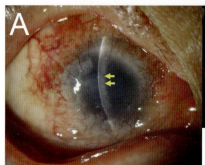
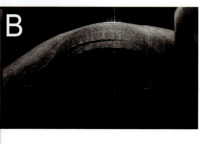

図9.22
DSAEK術後1か月で生じた外傷性の移植片脱落
A：移植片と患者角膜の間に空隙（矢印）がみられる．
B：前眼部OCTでも患者角膜-移植片間の空隙が観察できる．

隅角を閉塞し高眼圧をきたす．前房中に空気を過剰に注入した，下方虹彩切開を行わなかったのに手術終了時に散瞳薬点眼を行わなかった，などの際に起こりうる（図9.20）．発見時期によるが，数時間経過していれば移植片はレシピエント角膜に接着していると思われるので，前房中の空気を少し減らし，散瞳薬点眼ののちに仰臥位安静を維持できれば隅角が開放してくる．この全周性の隅角閉塞を発見するために，手術後2時間ごろ診察することが勧められている．

C．後期合併症

全層角膜移植と比較して，ステロイド点眼を早めに減量できるので，合併症の発症の仕方も異なるものがある．

①感染症：角膜内皮移植ではステロイドを早めに漸減・中止できるので，ステロイド点眼による局所の免疫抑制に関連する感染症の発症頻度は低くなる．しかしながら，術後1年程度は多くの施設でステロイド点眼を継続するので，細菌性角膜潰瘍や角膜真菌症のリスクは高くなる．また，角膜ヘルペスの既往がある患者では，術後上皮型ヘルペスを発症することがある．また，ドナー汚染が起こった場合，ドナー・レシピエント接合面に病変が形成されたとの報告[298]もあり，頻度は低いが注意深く経過観察を行う必要がある．

②拒絶反応：角膜内皮移植は，全層角膜移植と比較して拒絶反応の発生率が低い傾向にあるとされており[299)300]，その発症時期も全層角膜移植同様，移植後2年以内が多い[301]．角膜内皮移植後の拒絶反応発生率は報告により差はあるが，DSAEKで

10%（0～45.5%）[27]，DEMK で1.9%（0～5.9%）[296]とされている．角膜内皮移植眼の拒絶反応の臨床所見は，全層角膜移植眼に発症する拒絶反応と比較して他覚所見が目立ちにくい．角膜後面沈着物の付着から始まり，角膜実質浮腫がみられるようになる（図9.21）．明瞭な拒絶反応線（rejection line，Khodadoust line）の形成がみられないこともしばしばである．角膜内皮移植眼に発生した拒絶反応では，ステロイド点眼の増量でまず反応をみるべきと考える．

③**原発性移植片不全**：角膜の浮腫が，拒絶反応や外傷などの特別な誘引なく生じ，角膜浮腫の改善がみられない状態を原発性移植片不全と呼ぶ（浮腫発生の誘因が明らかなものは続発性移植片不全と呼ぶ）．角膜内皮移植後の原発性移植片不全は，術直後から術後早期に移植片の浮腫がみられ，レシピエント角膜の浮腫の軽減が得られない．角膜内皮移植後の原発性移植片不全の発生率は，DSAEK では5%（0～29%）[27]，DMEK では1.7%（0～12.5%）[296]とされている．角膜内皮移植では，術中操作により角膜内皮への何らかの侵襲を及ぼすことがあり，原発性移植片不全を引き起こす要因の一つになっていると考えられる．

④**移植片の脱落**：一旦接着した移植片は，時間の経過とともにレシピエント角膜に強固に接着する．しかしながら，一部の症例では眼球打撲後などに移植角膜が脱落することも起こる（図9.22）．早期合併症の移植片の接着不良と同じ対応をする必要がある．

コラム

角膜内皮移植の再移植

　角膜内皮移植でも全層移植と同様に，内皮機能が低下し角膜実質中の水分を適切な量に維持できなくなり，角膜実質浮腫が不可逆性となる移植片不全の状態になることがある．この場合，再び角膜の透明性を回復するためには再移植が必要となる．初回手術が角膜内皮移植であった場合は，再度角膜内皮移植を行うことになる．角膜内皮移植眼で再移植を行う際には，移植した角膜片を抜去し角膜内皮移植を行う．しかしながら，レシピエント角膜に顕著な瘢痕が形成されたまたは残存する場合，瘢痕除去目的で再移植には全層角膜移植を選択することもある．一方で，全層角膜移植眼で内皮機能不全による移植片不全に陥った場合，再度全層角膜移植を行うか，機能低下をきたしている角膜内皮機能の補充目的で角膜内皮移植を行うか議論の分かれるところである．全層角膜移植後の移植片不全症例で，角膜乱視が少なく患者の移植後視力が良かった場合では，良好な角膜形状を利用するために内皮移植を選択することもある．各症例の状態や視機能回復までの時間的余裕など，様々なことを考慮して術式は決定されるべきと考える．

---

4. 角膜輪部移植・培養上皮移植

　角膜中央部に上皮欠損が形成されると，周辺部から角膜上皮が供給されて上皮欠損は修復されていく．角膜輪部と呼ばれる角膜と結膜の境界部周辺に角膜上皮の幹細胞が存在し，上皮幹細胞から分化・増殖し，角膜上皮を恒常的に供給しているものと考えられている．この角膜上皮の恒常的な

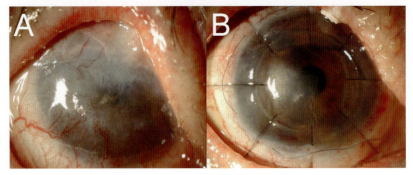

図9.23　角膜輪部移植
A：原因不明の輪部機能不全．角膜輪部機能不全のため，全周から角膜上への結膜上皮の侵入がみられる．上眼瞼との瞼球癒着も顕著である．
B：輪部移植術後．瞼球癒着解離のため，羊膜移植も併用している．角膜上には移植した輪部組織より健常な角膜上皮が供給されており，透明性を維持している．角膜中央部の瘢痕と，下方からの実質内血管侵入は残存しているが，状態は良好である．移植片強膜に血管が侵入しており，移植片が生着していることが確認できる．

供給サイクルが失われた状態が角膜輪部機能不全（角膜輪部疲弊症，幹細胞疲弊症など様々な呼称もある）である．この状態では，角膜上皮が正常に供給されず，角膜上皮の乱れや結膜侵入による上皮混濁が生じ，角膜輪部の上皮幹細胞を移植しなければ視力の回復は得られない．このような角膜輪部機能不全に陥る病態として，化学外傷（酸，アルカリ），重症アレルギー性結膜疾患，Stevens-Johnson症候群，眼類天疱瘡，慢性GVHD，無虹彩症などが挙げられる（第4章105ページ，第8章141ページ参照）．これらの疾患の治療のためには，角膜輪部に存在する上皮幹細胞を移植する必要があるため，幹細胞を組織として移植する方法[302]（角膜輪部移植）や上皮細胞のソースとして角膜上皮[156,303]や口腔粘膜上皮[304,305]を培養して移植する方法（培養上皮移植）などが行われている．輪部機能不全をきたす症例の多くは眼瞼結膜と眼球結膜が癒着することが多いため，癒着解除を行うために羊膜移植手術（瘢痕形成予防のためにマイトマイシンCの併用も）を併用する[152]ことが多い．

培養上皮移植は再生医療の技術の粋を結集した最先端の医療であり，本稿執筆段階では限られた適応ではあるものの保険診療で行うことができるようになっている．片眼性の輪部機能不全の患者の僚眼から角膜上皮輪部細胞を採取し作成した自家角膜上皮細胞シート（ネピック®），両眼性の輪部機能不全の患者の口腔粘膜上皮を採取し作成した自家口腔粘膜上皮細胞シート（オキュラル®），口腔粘膜を羊膜上で培養し，上皮-羊膜シートとして移植する（サクラシー®）方法が保険診療で使用可能となっている．"どの医療機関でも"，"どの患者さんにも"ということが実現できるにはまだまだ越えるべきハードルがいくつもあると思われるが，これまで治療をすることができなかった患者さんの視力回復の希望が持てる時代がすぐそこまで来ているということを実感している．

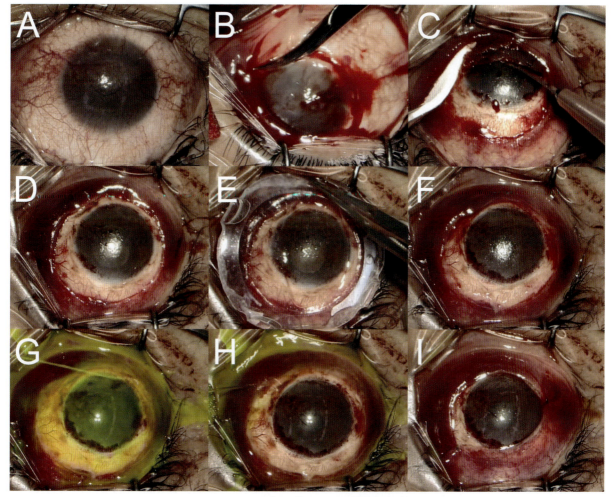

図9.24 ネピック®を用いた培養上皮移植
A：輪部機能不全．角膜上に血管を伴う混濁した上皮の侵入がみられる．
B：結膜切開
C：角膜上の混濁した組織を切除
D：異常上皮除去後
E：僚眼の輪部角膜上皮から作成した自家培養角膜上皮シート（ネピック®）を眼表面に接着させる．
F：輪部を10-0ナイロンで縫合
G：フルオレセイン液を塗布
H：フルオレセイン液を洗浄除去し，上皮欠損がないことを確認
I：結膜を輪部近くに縫合して手術終了

5. クロスリンキング

　クロスリンキング（corneal crosslinking，CXL）は，円錐角膜などのcorneal ectasia（角膜拡張症）を対象とする手術であり，主に円錐角膜の進行を予防する治療の対象として発展してきた[306]．角膜実質内には，コラーゲン原線維の束（コラーゲン線維束）がデスメ膜平行方向に，縦横無尽に走行・分布している[176)307)]（第13章194ページ参照）．

コラーゲン原線維はS-S結合で固定されており，線維束同士もS-S結合によってある程度固定されて角膜実質を構成していると考えられる．円錐角膜では，このコラーゲン線維束同士の結びつきが緩くなり，コラーゲン線維束がずれていき（slipping），角膜の変形が起こる[308]とされている．コラーゲン原線維間およびコラーゲン線維束間の結

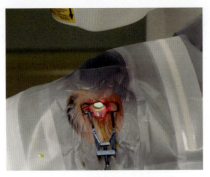

図9.25 クロスリンキング
リボフラビンを塗布・浸透させたのちに紫外線を照射する.

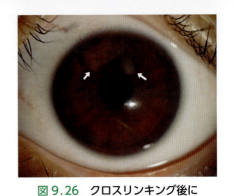

図9.26 クロスリンキング後にみられた瘢痕形成
角膜中央部よりやや上方に瘢痕が形成(矢印)されている.

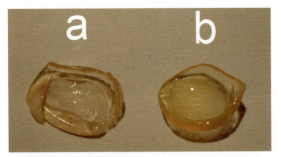

図9.27 クロスリンキングによる角膜剛性増加
リボフラビンを添加した角膜(a)と比較して,リボフラビン添加を行い紫外線照射した角膜(b)のほうが角膜が固くなっている(家兎角膜を用いた).

合をより強固にすることにより,角膜の変形を防ぐ治療がCXLである.

最初に提唱されたCXLの方法がドレスデンプロトコール[309]で,0.1%リボフラビンを用い,3 mW/cm²の紫外線照射を30分行うというものであった.その後,様々な試みがなされ,30 mW/cm²の高いエネルギーで4分照射(accelerated CXL)を行っても同様の効果が得られることが明らかとなり,現在ではいろいろなプロトコールを用いて治療が行われている.

(1) 点眼麻酔ののちに,70%エタノールを角膜の突出がみられる部位を含むように角膜上皮に曝露した後に,上皮を剝離する(できれば上皮シートとして温存する).上皮を剝離せずに行う場合もある(transepithelial CXL).
(2) 角膜厚が十分保たれている(400 μm以上)ことを確認したのちに,0.1%リボフラビンを10分間角膜実質に浸透させる.
(3) 紫外線(UVA)を照射する(3 mW/cm²で30分間または30 mW/cm²で4分間).
(4) 上皮シートを上皮欠損部分に戻し,ソフトコンタクトレンズを装用して手術を終了する(上皮シートを温存できなければ,そのままソフトコンタクトレンズを装用して終了する).

紫外線は細胞毒性が強いため,CXLでの紫外線照射により角膜実質細胞は死滅する.紫外線照射の影響を受けなかった周辺部角膜実質から実質細胞が移動し,術後半年程度で再分布が完了する[310)311)].神経線維も障害されるが,術後3か月ぐらいから再生してきた神経線維が観察されはじめ,6か月ぐらいで正常に近い分布にまで回復する[312].角膜知覚神経線維の再分布に呼応するように,角膜知覚も6か月程度で術前程度まで回復[313)314)]する.また,紫外線により角膜内皮細胞を障害しないように,紫外線照射時の角膜厚は400 μmが必須とされており,この基準を遵守すれば内皮障害は回避できる.

角膜上皮をいったん剝がしてリボフラビンを作用させるため,術後の疼痛が顕著となる.そのため,角膜上皮剝離を行わないtransepithelial CXL[315]も行われている.疼痛を完全に回避できるわけではないが軽減できること,また上皮搔爬を行わないことから角膜実質の瘢痕形成を回避できる可能性が高いことから,transepithelial CXLを施行する医療機関も多い.Transepithelial CXLでは,EDTAや塩化ベンザルコニウムを含有させたリボフラビンを用い[315],角膜上皮のバリアを

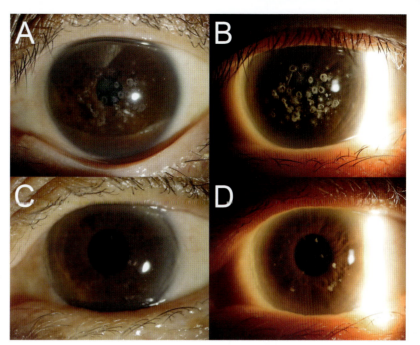

図 9.28
顆粒状角膜ジストロフィⅡ型に対するPTK.
A, B：術前. 角膜実質浅層の斑状混濁と実質中層の金平糖状混濁が散在している. 強膜散乱法により, より明瞭に描出できる.
C, D：PTK術後. 角膜実質浅層の斑状混濁が切除されており, 実質中層の混濁のみ残存している. 強膜散乱光で描出しても, 残存する混濁は軽微である.

破壊しリボフラビンが浸透しやすくなるように工夫している. CXLの術中に角膜上皮を搔爬すると角膜知覚神経が障害され, 術後の角膜知覚が低下するが, transepithelial CXL では角膜上皮を搔爬しないため, 術直後の知覚低下も軽度で回復も速やかである[316].

CXL後に発生しうる合併症は, 実質瘢痕形成[317], 無菌性浸潤[317)318], 感染性角膜炎[319]などが報告されている. 術後の炎症抑制のためにステロイド点眼を行うため, 術後の感染症に十分留意し経過観察する必要がある.

CXLは, 進行がみられた円錐角膜症例においても術後数年にわたり効果を発揮する[162)306)320]とされている. CXL術後には近視の進行や角膜乱視の増強を抑制[306]するだけでなく, 角膜厚の菲薄化や角膜体積の減少, 角膜剛性の低下も抑えることが報告[321]されている. 円錐角膜患者は若年であり, 術後何年ぐらいCXLの効果が持続するのかという疑問は今後の評価が必要とされるところである. しかしながら, 現時点ではCXL以外に円錐角膜の進行を停止させうる治療は他になく, またその治療効果も十分に期待できることから, 進行性の円錐角膜患者には有用な治療法であるといえる. CXLを用いた治療法の確立により, 円錐角膜診療において円錐角膜の進行の度合いを評価すること, 進行性の円錐角膜を確実に検出することが最重要となっている. 円錐角膜の進行を検出し, 時期を逃さずCXL治療に持ち込むことで, 円錐角膜患者がハードコンタクトレンズ装用で良好な視力を維持したまま人生を過ごすことが可能となる. ハードコンタクトレンズ装用下でも視力不十分な円錐角膜患者, 角膜移植を受けざるを得なくなる円錐角膜患者を1人でも減らせるように, 適切な経過観察が求められると同時に, 中高生の視力低下は円錐角膜という角膜疾患が原因となりうるということを広く啓発していく必要がある.

6. 治療的レーザー角膜切除術

エキシマレーザーは, 混合ガスの中で放電を行い, ガスの成分が分解されるときに発するエネルギーを用いて紫外線波長のレーザー光を発生させる. 眼科で用いられるのは, アルゴンとフッ素の混合気体を用いて紫外線レーザー光(波長193 nm)を用いることが多い. このレーザーエネル

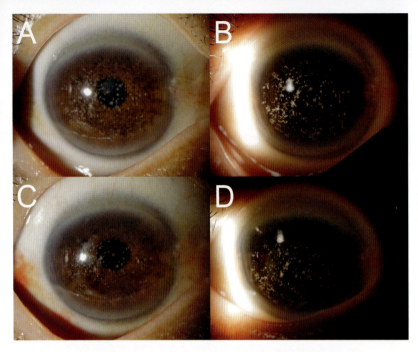

図 9.29
顆粒状角膜ジストロフィ I 型に対する PTK
A，B：術前．微細な実質混濁が角膜中央部に集簇している．強膜散乱法により，より明瞭に描出できる．
C，D：PTK 後．角膜実質浅層の微細な混濁が切除されている．強膜散乱法で描出しても，混濁が減少しているのがわかる．

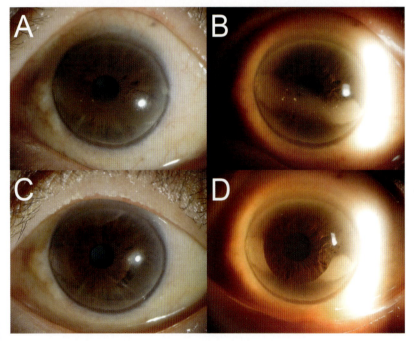

図 9.30
帯状角膜変性に対する PTK
A，B：術前．瞼裂に一致して帯状の混濁がみられる．強膜散乱法により，より明瞭に描出できる．
C，D：PTK 術後．角膜中央部約 6.0 mm の混濁を切除した．虹彩紋理が明瞭に観察できる．強膜散乱法により，PTK で切除された部分がより明瞭に描出できる．

ギーを角膜に照射して角膜の混濁病変を蒸散させ切除する方法が，治療的レーザー角膜切除術（phototherapeutic keratectomy，PTK）である．

PTK では，エキシマレーザーを照射し角膜表面から病変を切除していくため，表在性の角膜混濁が治療の対象となる．

①**顆粒状角膜ジストロフィ II 型**：PTK の治療頻度が最も高い．顆粒状角膜ジストロフィ II 型では，角膜実質浅層の斑状混濁と実質中層の金平糖状混濁が混在する．これらのうち，表在性斑状混濁の除去を目的として PTK を行う．

②**顆粒状角膜ジストロフィ I 型**：微細な沈着が実

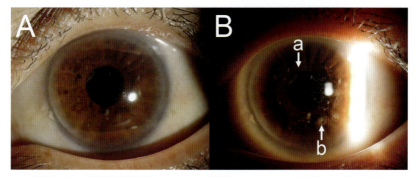

図 9.31　顆粒状角膜ジストロフィⅡ型でみられた PTK 後の沈着の再発
A：瞳孔領に金平糖状の実質沈着に加え，微細な沈着がみられる．
B：反輝光線で混濁を描出すると，角膜中央部の微細な沈着（a）が瞳孔領に存在するのがわかる．角膜中央部を少し外れた部分では，前回の PTK で取り切れなかった斑状混濁が残存（b）しているのがわかる．

質浅層から中層にかけて分布し，視力低下の原因となっている．混濁の全てを切除するのは不可能であるが，可能な限りの混濁除去である程度の視力改善が得られる．

③**帯状角膜変性**：Bowman 層にカルシウムが沈着しているため，この Bowman 層の切除目的で PTK を施行する．帯状角膜変性では角膜実質に混濁はないため実質の切除が不要であるため，顆粒状角膜ジストロフィより少ない切除量で混濁の除去が可能である．

④**瘢痕**：角膜実質浅層に限局して形成された瘢痕も PTK の適応となる．角膜上皮欠損が遷延化した場合や再発性角膜上皮びらんなどで繰り返し角膜実質が刺激された場合に，実質浅層に限局した瘢痕が生じる．この瘢痕形成は，かなり長い時間をかけてある程度は軽減するが，PTK で実質浅層を切除し，速やかに視力改善を得ることも可能である．もともと上皮障害が生じやすい，また治癒しにくい症例で起こりうる病態であるので，PTK 後の上皮欠損が遷延化する可能性もあり，多角的な評価を行って治療方針を決定する必要がある．

⑤**格子状角膜ジストロフィⅠ型**：角膜びらんを反復し角膜実質浅層に瘢痕形成をきたすため，この混濁除去目的で PTK を施行することがある．また，比較的若年（30 歳以下）の格子状角膜ジストロフィⅠ型患者で視力低下をきたすことがあり，この場合の多くが，Bowman 層の異常（部分的な Bowman 層の肥厚）により角膜前面形状が不整となり，また角膜上皮自体も不整となり視力低下の原因となる．この Bowman 層異常の改善のために Bowman 層を PTK で切除することで，視力改善を得ることができる．

角膜ジストロフィに対して PTK を行っても，遺伝子異常を根本的に治療するわけではないので，角膜実質内の沈着が再発してくる．PTK から再発までの期間は，顆粒状角膜ジストロフィで約 2〜3 年[121)322)]，格子状角膜ジストロフィⅠ型で 1 年[323)]とされている．ただ，細隙灯顕微鏡で沈着の再発が観察されるだけで，患者の視機能に影響し始めるのはもう少し後になると考えられる．

角膜テキスト臨床版
―症例から紐解く角膜疾患の診断と治療―

第 **10** 章

小児の角膜に
何かある

第10章 小児の角膜に何かある

小児の角膜疾患では，成人に起こりうる様々な感染症などの角膜疾患に加え，発生異常に留意する必要がある．角膜でみられる発生異常は限られるが，適切に治療を行えば視力を維持できる疾患もあり，眼科医がきちんと対応することでその子供の将来を大きく変えることができるため責任は重大である．また，角膜感染症後の角膜白斑や炎症性疾患の治療後に生じた瘢痕により片眼の視力低下をきたすことがあるため，弱視の発生に常に留意しながら診療を行う必要がある．

1. 輪部デルモイド

輪部デルモイドは，先天性良性腫瘍で生下時より認められる．黄白色で血管侵入を伴う円形の腫瘍が角膜結膜接合部（輪部）の外下方に位置する．他臓器にできるデルモイドと同様，腫瘍の中には毛根や脂腺，汗腺などが形成されている．腫瘍径の増大はないとされるが，成長とともに若干大きくなることはある．輪部デルモイドは特発性のことも多いが，Goldenhar 症候群[324]という発生異常でもみられる．Goldenhar 症候群は眼耳脊椎形成異常（oculo-auriculo-vertebral dysplasia, OAVS）ともいわれ，顔面非対称による下顎低形成，眼および耳介の形成異常，脊椎異常がみられる[324)325)]．この眼形成異常は輪部デルモイドを示すことが多い．耳介の形成異常は，副耳や耳瘻孔として観察される．

輪部デルモイドが角膜形状に影響し，患眼の視力が僚眼よりも極端に悪い場合，適切な弱視訓練が必要である．輪部デルモイドは上述の通り良性腫瘍であり緊急性を持って対応する必要はない．美容的な理由でデルモイドの切除を親が希望した場合，手術のタイミング決定には検討を要する．術式は，デルモイド本体および角膜実質に存在するデルモイド組織も合わせて切除し，組織欠損部分に表層角膜移植を行う．したがって，縫合によ

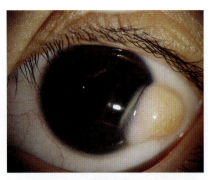

図10.1 輪部デルモイド
耳側輪部に黄白色の円形病変を認める．病変周囲の角膜には黄白色の沈着がみられる．

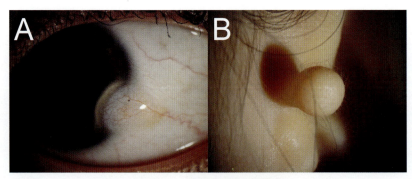

図10.2 Goldenhar 症候群
A：輪部デルモイド．径は小さく，比較的平坦な病変である．
B：副耳．外耳孔の顔面側にできる．

る角膜乱視は回避できず，術後，きちんと視力評価を行う必要がある．視力検査や弱視訓練など患者の協力が必要であり，手術を行うタイミングは，患者および家族の理解度，麻酔のリスク，日常生活での美容的な問題などを考慮して決める．

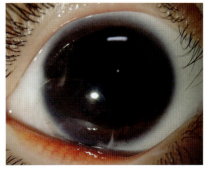

図 10.3　表層角膜移植後
術後 5 年が経過している．弱視訓練を継続することができ，視力は矯正 0.9 まで維持できた．肉眼では術後の創は目立たず，日常生活で指摘をされることもない．

2. Peters 異常

Peters 異常は，浅前房，虹彩前癒着，角膜中央部混濁およびデスメ膜欠損をきたす疾患として報告[326]された発生異常で，角膜と水晶体の分離異常がその原因である．角膜実質深層，デスメ膜，角膜内皮が欠損し，その部分に虹彩の線状組織が付着する．病変部分には内皮細胞がないため，実質浮腫による混濁を呈する．Peters 異常は，Peters 異常 I 型，Peters 異常 II 型，Peters plus 症候群に分けられる[327]．Peters 異常 I 型は虹彩前癒着を伴う角膜混濁，Peters 異常 II 型は白内障または水晶体の角膜への接着がみられる角膜混濁，Peters plus 症候群は Peters 異常に口唇口蓋裂，低身長，耳介奇形，精神発達地帯などを伴うもの，とされている．Peters 異常では角膜や水晶体病変だけでなく，眼圧上昇（緑内障）も生じる[328]．

角膜混濁の程度により，角膜移植を行うこともあるが，成人の角膜移植と比較して成績は不良である．混濁の存在下で獲得できる視力，訓練で維持できる視力を十分評価しながら，手術を行うかどうかは慎重に判断するべきと考える．

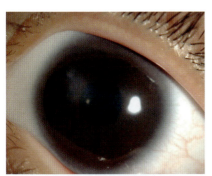

図 10.4　Peters 異常
角膜中央部 10 時方向に混濁を認める．その他の部位に特に異常はみられない．

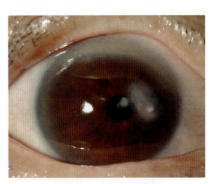

図 10.5　Peters 異常
角膜中央部 3 時方向に角膜混濁を認める．

赤外光を用いた角膜実質浮腫眼の観察

　極端に進行した（長期間罹患した）水疱性角膜症，例えば先天性白内障に対する水晶体囊外摘出術を受けた成人患者などでは，浮腫が顕著で虹彩の状態さえ観察できない．このような状態の患者角膜を，近年マイボーム腺の観察用に開発された赤外光を光源とする光学系で観察すると，瞳孔の状態や虹彩の形状が観察できる[329]．この現象は，David Maurice が提唱した lattice theory[330] と Goldman と Benedek の理論[331]を用いると説明ができる．

　Lattice theory では，一定の間隔で格子状に配列したコラーゲン原線維の中では散乱光はかき消され，4,000～7,000 オングストローム（400～700 nm）の波長の光は角膜を通過するとされている[330]．人間の可視光線の波長は 400～800 nm とされており，正常角膜においては可視光線が散乱を生じることなく角膜実質を通過していく．また，Goldman と Benedek らは，コラーゲン原線維の間隔が狭いことが光散乱の抑制に必要であるとしている[331]．角膜実質浮腫眼では，角膜実質中に水分が過剰に貯留しコラーゲン線維間の距離を広げ，コラーゲン線維間の格子状構造が乱れる．この結果，角膜を通過できる波長の光でも乱反射を生じるようになるため，浮腫状角膜を通過する可視光領域の光散乱のため視力が低下し，観察者側からは混濁として観察される．この観察系に，人間の目ではみえない赤外光を用いるのが赤外光観察である．赤外光域の波長は可視光領域の光の波長よりも長い．浮腫が生じるとコラーゲン線維間の距離は拡大するが，可視光波長ではなく赤外光波長を基準とすると，コラーゲン線維間距離は相対的に"狭く"なり，光散乱を受けずに角膜実質を通過するチャンスが出てくる．また，赤外光観察系はグレイスケール画像になるので，コントラストがつきやすい．これらが相まって，観察の妨げになる角膜実質浮腫による混濁の影響を避け，虹彩や瞳孔形状を観察することができるようになる．後部角膜実質～デスメ膜・内皮が先天的に欠損する Peters 異常でもこの観察系は応用でき，浮腫でよくみえない部分の向こう側の角膜後面に接着する虹彩組織を明瞭に描出することができる[332]．ハンディタイプの赤外光カメラが購入可能であり，乳幼児の Peters 異常の診断・診察には便利であると考えている．

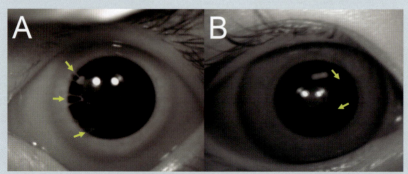

図 10.6　赤外光カメラを用いた Peters 異常眼の観察
A：図 10.4 と同じ症例．混濁部位だけでなく他の部位にも虹彩から連続する線状組織が癒着している．
B：4 歳女児．瞳孔縁から連続する線状組織が角膜に付着しているのが観察できる．

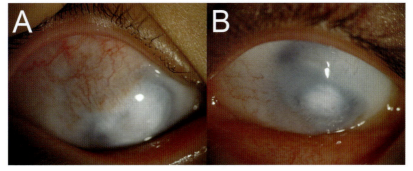

図 10.7 強膜化角膜
A：右眼．角膜に混濁がみられ，また角膜と結膜・強膜の境界が不明瞭である．強膜の範囲が角膜側に拡大しているようにもみえる．角膜に血管侵入を伴っている．
B：左眼．右眼と同様に，角膜には混濁部分がみられ，角膜と結膜・強膜部分の境界が不明瞭になっている．

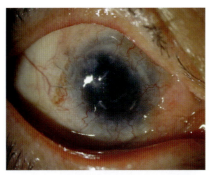

図 10.8 強膜化角膜に対する角膜移植
複数回の角膜移植を施行しているが，術後 6 か月以内に拒絶反応を発症し，移植片不全に至った．角膜内皮移植を施行しても拒絶された（図 9.21（166 ページ）と同一の症例）．

3. 強膜化角膜

強膜化角膜は，角膜組織が強膜様組織に置き換わる先天異常である[333]．多くが孤発性で，両眼性だが左右差はみられる．角膜混濁の表面は平滑で上皮欠損はみられないが，血管侵入を伴う．病変部分は強膜組織であるため白濁している．混濁の範囲は，角膜の一部分から角膜全体に至るまで，症例によって病変の範囲は異なる．

病理組織学的には，コラーゲン原線維の直径の増大やコラーゲン線維束配列の乱れなどが観察され，角膜実質が強膜組織と類似した組織に変化していることが示されている．

治療は，視軸に存在する混濁を除去する目的での角膜移植であるが，強膜化角膜に対する角膜移植の予後は不良[334]とされている．

角膜テキスト臨床版
―症例から紐解く角膜疾患の診断と治療―

第 **11** 章

角膜所見

第11章 角膜所見

　角膜疾患の診断には，細隙灯顕微鏡を用いて角膜所見を正確に収集することが最初のステップである．目の前の患者の病歴（現病歴，既往歴），症状を聴取し，角膜の様々な角膜所見を収集し，その組み合わせから鑑別すべき疾患をリストアップする．角膜所見の収集には，細隙灯顕微鏡でスリット光を照射して角膜所見を三次元的に収集し，さらにフルオレセイン染色を行いみえづらい異常やみえない異常を可視化して角膜所見を収集する．みつけた角膜所見を適切に表現するために，本章を参照していただきたい．

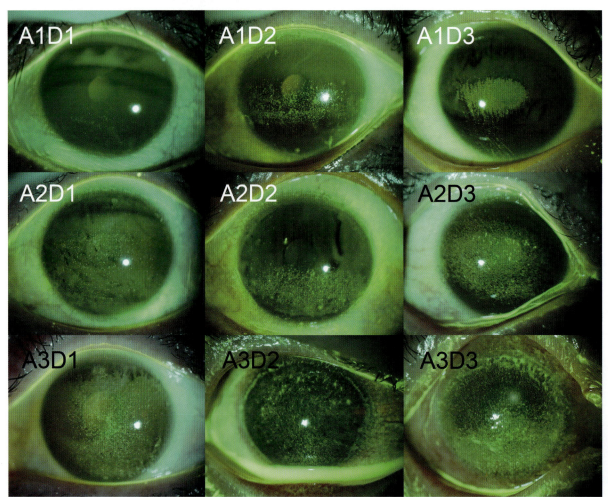

図11.1　SPKのAD分類[70)335)]

　AはSPKの範囲，DはSPKの密度をもとにスコアリングする．SPKが生じる場合，範囲と密度が重症度を反映すると考えられ，areaとdensityをそれぞれスコアリングして評価する．A（area）評価では，SPKの角膜全体に対する範囲を評価する．SPKの範囲が角膜全体の1/3以下の場合1点，角膜全体の1/3〜2/3を占める場合は2点，角膜全体の2/3以上を占める場合を3点とする．D（density）評価では，点状の染色のばらつき具合，すなわち点状染色性の密度を評価する．染色の一つ一つが明瞭に区別でき，まばらな染色性の場合1点，染色が徐々に癒合してきた場合2点，染色がさらに密になり重なった状態の場合3点とする．A評価，D評価それぞれ点数評価したものがAD分類である．

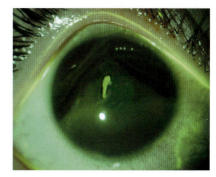

図 11.2
上皮欠損
フルオレセイン染色で陽性に染まる.

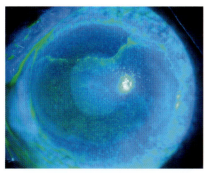

図 11.3　Crack line
角膜上方にフルオレセイン染色に線状に染まる病変が存在する．線状ではあるが terminal bulb（図 2.6-C（34 ページ），図 2.20-B（47 ページ），図 9.8-B, D（154 ページ）参照）は形成されていない．角膜全体に上皮障害がみられ，上皮欠損治癒過程であることを示唆している．

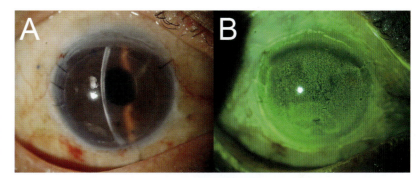

図 11.4　上皮浮腫
A：DSAEK 眼．角膜が全体的に混濁している．
B：フルオレセイン染色を行うと，フルオレセイン染色をはじく dark spot がみられる．高眼圧を示唆する上皮浮腫所見で，この症例は眼圧が 45 mmHg であった．

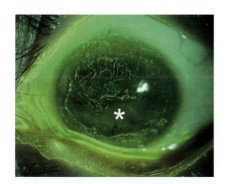

図 11.5　上皮異形成
フルオレセイン染色を行うと，角膜上皮が波打っているような様相を呈している．
＊の部分は正常角膜上皮

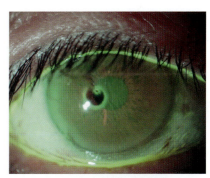

図 11.6　Seidel 現象
外傷性角膜穿孔の症例．フルオレセイン染色を行うと，穿孔部から前房水が漏出し，分布していたフルオレセイン含有の涙液を洗い流している．低眼圧により角膜の張力が下がっており，角膜中央部に Bowman 層の皺がみられる．これは，フルオレセイン染色下で角膜を圧迫した時にも観察される（Fischer–Schweizer polygonal reflex）．

第 11 章 角膜所見

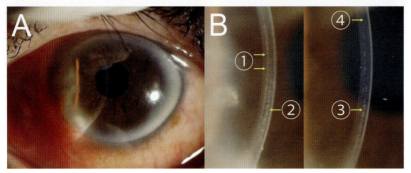

図 11.7　細胞浸潤

A：7 時半方向に細胞浸潤巣がみられ，その周囲の角膜実質に細胞浸潤がみられる．
B：スリット写真を拡大している．①実質中層に線状所見がみられる．これは，炎症細胞がこの層に分布していることを示している．下方に浸潤巣があり，この病変と連続している．②実質浅層の細胞浸潤．下方の細胞浸潤巣と連続している．③スリットを少し病巣から離すと，実質浅層の細胞浸潤はみられるが，④実質中層の細胞浸潤はみられない．

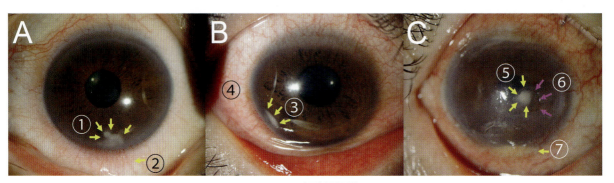

図 11.8　細胞浸潤巣

炎症性細胞の集簇像である．
A：カタル性角膜浸潤でみられる細胞浸潤巣．①白色の細胞浸潤巣がみられる．②結膜充血もみられる．
B：カタル性角膜浸潤．③矢印で囲まれた部分に細胞浸潤巣が存在している．病変と角膜結膜移行部との間に透明帯がみられる．④結膜充血もみられる．
C：感染性角膜炎．⑤細胞浸潤巣（黄色矢印）がみられ，上皮欠損を伴っている．⑥細胞浸潤巣よりも広い範囲の上皮欠損（紫色矢印）が形成されている．⑦前房蓄膿がみられる．

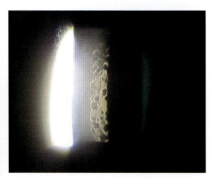

図 11.9　Guttae

デスメ膜の凹凸として guttae が観察できる．スペキュラマイクロスコピーの撮影原理である鏡面反射を用いると細隙灯顕微鏡でも guttae を示す dark area は観察することができる．

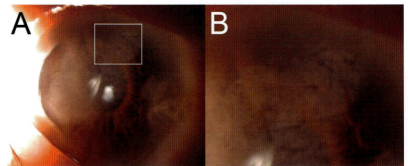

図 11.10　Ghost vessel

A：陳旧性角膜実質炎後角膜白斑症例
B：A の □ の拡大．混濁の中に線状の混濁が抜けた部分がみられる．この部分には，実質炎の活動期には血管が存在していたが，実質炎の鎮静化に伴い，血流が消失し血管の名残としての線状構造が残っている．病理組織学的には，この部分には血管内皮細胞が残存している．

角膜テキスト臨床版
―症例から紐解く角膜疾患の診断と治療―

第12章

角膜の治療法

第12章 角膜の治療法

角膜疾患の治療法は，点眼や薬剤の全身投与などの薬物療法と外科的手術療法とが挙げられる．角膜疾患のみをターゲットとする場合に用いる点眼薬は，抗炎症薬(ステロイド，免疫抑制剤)，抗微生物薬(抗菌剤，抗真菌剤，抗ウイルス薬)，涙液治療薬の3種類のみである．疾患別の治療レシピは可能な限り前述しているが，ここでは角膜上皮保護に焦点を絞って紹介する．

1. 角膜上皮を保護する方法

角膜上皮保護が必要な状態には，以下のコンディションが考えられる．
(1) 上皮欠損の治癒が遅延している(修復しない)
(2) 極端な涙液分泌低下がある
(3) 眼瞼に異物がある
(4) 角膜上皮剥離が起こりやすい

このような状態では，患者は眼痛，異物感，羞明，視力低下，流涙など様々な症状を訴える．また，異物による刺激などでは，症状も強いため早急に対処する必要がある．

角膜上皮を保護する方法として，以下のような方法が挙げられる．
・油性眼軟膏点入
・人工涙液点眼
・ソフトコンタクトレンズ連続装用

これらの方法を用いても角膜上皮を保護する目的を達成できない場合，瞼板縫合術や羊膜移植[336]などの外科的な処置がとられることがある．

【油性眼軟膏点入】角膜上皮を保護する目的であれば，最も簡便で効果的な方法である．重症な涙液分泌低下型ドライアイでは，点眼薬では眼表面の水分供給が間に合わず，重篤な角膜上皮障害の原因となる．このような場合，油性眼軟膏を適量点入することにより，眼表面に油性膜を展開させ角結膜上皮を保護することが期待できる．閉瞼不全に伴う夜間兎眼でもこの方法は有効である．また，再発性角膜上皮びらんや水疱性角膜症など，角膜上皮が簡単に剥離しやすい状況では，油性眼軟膏点入で瞬目時や開瞼時の摩擦を低下させることでびらん発作を予防する必要がある．綿棒に米粒大程度の油性眼軟膏をとり，鏡の前で下眼瞼を牽引して瞼縁に塗布し，瞬目によって拡散させるよう指導する．油性眼軟膏点入は点眼よりも難しいので，同居家族に点入介助をお願いすることも多い．

【強制閉瞼】角膜上皮障害治療目的で行う強制閉瞼は，瞬目の制限を目的とする．角膜上皮障害，特に遷延性角膜上皮欠損の状態では，瞬目に伴う眼瞼による物理的な傷害が上皮欠損の治癒を妨げると考えられる．また，外傷性の単純びらんでも，瞬目による眼痛をきたすため，上述の油性眼軟膏点入に強制閉瞼を合わせて行うことで疼痛管理が可能である．強制閉瞼を行うには，眼帯用のガーゼを二つ折りにして厚みを持たせ，油性眼軟膏を点入したのちに閉瞼を指示して上眼瞼の上からガーゼをあてて粘着力の強いテープで貼り付ける．この時，瞬目ができないことを確認する．ガーゼの上から眼帯用のガーゼをつけてもよい．強制閉瞼と線維柱帯切除術後の過剰濾過対策としての圧迫眼帯は類似しているが，前者は瞬目制限が目的であり，眼球圧迫を目的とした後者とは異

表12-1

銘柄	メーカー	連続装用可能期間	補足
メダリストプラス	ボシュロム	2週間	治療用として認可 0Dが2024年8月末で終売（−0.50〜−9.00Dは販売継続）
エアオプティクス EX アクア	アルコン	1か月	治療用として認可（2025年1月以降は0D BC860のみ処方可能）
フレッシュフィット コンフォートモイスト	ボシュロム	2週間	2025年3月末で終売
Monthly Fine UV plus	シード	1か月	
マンスウェア	メニコン	1か月	

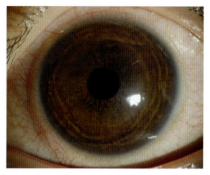

図12.1　ソフトコンタクトレンズ装用による上皮保護
クロスリンキング翌日．再被覆させた上皮を保護する目的でソフトコンタクトレンズの連続装用を行っている．

なる．

【ソフトコンタクトレンズ連続装用】ソフトコンタクトレンズ（SCL）の連続装用は，角膜上皮保護目的としては有効な手段である．

(1) 油性眼軟膏での上皮保護では改善がみられない
(2) 油性眼軟膏で予防できない再発性角膜上皮びらんや水疱性角膜症のびらん，格子状角膜ジストロフィI型のびらん
(3) 遷延性角膜上皮欠損
(4) 取り切れないほどの結膜結石
(5) 不適切な重瞼形成術後の縫合糸断裂や肉芽形成
(6) 皮膚が接触する退行性内反症

などは，根治療法までの間の角膜上皮保護の方法としてSCL連続装用が有用である．医師の管理下で，2週間または1か月の連続装用が認められているSCLは，表12-1のとおりである．角膜疾患治療用として認可されているのはメダリストプラスとエアオプティクスEXアクアのみである．

SCLは毎日のケアが求められる医用装用具であるが，医師の定期的な診察と確実な交換，著変時の来院指導などが適切に行われている場合に限り，連続装用が可能となる．再発性角膜上皮びらんや水疱性角膜症で角膜上皮の接着性が極端に低下している場合には，通常の外し方をしてしまうと角膜上皮を一緒に剥がしてしまう可能性があるので，細隙灯顕微鏡下で鑷子を用いてコンタクトレンズを外す．結膜結石や内反症などの眼瞼異常では，外科的な根治治療を計画し，その治療が完了するまでの期間限定でSCLの連続装用をするようにしている．SCL連続装用中は，抗菌剤点眼1日2〜3回点眼を指示している．その他必要な点眼薬は使用してもよい．

SCLはこれらの他に，異物感が強くハードコンタクトレンズ（HCL）装用困難な円錐角膜患者に対して，SCL装用した状態でHCLを装用させる（piggy bag法），翼状片切除術後の疼痛予防目的で手術終了時に装用させる，眼科手術時に視認性改善のためやむを得ず角膜上皮掻爬を行った場合に手術終了時に装用させる，PTKやLASIK，クロスリンキングなどの角膜手術後に装用させるなどの応用がある．

2．角膜穿孔の管理

角膜穿孔は，様々な原因で角膜に穴が開いて前房水が漏出している状態で，眼内と眼外が交通している危険な状態である．前房水の漏出のため眼圧が維持できず，低眼圧に伴う様々な眼合併症（低眼圧黄斑症，駆逐性出血など）が生じたり，穿孔部位から眼内に病原微生物が侵入し重篤な感染

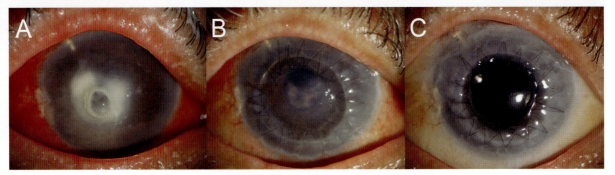

図12.2 感染性角膜潰瘍穿孔に対する治療的角膜移植
A：水疱性角膜症をきたし角膜移植待機中に角膜真菌症を発症した．病巣中心部の実質融解が進行し，デスメ膜瘤（切迫穿孔）の状態であった．
B：保存角膜を用いて全層角膜移植を施行，病巣除去と眼球形状維持は達成できたが，角膜内皮が機能しないので顕著な実質浮腫をきたしている．
C：新鮮角膜を用いた全層角膜移植再手術後．角膜の透明性は維持できており，視力も回復した．

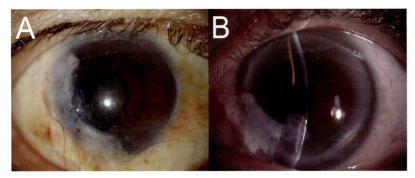

図12.3
周辺部表層角膜移植術後
A：Mooren潰瘍，B：Terrien辺縁角膜変性の角膜穿孔に対し，表層角膜移植を施行した．

症を発症しうる．無菌性角膜潰瘍が原因で生じた角膜穿孔であれば，前房水が常に眼内から眼外へと流出し病原微生物の眼内侵入は心配するほど高頻度ではないが，眼球を押すなどしていったん虚脱させてしまった場合，眼球が膨らむ時に眼外から眼内へ水を"引き込む"状態になってしまい，病原微生物の眼内侵入のリスクは急激に高まってくる．

角膜穿孔をきたした場合，その状態に至った角膜疾患の治療の継続は必要である．感染性角膜潰瘍穿孔では，穿孔に至った感染症の治療をきちんと行う．非感染性の角膜潰瘍穿孔でも，ステロイド点眼の継続は必須である．外傷性角膜穿孔の場合，角膜縫合が必要であれば角膜縫合を行い，保存的な治癒が見込めるのであれば保存的に治療する．角膜穿孔に至った原因に対して適切な治療を行いながら，穿孔部位の閉鎖・前房水漏出の停止を目指す．保存的な対処法として，第一選択として行われるのがソフトコンタクトレンズ（SCL）装用である．穿孔部位では角膜実質・角膜内皮（デスメ膜）の連続性も断たれており，前房水の漏出（＝流出）も継続しており，実質の連続性が回復できていない．SCLを装用し前房水の流出を減少させ，角膜実質が物理的に何とか近づくことができれば，角膜上皮細胞が伸展し閉創できる可能性が出てくる．角膜穿孔眼で穿孔部位に虹彩が嵌頓すると比較的速やかに治癒するのは，穿孔部位に嵌頓した虹彩を足場として角膜上皮細胞が伸展し得るためである．外傷による穿孔で受診時に前房が形成されている状態であれば，SCL装用を2〜3日継続するだけで閉創が得られることが多い．角膜切開で行った白内障術後の前房水漏出も，SCL装用を行うと閉鎖が得られることが多い．また，角膜穿孔に対して医療用シアノアクリレート（瞬間接着剤）塗布[337)338)]も行われることがある．

角膜穿孔がSCL装用による保存的治療で治癒しない場合，外科的治療が必要になる．鋭利なもので角膜を刺入した場合，外傷面はきれいである

ので，角膜縫合を行うことで眼内外の交通は遮断できる．一方で，角膜潰瘍穿孔など角膜実質の融解を伴っている場合には，創を縫合するなどでは閉鎖できず，何らかの組織の充填が必要になる．最も簡便なのは有茎結膜弁を用いた結膜被覆である．穿孔部位が角膜中央にある場合は，非透明組織である結膜を角膜に縫着するため視力低下は避けられないが，創閉鎖を最優先にしなければならない状態であるので，やむを得ないと考える．また，欠損組織の充填および角膜上皮細胞の伸展促進を意図した羊膜移植[339]も行われる．組織欠損の大きさの羊膜を充填し，その上を羊膜で被覆・縫合する．充填した羊膜で前房水の漏出を抑え，その羊膜組織上を角膜上皮が伸展しやすいように羊膜で保護する．この手法も，透明ではない羊膜を充填するため病変部位によっては視力低下につながる．結膜被覆や羊膜移植で前房水漏出が止められない場合，角膜移植を行って閉創する必要が出てくる．穿孔部位が角膜中央部に存在している場合には，穿孔部位および組織融解の範囲を十分に含めた全層角膜移植を行う．拒絶反応回避のための表層移植も考慮するべきであるが，組織融解や混濁の範囲をもとに判断すべきである．また，Mooren潰瘍や周辺部角膜潰瘍で生じた周辺部の角膜穿孔の場合，穿孔部位を含めて表層切除し，その上から移植片で被覆し縫合することにより閉創が得られる．周辺部病変で視軸には影響しにくいこと，また実質融解の範囲が狭いことなどの理由から，周辺部の穿孔閉鎖目的の表層移植は，通常の角膜移植で用いた移植片の周辺部角膜を含む強角膜片を移植片として用いることができる．

角膜穿孔の原因が感染性のものである場合，SCL装用は行うべきではない．感染性角膜穿孔は，感染性角膜潰瘍の進行した状態であり，病変には病原微生物が存在していることが予想される．その状態でSCL装用させると，角膜とSCLの間に病原微生物をトラップしてしまうことになり，また抗微生物点眼薬の病変へのデリバリー効率も低下すると考えられる．また，感染性角膜潰瘍穿孔では，病原微生物が角膜内に存在するため，病原微生物ごと角膜実質融解部位を切除するために，表層移植より全層移植のほうが適していると考えている．

研究レベルの治療ではあるが，角膜上皮伸展作用を有するフィブロネクチン由来ペプチドPHSRNの点眼を無菌性角膜潰瘍穿孔に用いることによって，穿孔を閉鎖させ角膜実質の再構築を促進したということを報告[340]している．PHSRNの角膜実質細胞に対する効果は未知の部分が多いが，将来的に点眼薬で角膜穿孔の治療を行うことができるようになる時代が来るかもしれない．

3. 自家調整の点眼薬

角膜疾患の治療を行ううえで，市販の点眼薬だけでは治療に不十分な場合がある．特に，抗真菌薬点眼で市販されているのはピマリシン（ピマリシン点眼液5%「センジュ」，ピマリシン眼軟膏1%「センジュ」）だけであり，効果が不十分な場合や感受性の明らかな薬剤がある場合，静注薬として市販されている薬剤を点眼薬に自家調整することがある．自家調整には，クリーンベンチで清潔操作を行い作成する必要がある．また，市販薬では細菌などのコンタミネーション対策として防腐剤が含有されているが，自家調整薬で防腐剤を混ぜることは行わないことが多いため，作成段階および患者に処方した後の薬剤管理に十分注意する必要がある．本稿執筆時点で臨床治験中の点眼薬もあり，広く用いることができるようになることが期待される．

【アゾール系抗真菌薬】

1%ボリコナゾール点眼：ブイフェンド® 200 mg静注用（ファイザー）

ブイフェンド® 1 Vを生理食塩水20 mLで溶解

0.1%フルコナゾール点眼：ジフルカン® 静注液（50 mg・100 mg・200 mg，ファイザー）

注射液をそのまま点眼薬として使用

0.1%ミコナゾール点眼：フロリードF注200 mg（持田製薬）

注射液 0.5 mL を生理食塩水 4.5 mL で希釈

【ポリエン系抗真菌薬】

0.1%アンフォテリシンB点眼：アムビゾーム点滴静注用 50 mg（大日本住友製薬）

アムビゾーム 1 V を注射用水 50 mL で溶解

【抗ウイルス薬】

0.5%ガンシクロビル点眼：デノシン点滴静注用 500 mg（田辺三菱製薬）

デノシン® 1 V を生理食塩水 100 mL で溶解

【免疫抑制剤】

2%シクロスポリン点眼：サンディミュン内用液 10%（ノバルティスファーマ）

サンディミュン 1 mL を滅菌オリーブ油 4 mL で溶解

角膜テキスト臨床版
―症例から紐解く角膜疾患の診断と治療―

第13章

角膜に関する
いろいろなこと

第13章 角膜に関するいろいろなこと

1. オキュラーサーフェスという考え方

オキュラーサーフェス(ocular surface)とは、角膜と角膜を取り巻く結膜・涙液・眼瞼を1つの構成単位(ユニット)として捉える考え方[341]～[343]である。角膜、特に角膜上皮はオキュラーサーフェスを構成する他の組織の影響を顕著に受ける。涙液分泌減少があれば角膜上皮の障害は生じやすくなり、また眼瞼内反症や睫毛乱生などの眼瞼異常があれば角膜上皮を物理的に損傷する。また、結膜弛緩症で涙液メニスカスの形成異常が生じれば角膜上皮障害の原因になりうる。オキュラーサーフェスの異常を検討することで、特に難治性の角膜上皮障害の原因や病態を理解することができる。このように、オキュラーサーフェスという考え方は、目の前の患者の角膜上皮の恒常性維持のために必要な答えを提供してくれる。

オキュラーサーフェスという概念を導入することで、難治性の角膜上皮障害の病態が理解できるようになる。まず、角膜上皮障害のパターンから、角膜上皮障害の原因を推測する(第3章(59ページ)参照)。涙液減少のためか、睫毛が接触しているか、などを推測し、それらを裏付ける臨床検査(シルマー試験、追加の細隙灯顕微鏡検査)を行う。角膜上皮に乱れがある場合には、その上皮が角膜上皮異形成によるものか、角膜輪部機能不全による結膜上皮侵入か、を見極め、可能であればその判断・診断を裏付ける臨床検査(インプレッション・サイトロジー)を行う。角膜上皮障害がなかなか治癒しない状態、特に遷延性角膜上皮欠損がみられる場合には、オキュラーサーフェス異常については入念に評価を行わないと、治癒できるものも治癒できなくなる。

難治性の角膜上皮障害の原因の1つが涙液減少によるものであれば、眼表面に分布する涙液の量的・質的異常を改善する治療を行う。涙液の質的異常では基本的に重篤な角膜上皮障害はきたさないため、涙液量的異常の方に重点を置いて治療を行う。難治性の角膜上皮障害の要因が涙液分泌である場合、その涙液分泌には顕著な減少がみられることが多いため、涙点プラグ挿入を行わないと改善がみられないことが多い。涙点プラグ挿入で角膜上皮障害の改善がみられない場合、人工涙液やドライアイ治療薬(ヒアルロン酸ナトリウム点眼、ジクアホソルナトリウム点眼、レバミピド点眼)を追加する。点眼を追加する場合には、防腐剤を含有しない点眼薬を用いることが望ましい。これは、涙液分泌低下を補う目的での点眼薬使用は、やむを得ず点眼回数が増えるため、累積される防腐剤の量が増えるためである。難治性の角膜上皮障害をきたしている患者では、角膜上皮の治癒を妨げるあらゆる要素を排除していく必要がある。また、涙液減少を補う治療を行っても上皮障害の改善が得られない場合、他に角膜上皮を傷害する因子がないかどうか、何度も検証する必要がある。

睫毛内反症や眼瞼内反症などがみられる場合、それらの眼瞼異常による機械的な傷害が角膜に加わることにより、角膜上皮障害が難治性になる。明らかに睫毛や皮膚がオキュラーサーフェス組織に接触していれば診断は可能であるが、潜在性の物理的刺激が角膜上皮障害の原因となっていることがあり、この場合は原因を確定できないことがある。角膜上皮障害のパターンから、眼瞼に異常がなくても物理的刺激を示唆する角膜の染色パ

図 13.1
睫毛内反症と眼瞼内反症

いずれの状態も，睫毛が角膜に接触し続け，角膜上皮を傷つけ続ける．
A：睫毛内反症．上眼瞼皮膚が睫毛を下方に押し下げている．
B：退行性眼瞼内反症．瞼板と牽引腱膜との連続性が途絶え，眼瞼自体が内反している．睫毛だけでなく下眼瞼皮膚も眼表面組織に接触する．

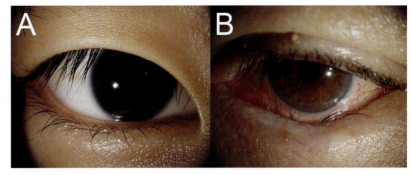

図 13.2
退行性内反症が原因となった角膜障害

A：退行性内反症があり，睫毛・皮膚が接触する角膜下方に潰瘍を形成，治癒した．角膜潰瘍は治癒したものの，内反症による機械的刺激は持続したため，外科的治療を行った．
B：牽引腱膜縫着術後．眼瞼縁が外反し，眼表面に接触しているのは眼瞼結膜のみである．

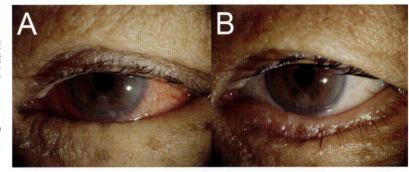

図 13.3
眼類天疱瘡に対する角膜輪部移植

A：血管を伴う上皮が全周性に角膜上に侵入している．
B：輪部移植術後．角膜上には透明平滑な上皮が供給されている．結膜上皮の侵入を認めない．

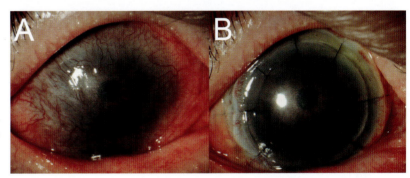

ターンがみられた場合には，診断的治療目的でのソフトコンタクトレンズの連続装用を行うことで，患者の症状の改善を得られるだけでなく，角膜上皮障害の改善が得られた場合には何らかの機械的な傷害であることを確認することができる．眼瞼異常による睫毛または皮膚の接触が確認できた場合には，外科的に治療することを検討する．

角膜輪部には角膜上皮幹細胞が存在[344)345)]し，この幹細胞から供給される上皮細胞が角膜表面を被覆する．この角膜上皮幹細胞が正常に機能する角膜輪部が存在することにより，角膜上には角膜上皮が分布し結膜上皮が侵入しない．しかしながら，角膜輪部の機能が障害された角膜輪部疲弊症（角膜輪部機能不全）では，角膜上に結膜上皮が分布し，角膜混濁の原因となる．角膜輪部疲弊症がみられる患者では，オキュラーサーフェス全体の慢性炎症をきたしていることが多く，瞼球癒着がみられることもしばしばである．角膜輪部疲弊症では角膜上皮細胞を安定供給する上皮幹細胞が失われているため，この上皮幹細胞を供給することが治療となる．角膜輪部を移植する角膜輪部移植や，再生医療の技術を駆使した培養角膜上皮移植を行うことで，角膜上皮幹細胞やその代替となる細胞成分を角膜上皮に移植し角膜輪部機能を再構築することが期待できる．

オキュラーサーフェスという概念は，角膜上皮をいかに正常に保つかという観点から考えるとわかりやすい．角膜上皮の傷を治したい，角膜上皮を守りたいという発想からあらゆるオキュラーサーフェスの障害因子を検出することが求められる．

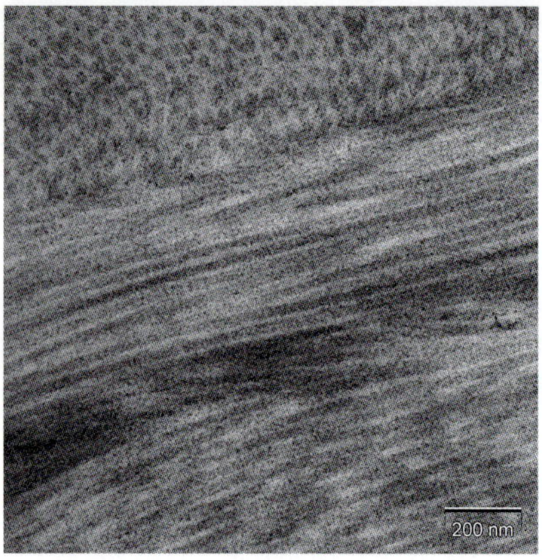

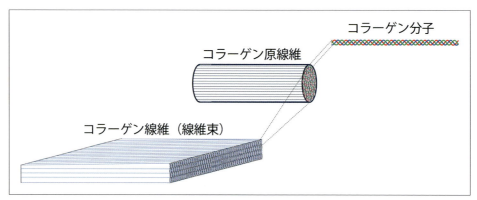

図 13.4
角膜実質コラーゲンの電子顕微鏡写真
コラーゲン原線維の断面と側面が観察できる．多くのコラーゲン原線維は束となって同じ方向性を持ち，角膜実質内に分布している．

図 13.5　**角膜実質のコラーゲンの構造**
三本鎖から構成されるコラーゲン分子は，同じ方向性を有するコラーゲン原線維（collagen fibril）を構成する．さらに，同じ方向性を有するコラーゲン原線維の束がコラーゲン線維（collagen fiber）を構成する．角膜実質では，コラーゲン線維は層状構造をとり，コラーゲン線維束（collagen lamellae）と呼ばれる．

2. 角膜実質のコラーゲン構造の特徴

　角膜実質の大部分はⅠ型コラーゲンを中心とする様々なサブタイプのコラーゲンで構成されている．コラーゲン分子は3本まとまって三本鎖を構成する．この三本鎖が集まって，コラーゲン原線維（collagen fibril）を形成する．このコラーゲン原線維がさらに集まってコラーゲン線維束（collagen lamellae，注1）となる（図13.4）．図13.5でみられる線維1本1本はこのコラーゲン原線維である．コラーゲン線維束構造は皮膚にもみられるが，皮膚ではコラーゲン線維（注1）は様々な角度で分布しているのに対し，角膜では一定の方向性をもって分布している．角膜中央部では，このコラーゲン線維束が約350層存在する[307]．また，このコラーゲン線維束は角膜深層ではほぼ平坦に配列しているが，角膜実質浅層に至ると徐々に急峻化し，Bowman層に対して角度を有するようになり，Bowman層直下では平均20°の角度を有している[175)176)346)]ことが明らかとなっている．また，コラーゲン線維束は角膜実質深層では束の幅が平均122 μm であるが，角膜実質浅層に至るにつれてその幅が狭小化し，Bowman層直下では束の幅の平均が 4.3 μm となる[176)]．コラーゲン線維束のBowman層接着部では幅が平均 6.5 μm とやや拡大し Bowman層に接着している[176)346)]．このコラーゲン線維束の末端は，Bowman層 1 mm^2 あたり 910か所均一に接着している[346)]．このことから

注1：他臓器組織では，コラーゲン原線維の集合体はコラーゲン線維（collagen fiber）と呼ばれる．

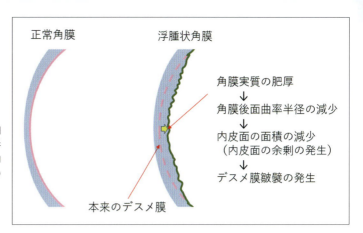

図 13.6
デスメ膜皺襞が形成されるメカニズム
角膜が浮腫状になる(厚みが増える)と，角膜実質は内皮側に広がっていくので，角膜後面(内皮面)の曲率半径が減少する．したがって，角膜が浮腫状の部分では角膜内皮面の面積が減少し，当初のデスメ膜面積よりも小さくなるため，デスメ膜の余剰が生じる．その結果，デスメ膜の皺としてのデスメ膜皺襞が生じる．

角膜実質に存在するコラーゲン線維束の構造を推測すると，コラーゲン線維束は実質浅層では比較的細い束に枝分かれし，それぞれの束が折り重なるように存在し，またBowman層に対して角度をもって存在することとなる．したがって，コラーゲンの線維束が縦横無尽に編み物のように折り重なって分布することとなり，角膜実質浅層は構造的に強固な組織として角膜の剛性維持に貢献することとなる．一方で，角膜実質中層より深層では

コラーゲンの線維束がただ単純に重なっているだけであるので，縦方向(Bowman層に対し垂直方向)の剛性は弱い．また，コラーゲン線維束間の結合は緩い．これは，深層角膜移植を執刀しているときに顕著に実感できる．角膜実質中層を鈍的に剝離しているときにはスパーテルの進みに抵抗を感じるが，実質深層に至るに従いスパーテル進行時の抵抗が少なくなる．

3. デスメ膜皺襞のできるメカニズム

角膜に浮腫が生じる，すなわち角膜実質内が水分過多の状態に陥ると，まず上皮細胞に浮腫がみられるようになる(上皮浮腫)．これは，角膜実質に浮腫が現れる前にも観察され，高眼圧状態でも観察することができる．さらに角膜内の水分過多が進むと，角膜実質内に水分が貯留し，角膜実質内に存在するプロテオグリカンなどにその水分が吸着され，隣接する角膜実質内のコラーゲン線維の線維間距離を拡大させる．これにより，角膜実質の体積が増加し，角膜は腫れる(浮腫状となる)．角膜実質コラーゲン線維の集合体であるコラーゲン線維束の密度はBowman層直下で最大となり，角膜実質浅層ではコラーゲン線維束が前後左右縦横無尽に編み込んだような構造をしている[346)]ため，角膜実質浅層すなわち角膜前方では角膜構造が強靱であり浮腫による変化をきたしにくい．一方で，角膜実質中層から深層にかけて，コラーゲン線維束は，束が重なり合う構造をしており，前後方向(デスメ膜からみて垂直方向)には

角膜実質を強固にする構造がない．このため，角膜実質に浮腫が発生するときは，角膜実質浅層では構造が強固なため形状変化をきたさず，一方で角膜実質深層では前後方向に容易に体積増加をきたすこととなる．結果的に，角膜実質の厚さの増加は眼球中心方向へ向かい，角膜後面の曲率半径は狭小化する．球体の表面積が$4\pi r^2$で与えられるように，角膜後面の曲率半径が狭小化すると内皮面の面積も狭小化する．理論上，角膜厚が200 μm厚くなると，角膜内皮面の面積は6％程度小さくなる．この内皮面の面積の狭小化が，臨床的にデスメ膜に皺が寄った状態，デスメ膜皺襞として観察されるようになる．角膜実質浅層の構造が強靱であることは，角膜が体表面組織であり外界からの刺激に対して強靱である必要があることより容易に想像がつく．この角膜実質の特徴的な構造は，簡単に角膜の前面形状を変化させず，角膜屈折力を一定に保ち安定した視力を維持しようとする生体防御機構の一部であると考えている．

INDEX

数字

6A ——— 24

A

AD 分類 ——— 182
AGBL1 遺伝子 ——— 132
ALTK ——— 161
anterior stromal puncture ——— 24
Avellino 角膜ジストロフィ ——— 96

B

beaten-metal appearance ——— 133
big bubble 法 ——— 162
Bowman 層ジストロフィ ——— 102
Brown 手術 ——— 123
BUT ——— 60
B 型肝炎ウイルス ——— 152

C

CD ——— 24
Central cloudy dystrophy of
　François ——— 102
CHST6 遺伝子 ——— 100
Cochet-Bonnet 角膜知覚計 ——— 84
coin lesion ——— 52
COL8A2 遺伝子 ——— 132
core vitrectomy ——— 159
corneal vesicle ——— 136
crab-claw appearance ——— 116
crack line ——— 70, 183
Creutzfeldt-Jakob 病 ——— 152
CV ——— 24
CXL ——— 169
C 型肝炎ウイルス ——— 152

D

dark area ——— 134
dark spot ——— 25, 26
Dellen ——— 129
disciform keratitis ——— 50
DMEK ——— 23, 163

Down 症候群 ——— 110
DSAEK ——— 23, 163
Dua 層 ——— 162

E

Ehlers-Danlos 症候群 ——— 110

F

FGLM-NH$_2$ + SSSR ——— 83, 84
Fischer-Schweizer polygonal
　reflex ——— 183
Fuchs 角膜内皮ジストロフィ
　——— 23, 132

G

ghost vessel ——— 184
Goldenhar 症候群 ——— 176
graft-versus-host disease ——— 63
GRLH2 遺伝子 ——— 137
Groenouw Ⅰ型 ——— 93
guttae ——— 132, 184
GVHD ——— 63, 106

I

ICE 症候群 ——— 23
IOL グライド ——— 165

K

keratoepithelioplasty ——— 123
Khodadoust line ——— 155

L

lattice line ——— 99
lattice theory ——— 178
LOXHD1 遺伝子 ——— 132

M

Mooren 潰瘍 ——— 122, 189
MRKC ——— 6
Munson 徴候 ——— 110

N

NGF ——— 84

O

open-sky ——— 151
Optisol GS® ——— 152

P

Pellucid 辺縁角膜変性 ——— 116
Peters 異常 ——— 177
PHSRN ——— 82, 189
piggy bag 法 ——— 160
PPCD ——— 136
Pre-Descemet corneal dystrophy
　——— 102, 137

R

Reis-Bücklers 角膜ジストロフィ
　——— 102
relaxation incision ——— 159
RK ——— 20
rolled up ——— 80

S

S-1 ——— 70
Salzmann 結節変性 ——— 16
Seidel 現象 ——— 151, 183
Sjögren（シェーグレン）症候群
　——— 63
SLC4A11 遺伝子 ——— 132
SLK ——— 67
Stevens-Johnson 症候群
　——— 63, 105
suture adjustment ——— 160

T

TACSTD2 ——— 100
TCF4 遺伝子 ——— 132
TCF8 遺伝子 ——— 137
terminal bulb ——— 46
Terrien 辺縁角膜変性 ——— 124

TGFBI 遺伝子 ……… 92, 93

Thiel-Behnke 角膜ジストロフィ
……… 102

Thygeson 点状表層角膜炎 …… 66

Trantas 斑 ……… 75

U

Urrets-Zavalia 症候群 ……… 158

V

Vogt's striae ……… 110

VZV ……… 50

Z

ZEB1 遺伝子 ……… 137

あ

アカントアメーバ ……… 29, 43

アカントアメーバ角膜炎 ……… 43

アクネ菌 ……… 33

アシクロビル眼軟膏 ……… 69

アスペルギルス …… 28, 38, 153

アトピー性皮膚炎 ……… 47

アミロイド ……… 13

アレルギー性結膜炎 ……… 74

い, う

移植片の接着不良 ……… 165

移植片不全 ……… 157

インプレッション・サイトロジー
……… 192

ウェゲナー肉芽腫症 ……… 128

え, お

壊死性角膜ヘルペス ……… 48

円錐角膜 ……… 110

黄色ブドウ球菌 ……… 153

オキュラーサーフェス ……… 192

か

角膜移植 ……… 17, 148

角膜移植トリプル手術 ……… 158

角膜拡張症 ……… 169

角膜上皮異形成 ……… 88

角膜上皮形成術 ……… 123

角膜上皮細胞シート ……… 168

角膜染血症 ……… 16

角膜穿孔 ……… 187

角膜知覚 ……… 46

角膜トレパン ……… 149

角膜内皮移植 ……… 163

角膜内皮細胞密度 ……… 24

角膜パンチ ……… 150

角膜びらん ……… 76

角膜プラーク ……… 74

角膜フリクテン ……… 5

角膜輪部移植 ……… 167

角膜輪部機能不全
……… 80, 168, 193

角膜輪部疲弊症 ……… 193

カタル性角膜浸潤 ……… 3

カッチン剪刀 ……… 150

カニの爪様変化 ……… 116

顆粒状角膜ジストロフィ I 型
……… 93

顆粒状角膜ジストロフィ II 型
……… 13, 96

眼瞼内反症 ……… 192

眼耳脊椎形成異常 ……… 176

カンジダ …… 28, 38, 153

関節リウマチ ……… 126

顔面神経麻痺 ……… 72

眼類天疱瘡 ……… 63, 107

き

偽眼類天疱瘡 ……… 107

偽樹枝状病変 ……… 43, 46

ギムザ染色 ……… 54

球状角膜 ……… 117

急性水腫(acute hydrops) …… 112

狂犬病ウイルス ……… 152

強制閉瞼 ……… 186

強膜炎 ……… 124

強膜化角膜 ……… 179

拒絶反応 ……… 166

拒絶反応線 ……… 167

巨大乳頭 ……… 74

巨大乳頭性結膜炎 ……… 74

筋線維芽細胞 ……… 134

く

空気注入 ……… 165

駆逐性出血 ……… 151

屈折矯正手術 ……… 148

グラム陰性菌 ……… 28

グラム染色 ……… 54

クロスリンキング(CXL)
……… 24, 114, 169

け

結節性多発動脈炎 ……… 128

結膜弛緩症 ……… 67, 192

結膜被覆 ……… 189

結膜フリクテン ……… 5

ケラタン硫酸 ……… 100

瞼球癒着 ……… 193

原発性アミロイドーシス ……… 13

こ

抗癌剤 ……… 70

口腔粘膜上皮細胞シート …… 168

格子状角膜ジストロフィ I 型
……… 13, 99

格子状角膜ジストロフィ変異型
……… 99

甲状腺眼症 ……… 72

後部円錐角膜 ……… 118

後部多形性角膜ジストロフィ
……… 23, 136

膠様滴状角膜ジストロフィ
……… 13, 100

抗緑内障薬 ……… 59

コリネバクテリウム ……… 32

コンタクトレンズ ……… 8

棍棒状混濁 ……… 99

さ

サイトメガロウイルス(CMV)
……… 23, 45, 52

INDEX **197**

サイトメガロウイルス内皮炎
　　　　　　　　　　155
再発性角膜上皮びらん ── 21, 78
細胞浸潤 ──────── 3, 39, 184
細胞浸潤巣 ────── 39, 184
サブスタンスP ────── 83
三叉神経 ────────── 50

し

シアノアクリレート ───── 188
シールド潰瘍 ──────── 74
ジクアホソルナトリウム点眼
　　　　　　　　　　 61
シクロスポリン ──────── 74
シクロスポリン点眼 ───── 154
糸状角膜炎 ─────────── 86
実質型角膜ヘルペス ───── 48
島崎氏式 DSEK 用鑷子 ── 164
周辺部角膜潰瘍 ─────── 189
樹枝状潰瘍 ──────── 45, 153
春季カタル ─────── 16, 47, 74
上皮異形成 ──────── 183
上皮型ヘルペス ──────── 45
上皮欠損 ────────── 183
上皮内沈着物 ──────── 66
上皮浮腫 ────────── 183
睫毛乱生 ────────── 192
上輪部角結膜炎 ──────── 67
シルマー試験 ──────── 61
神経成長因子 ──────── 84
神経麻痺性角膜症 ─── 59, 83
人工涙液 ────────── 63
浸潤 ──────────────── 2
深層角膜移植 ──────── 162

す

水痘帯状疱疹ウイルス ──── 50
水疱性角膜症 ─── 23, 52, 132
ステロイドレスポンダー ── 154
スペキュラマイクロスコープ
　　　　　　　　　 132
スペキュラマイクロスコピー
　　　　　　　　　　 24

せ

赤外光 ──────────── 178
セラチア ──────── 33, 36
線維柱帯切除術 ──────── 165
遷延性角膜上皮欠損 ── 12, 80
全層角膜移植 ──────── 149

そ

創哆開 ────────── 156
続発性アミロイドーシス ──── 13
続発性シェーグレン症候群
　　　　　　　　　 128
ソフトコンタクトレンズ ──── 79
ソフトコンタクトレンズ連続装用
　　　　　　　　　 81, 187

た

帯状角膜変性 ──────── 11
帯状疱疹ウイルス ──── 23, 45
タクロリムス ──────── 74
多発血管炎性肉芽腫症 ── 128
単純ヘルペスウイルス ──── 23
単純ヘルペスウイルス1型
　（HSV-1）────────── 45
単純ヘルペス性内皮炎 ── 155

ち

知覚神経麻痺 ──────── 83
地図状潰瘍 ──────── 46
中毒性角膜症 ──── 46, 59, 69
中毒性組織壊死症 ──────── 63
治療的レーザー角膜切除術
　　　　　　　 95, 171, 172
沈着 ────────────── 2

て

滴状角膜 ────────── 133
デスメ膜皺襞 ──────── 25
電気性眼炎 ──────── 65
点状表層角膜症 ──────── 58

と

頭蓋内病変 ──────── 72

糖尿病 ────────── 80
糖尿病角膜症 ──────── 85
盗涙現象 ────────── 129
兎眼性角膜炎 ──────── 72
ドライアイ ────────── 60
トラコーマ ────────── 16
ドレスデンプロトコール ── 170
豚脂様角膜後面沈着物 ──── 50

な, に

内皮型角膜ヘルペス ───── 49
二期的手術 ──────── 158

は

肺炎球菌 ──── 28, 29, 31, 153
培養角膜上皮移植 ───── 144
培養上皮移植 ──── 167, 168
バリア機能 ──────── 101
瘢痕 ──────────────── 2
斑状角膜ジストロフィ ──── 100

ひ

ヒアルロン酸ナトリウム点眼
　　　　　　　　　　 61
ヒト免疫不全ウイルス ──── 152
皮膚粘膜症候群 ──────── 63
表層角膜移植 ──────── 160

ふ

フィブロネクチン ──────── 81
フィブロネクチン点眼 ──── 79
不可逆性散瞳 ──────── 158
フザリウム ────────── 38, 153
浮腫 ────────────── 2
ブドウ球菌 ────────── 28, 29
フライシャー輪（Fleicher ring）
　　　　　　　　　 111
フリリンガーリング ───── 150
フルオレセイン染色 ───── 58
プロアクティブ療法 ───── 75
分娩時外傷 ──────── 23

へ, ほ

平均細胞面積のばらつき ……… 24
閉瞼不全 ……………………………… 72
縫合糸断裂 ………………………… 156
放射状角膜切開術 ………………… 20
防腐剤 ……………………………… 192

ま

マイクロケラトーム ……………… 164
マイボーム腺 ………………………… 5
マイボーム腺炎角結膜上皮症
………………………………………… 6
マイボーム腺機能不全 …………… 59
慢性移植片宿主病 ………………… 63

む, め, も

無虹彩症 ……………………………… 88

ムコ多糖類 ………………………… 100
無水晶体眼性水疱性角膜症 …… 23
ムチン ………………………………… 86
免疫輪 ………………………………… 39
モラクセラ ……………… 28, 33, 36

ゆ, よ

油性眼軟膏点入 …………………… 186
羊膜移植 …………………… 24, 189

ら, り

落屑症候群 ………………… 23, 165
落屑様点状表層角膜症 ………… 74
ラクトフェリン …………………… 101
リボフラビン ……………… 114, 170
流涙 ………………………………… 64
緑膿菌 ……………………… 28, 33

淋菌 …………………………… 33, 37
輪部機能不全 ……………………… 144
輪部結膜の堤防状隆起 …………… 74
輪部デルモイド …………………… 176

る, れ, ろ

涙液 ………………………………… 62
涙液層 ……………………………… 60
涙液層破壊時間 …………………… 60
涙液分泌低下型ドライアイ
……………………………………… 59, 60
涙液メニスカス …………… 60, 151
涙点プラグ ………………… 63, 192
レーザー角膜切除術 ……………… 80
レーザー虹彩切開術 ……………… 23
レバミピド点眼 …………………… 61
六角形細胞率 ……………………… 24

文 献

1) 西田輝夫. 角膜の病態. 角膜テキスト. 東京：エルゼビアジャパン；2010：61-97.

2) Chung G, Iuorno JD. Phlyctenular keratoconjunctivitis and marginal Staphylococcal kjeratitis. In：Mannis MJ, Holland EJ(eds), *Cornea, Fundamentals, Diagnosis and Management*：Elsevir；2017：984-989.

3) Mondino BJ. Inflammatory diseases of the peripheral cornea. *Ophthalmology* 1988；95：463-472.

4) Ostler HB. Corneal perforation in nontuberculous(staphylococcal)phlyctenular keratoconjunctivitis. *Am J Ophthalmol* 1975；79：446-448.

5) Suzuki T, Teramukai S, Kinoshita S. Meibomian glands and ocular surface inflammation. *Ocul Surf* 2015；13：133-149.

6) Suzuki T, Morishige N, Arita R, et al. Morphological changes in the meibomian glands of patients with phlyctenular keratitis：a multicenter cross-sectional study. *BMC Ophthalmol* 2016；16：178.

7) Klintworth GK. Genetic disorders of the cornea. In：Klintworth GK, Garner A(eds), *Garner and Klintworth's Pathology of Ocular Disease*. New York：Informa Healthcare USA；2008：655-712.

8) Ohta M, Morita Y, Yamada N, Nishida T, Morishige N. Remodeling of the corneal epithelial scaffold for treatment of persistent epithelial defects in diabetic keratopathy. *Cas Rep Ophthalmol* 2018；9：333-340.

9) O'Brart DP, Gartry DS, Lohmann CP, Patmore AL, Kerr Muir MG, Marshall J. Treatment of band keratopathy by excimer laser phototherapeutic keratectomy：surgical techniques and long term follow up. *Br J Ophthalmol* 1993；77：702-708.

10) Wood TO, Walker GG. Treatment of band keratopathy. *Am J Ophthalmol* 1975；80：550.

11) Breinin GM, Devoe AG. Chelation of calcium with edathamil calcium-disodium in band keratopathy and corneal calcium affections. *AMA Arch Ophthalmol* 1954；52：846-851.

12) Araki-Sasaki K, Ando Y, Nakamura M, et al. Lactoferrin Glu561Asp facilitates secondary amyloidosis in the cornea. *Br J Ophthalmol* 2005；89：684-688.

13) Salzmann M. Über eine Abart der knötchenförmigen Hornhautdystrophie. *Zeitschrift fü r Augenheilkunde* 1925；57：92-99.

14) Reidy JJ. Corneal and conjunctival degenerations. In：Mannis MJ, Holland EJ(eds), *Cornea：Fundamentals, diagnosis and management*：Elsevir；2022：784-801.

15) Graue-Hernandez EO, Mannis MJ, Eliasieh K, et al. Salzmann nodular degeneration. *Cornea* 2010；29：283-289.

16) Farjo AA, Halperin GI, Syed N, Sutphin JE, Wagoner MD. Salzmann's nodular corneal degeneration clinical characteristics and surgical outcomes. *Cornea* 2006；25：11-15.

17) Stone DU, Astley RA, Shaver RP, Chodosh J. Histopathology of Salzmann nodular corneal degeneration. *Cornea* 2008；27：148-151.

18) Lin PY, Kao SC, Hsueh KF, et al. Localized amyloidosis of the cornea secondary to trichiasis：clinical course and pathogenesis. *Cornea* 2003；22：491-494.

19) Das S, Langenbucher A, Pogorelov P, Link B, Seitz B. Long-term outcome of excimer laser phototherapeutic keratectomy for treatment of Salzmann's nodular degeneration. *J Cataract Refract Surg* 2005；31：1386-1391.

20) Morishige N, Murata S, Nakamura Y, et al. Coordinated Regulation of Palladin and alpha-Smooth Muscle Actin by Transforming Growth Factor-beta in Human Corneal Fibroblasts. *Invest Ophthalmol Vis Sci* 2016；57：3360-3368.

21) Wilson SE. Corneal myofibroblasts and fibrosis. *Exp Eye Res* 2020；201：108272.

22) Koizumi N, Suzuki T, Uno T, et al. Cytomegalovirus as an etiologic factor in corneal endotheliitis. *Ophthalmology* 2008；115：292-297 e293.

23) Naumann GO, Schlotzer-Schrehardt U. Keratopathy in pseudoexfoliation syndrome as a cause of corneal endothelial decompensation：a clinicopathologic study. *Ophthalmology* 2000；107：1111-

1124.

24) Shields MB, McCracken JS, Klintworth GK, Campbell DG. Corneal edema in essential iris atrophy. *Ophthalmology* 1979；86：1533-1550.

25) Boimer C, Lee K, Sharpen L, Mashour RS, Slomovic AR. Evolving surgical techniques of and indications for corneal transplantation in Ontario from 2000 to 2009. *Can J Ophthalmol* 2011；46：360-366.

26) Price MO, Feng MT, Price FW, Jr. Endothelial Keratoplasty Update 2020. *Cornea* 2021；40：541-547.

27) Lee WB, Jacobs DS, Musch DC, Kaufman SC, Reinhart WJ, Shtein RM. Descemet's stripping endothelial keratoplasty：safety and outcomes：a report by the American Academy of Ophthalmology. *Ophthalmology* 2009；116：1818-1830.

28) Gomes JA, Haraguchi DK, Zambrano DU, Izquierdo Junior L, Cunha MC, de Freitas D. Anterior stromal puncture in the treatment of bullous keratopathy：six-month follow-up. *Cornea* 2001；20：570-572.

29) Pires RT, Tseng SC, Prabhasawat P, et al. Amniotic membrane transplantation for symptomatic bullous keratopathy. *Arch Ophthalmol* 1999；117：1291-1297.

30) Ono T, Mori Y, Nejima R, Ogata M, Minami K, Miyata K. Sustainability of Pain Relief After Corneal Collagen Cross-Linking in Eyes With Bullous Keratopathy. *Asia Pac J Ophthalmol*（Phila）2018；7：291-295.

31) Sharma N, Roy S, Maharana PK, et al. Outcomes of corneal collagen crosslinking in pseudophakic bullous keratopathy. *Cornea* 2014；33：243-246.

32) Koizumi N, Sakamoto Y, Okumura N, et al. Cultivated corneal endothelial cell sheet transplantation in a primate model. *Invest Ophthalmol Vis Sci* 2007；48：4519-4526.

33) Okumura N, Koizumi N, Ueno M, et al. ROCK inhibitor converts corneal endothelial cells into a phenotype capable of regenerating in vivo endothelial tissue. *Am J Pathol* 2012；181：268-277.

34) Nakahara M, Okumura N, Nakano S, Koizumi N. Effect of a p38 Mitogen-Activated Protein Kinase Inhibitor on Corneal Endothelial Cell Proliferation. *Invest Ophthalmol Vis Sci* 2018；59：4218-4227.

35) Kinoshita S, Koizumi N, Ueno M, et al. Injection of Cultured Cells with a ROCK Inhibitor for Bullous Keratopathy. *N Engl J Med* 2018；378：995-1003.

36) Matsuda M, Miyake K, Inaba M. Long-term corneal endothelial changes after intraocular lens implantation. *Am J Ophthalmol* 1988；105：248-252.

37) Hoffer KJ, Kraff MC. Normal endothelial cell count range. *Ophthalmology* 1980；87：861-866.

38) Elbaz U, Mireskandari K, Tehrani N, et al. Corneal Endothelial Cell Density in Children：Normative Data From Birth to 5 Years Old. *Am J Ophthalmol* 2017；173：134-138.

39) Ono T, Mori Y, Nejima R, Iwasaki T, Miyai T, Miyata K. Corneal endothelial cell density and morphology in ophthalmologically healthy young individuals in Japan：An observational study of 16842 eyes. *Sci Rep* 2021；11：18224.

40) Morishige N, Nomi N, Morita Y, Nishida T. Immunohistofluorescence analysis of myofibroblast transdifferentiation in human corneas with bullous keratopathy. *Cornea* 2011；30：1129-1134.

41) Morishige N, Yamada N, Teranishi S, Chikama T, Nishida T, Takahara A. Detection of subepithelial fibrosis associated with corneal stromal edema by second harmonic generation imaging microscopy. *Invest Ophthalmol Vis Sci* 2009；50：3145-3150.

42) Morishige N, Yamada N, Zhang X, et al. Abnormalities of stromal structure in the bullous keratopathy cornea identified by second harmonic generation imaging microscopy. *Invest Ophthalmol Vis Sci* 2012；53：4998-5003.

43) Morishige N, Yamada N, Morita Y, Kimura K, Sonoda KH. Persistence of structural changes at the anterior cornea in bullous keratopathy patients after endothelial keratoplasty. *PLoS One* 2013；8：e74279.

44) 西田輝夫. 角膜の構造. 角膜テキスト. 東京：エルゼビアジャパン：2010：1-59.

45) Fullard RJ, Snyder C. Protein levels in nonstimulated and stimulated tears of normal human subjects. *Invest Ophthalmol Vis Sci* 1990；31：1119-1126.

46) Gachon AM, Richard J, Dastugue B. Human tears：normal protein pattern and individual protein determinations in adults. *Curr Eye Res* 1982；2：301-308.

47) Van Haeringen NJ. Clinical biochemistry of tears. *Surv Ophthalmol* 1981；26：84-96.

48) Nishida T, Sugioka K, Fukuda K, Murakami J. Pivotal Role of Corneal Fibroblasts in Progression to Corneal Ulcer in Bacterial Keratitis. *Int J Mol Sci* 2021；22.

49) Liu PV. Extracellular toxins of Pseudomonas aeruginosa. *J Infect Dis* 1974；130 Suppl：S94-99.

50) Twining SS, Lohr KM, Moulder JE. The immune system in experimental Pseudomonas keratitis. Model and early effects. *Invest Ophthalmol Vis Sci* 1986；27：507-515.

51) Sugioka K, Kodama-Takahshi A, Sato T, et al. Plasminogen-Dependent Collagenolytic Properties of Staphylococcus aureus in Collagen Gel Cultures of Human Corneal Fibroblasts. *Invest Ophthalmol Vis Sci* 2018；59：5098-5107.

52) Li Q, Fukuda K, Lu Y, et al. Enhancement by neutrophils of collagen degradation by corneal fibroblasts. *J Leukoc Biol* 2003；74：412-419.

53) Aoki T, Kitazawa K, Deguchi H, Sotozono C. Current Evidence for Corynebacterium on the Ocular Surface. *Microorganisms* 2021；9.

54) Ovodenko B, Seedor JA, Ritterband DC, Shah M, Yang R, Koplin RS. The prevalence and pathogenicity of Propionibacterium acnes keratitis. *Cornea* 2009；28：36-39.

55) Oka N, Suzuki T, Ishikawa E, et al. Relationship of Virulence Factors and Clinical Features in Keratitis Caused by Pseudomonas aeruginosa. *Invest Ophthalmol Vis Sci* 2015；56：6892-6898.

56) Das S, Constantinou M, Daniell M, Taylor HR. Moraxella keratitis：predisposing factors and clinical review of 95 cases. *Br J Ophthalmol* 2006；90：1236-1238.

57) Durrani AF, Faith SC, Kowalski RP, et al. Moraxella Keratitis：Analysis of Risk Factors, Clinical Characteristics, Management, and Treatment Outcomes. *Am J Ophthalmol* 2019；197：17-22.

58) Zafar H, Tan SZ, Walkden A, et al. Clinical Characteristics and Outcomes of Moraxella Keratitis. *Cornea* 2018；37：1551-1554.

59) Parment PA. The role of Serratia marcescens in soft contact lens associated ocular infections. A review. *Acta Ophthalmol Scand* 1997；75：67-71.

60) Mah-Sadorra JH, Najjar DM, Rapuano CJ, Laibson PR, Cohen EJ. Serratia corneal ulcers：a retrospective clinical study. *Cornea* 2005；24：793-800.

61) Equi RA, Green WR. Endogenous Serratia marcescens endophthalmitis with dark hypopyon：case report and review. *Surv Ophthalmol* 2001；46：259-268.

62) 能美典正，近間泰一郎，守田裕希子ほか．アカントアメーバ角膜炎の臨床像の推移．臨眼 2009；63：1385-1390.

63) Takaoka-Sugihara N, Yamagami S, Yokoo S, Matsubara M, Yagita K. Cytopathic effect of Acanthamoeba on human corneal fibroblasts. *Mol Vis* 2012；18：2221-2228.

64) Chidambaram JD, Prajna NV, Palepu S, et al. In Vivo Confocal Microscopy Cellular Features of Host and Organism in Bacterial, Fungal, and Acanthamoeba Keratitis. *Am J Ophthalmol* 2018；190：24-33.

65) Niederkorn JY, Alizadeh H, Leher H, McCulley JP. The pathogenesis of Acanthamoeba keratitis. *Microbes Infect* 1999；1：437-443.

66) Brik D, Dunkel E, Pavan-Langston D. Herpetic keratitis：persistence of viral particles despite topical and systemic antiviral therapy. Report of two cases and review of the literature. *Arch Ophthalmol* 1993；111：522-527.

67) Koizumi N, Yamasaki K, Kawasaki S, et al. Cytomegalovirus in aqueous humor from an eye with corneal endotheliitis. *Am J Ophthalmol* 2006；141：564-565.

68) Koizumi N, Inatomi T, Suzuki T, et al. Clinical features and management of cytomegalovirus corneal endotheliitis : analysis of 106 cases from the Japan corneal endotheliitis study. *Br J Ophthalmol* 2015 ; 99 : 54-58.

69) Kinoshita S, Nishida K, Dota A, et al. Epithelial barrier function and ultrastructure of gelatinous drop-like corneal dystrophy. *Cornea* 2000 ; 19 : 551-555.

70) 西田輝夫, 澤 充, 宮田和典, 三島 弘, 福田昌彦, 利文 大. 角膜上皮障害の臨床的分類の提案. *臨眼* 1992 ; 46 : 738-743.

71) 島崎 潤, 横井則彦, 渡辺 仁ほか. 日本のドライアイの定義と診断基準の改訂 (2016 年版). あたらしい眼科 2017 ; 34 : 309-313.

72) Tsubota K, Pflugfelder SC, Liu Z, et al. Defining Dry Eye from a Clinical Perspective. *Int J Mol Sci* 2020 ; 21.

73) Yokoi N, Georgiev GA, Kato H, et al. Classification of Fluorescein Breakup Patterns : A Novel Method of Differential Diagnosis for Dry Eye. *Am J Ophthalmol* 2017 ; 180 : 72-85.

74) Nichols KK, Nichols JJ, Mitchell GL. The lack of association between signs and symptoms in patients with dry eye disease. *Cornea* 2004 ; 23 : 762-770.

75) Kawai M, Yamada M, Kawashima M, et al. Quantitative evaluation of tear meniscus height from fluorescein photographs. *Cornea* 2007 ; 26 : 403-406.

76) Lamberts DW, Foster CS, Perry HD. Schirmer test after topical anesthesia and the tear meniscus height in normal eyes. *Arch Ophthalmol* 1979 ; 97 : 1082-1085.

77) Thygeson P. Superficial punctate keratitis. *J Am Med Assoc* 1950 ; 144 : 1544-1549.

78) Reinhard T, Sundmacher R. Topical cyclosporin A in Thygeson's superficial punctate keratitis. *Graefes Arch Clin Exp Ophthalmol* 1999 ; 237 : 109-112.

79) Marquezan MC, Nascimento H, Vieira LA, et al. Effect of Topical Tacrolimus in the Treatment of Thygeson's Superficial Punctate Keratitis. *Am J Ophthalmol* 2015 ; 160 : 663-668.

80) Theodore FH. Superior limbic keratoconjunctivitis. *Eye Ear Nose Throat Mon* 1963 ; 42 : 25-28.

81) Lahoti S, Weiss M, Johnson DA, Kheirkhah A. Superior limbic keratoconjunctivitis : a comprehensive review. *Surv Ophthalmol* 2022 ; 67 : 331-341.

82) Takahashi Y, Ichinose A, Kakizaki H. Topical rebamipide treatment for superior limbic keratoconjunctivitis in patients with thyroid eye disease. *Am J Ophthalmol* 2014 ; 157 : 807-812, e802.

83) Yokoi N, Komuro A, Maruyama K, Tsuzuki M, Miyajima S, Kinoshita S. New surgical treatment for superior limbic keratoconjunctivitis and its association with conjunctivochalasis. *Am J Ophthalmol* 2003 ; 135 : 303-308.

84) Udell IJ, Kenyon KR, Sawa M, Dohlman CH. Treatment of superior limbic keratoconjunctivitis by thermocauterization of the superior bulbar conjunctiva. *Ophthalmology* 1986 ; 93 : 162-166.

85) Chikama T, Takahashi N, Wakuta M, Nishida T. Noninvasive direct detection of ocular mucositis by in vivo confocal microscopy in patients treated with S-1. *Mol Vis* 2009 ; 15 : 2896-2904.

86) Kim KH, Kim WS. Corneal limbal stem cell deficiency associated with the anticancer drug S-1. *Optom Vis Sci* 2015 ; 92 : S10-13.

87) Johnson KS, Levin F, Chu DS. Persistent corneal epithelial defect associated with erlotinib treatment. *Cornea* 2009 ; 28 : 706-707.

88) Morishige N, Hatabe N, Morita Y, Yamada N, Kimura K, Sonoda KH. Spontaneous healing of corneal perforation after temporary discontinuation of erlotinib treatment. *Case Rep Ophthalmol* 2014 ; 5 : 6-10.

89) Akune Y, Yamada M, Shigeyasu C. Determination of 5-fluorouracil and tegafur in tear fluid of patients treated with oral fluoropyrimidine anticancer agent, S-1. *Jpn J Ophthalmol* 2018 ; 62 : 432-437.

90) 日本眼科アレルギー学会診療ガイドライン作成委員会. アレルギー性結膜疾患診療ガイドライン (第 3 版). 日眼会誌 2021 ; 125 : 741-785.

91) Fukuda K, Kishimoto T, Sumi T, Yamashiro K, Ebihara N. Biologics for allergy：therapeutic potential for ocular allergic diseases and adverse effects on the eye. *Allergol Int* 2023；72：234-244.

92) Fukuda K. Corneal fibroblasts：Function and markers. *Exp Eye Res* 2020；200：108229.

93) 杉浦佳代，福田 憲．結膜炎：感染とアレルギーの見分け方．あたらしい眼科 2016；33：383-389.

94) 海老原伸行．我が国における免疫抑制薬点眼液による重症アレルギー性結膜疾患の治療．アレルギー 2021；70：942-947.

95) Miyazaki D, Fukushima A, Ohashi Y, et al. Steroid-Sparing Effect of 0.1% Tacrolimus Eye Drop for Treatment of Shield Ulcer and Corneal Epitheliopathy in Refractory Allergic Ocular Diseases. *Ophthalmology* 2017；124：287-294.

96) 福田 憲，熊谷直樹，西田輝夫．角膜プラーク．臨眼 2006；60：162-164.

97) Kumagai N, Fukuda K, Fujitsu Y, Seki K, Nishida T. Treatment of Corneal Lesions in Individuals with Vernal Keratoconjunctivitis. *Allergol Int* 2005；54：51-59.

98) 森 貴之，川村朋子，佐伯有祐，内尾英一．春季カタルに対する免疫抑制点眼薬を用いた Proactive 療法の治療成績．あたらしい眼科 2018；35：243-246.

99) Nishida T, Nakagawa S, Awata T, Tani Y, Manabe R. Fibronectin eyedrops for traumatic recurrent corneal lesion. *Lancet* 1983；2：521-522.

100) Morad Y, Haviv D, Zadok D, Krakowsky D, Hefetz L, Nemet P. Excimer laser phototherapeutic keratectomy for recurrent corneal erosion. *J Cataract Refract Surg* 1998；24：451-455.

101) Nishida T, Ohashi Y, Awata T, Manabe R. Fibronectin. A new therapy for corneal trophic ulcer. *Arch Ophthalmol* 1983；101：1046-1048.

102) Chikama T, Fukuda K, Morishige N, Nishida T. Treatment of neurotrophic keratopathy with substance-P-derived peptide(FGLM)and insulin-like growth factor I. *Lancet* 1998；351：1783-1784.

103) Nishida T, Chikama T, Morishige N, Yanai R, Yamada N, Saito J. Persistent epithelial defects due to neurotrophic keratopathy treated with a substance p-derived peptide and insulin-like growth factor 1. *Jpn J Ophthalmol* 2007；51：442-447.

104) Brown SM, Lamberts DW, Reid TW, Nishida T, Murphy CJ. Neurotrophic and anhidrotic keratopathy treated with substance P and insulinlike growth factor 1. *Arch Ophthalmol* 1997；115：926-927.

105) Yamada N, Matsuda R, Morishige N, et al. Open clinical study of eye-drops containing tetrapeptides derived from substance P and insulin-like growth factor-1 for treatment of persistent corneal epithelial defects associated with neurotrophic keratopathy. *Br J Ophthalmol* 2008；92：896-900.

106) Yamada N, Morishige N, Yanai R, et al. Open clinical study of eye drops containing the fibronectin-derived peptide PHSRN for treatment of persistent corneal epithelial defects. *Cornea* 2012；31：1408-1413.

107) Lambiase A, Rama P, Bonini S, Caprioglio G, Aloe L. Topical treatment with nerve growth factor for corneal neurotrophic ulcers. *N Engl J Med* 1998；338：1174-1180.

108) Muller LJ, Marfurt CF, Kruse F, Tervo TM. Corneal nerves：structure, contents and function. *Exp Eye Res* 2003；76：521-542.

109) Al-Aqaba MA, Dhillon VK, Mohammed I, Said DG, Dua HS. Corneal nerves in health and disease. *Prog Retin Eye Res* 2019；73：100762.

110) Shaheen BS, Bakir M, Jain S. Corneal nerves in health and disease. *Surv Ophthalmol* 2014；59：263-285.

111) Yamada M, Ogata M, Kawai M, Mashima Y, Nishida T. Substance P and its metabolites in normal human tears. *Invest Ophthalmol Vis Sci* 2002；43：2622-2625.

112) Yamada M, Ogata M, Kawai M, Mashima Y, Nishida T. Substance P in human tears. *Cornea* 2003；22：S48-54.

113) Schultz RO, Van Horn DL, Peters MA, Klewin KM, Schutten WH. Diabetic keratopathy. *Trans Am Ophthalmol Soc* 1981；79：180-199.

114) Maudgal PC, Missotten L, Van Deuren H. Study of filamentary keratitis by replica technique. *Albrecht Von Graefes Arch Klin Exp Ophthalmol* 1979；211：11-21.

115) Tanioka H, Yokoi N, Komuro A, et al. Investigation of the corneal filament in filamentary keratitis. *Invest Ophthalmol Vis Sci* 2009；50：3696-3702.

116) Thiel HJ, Blümcke S, Kessler WD.[Pathogenesis of keratopathia filamentosa(keratitis filiformis). Light and electron microscopy study]. *Albrecht Von Graefes Arch Klin Exp Ophthalmol* 1972；184：330-344.

117) Zaidman GW, Geeraets R, Paylor RR, Ferry AP. The histopathology of filamentary keratitis. *Arch Ophthalmol* 1985；103：1178-1181.

118) Machida Y, Shoji J, Harada N, Inada N. Two Patients with Dry Eye Disease Followed Up Using an Expression Assay of Ocular Surface Mucin. *Case Rep Ophthalmol* 2016；7：208-215.

119) Munier FL, Korvatska E, Djemai A, et al. Kerato-epithelin mutations in four 5q31-linked corneal dystrophies. *Nat Genet* 1997；15：247-251.

120) de la Chapelle A, Tolvanen R, Boysen G, et al. Gelsolin-derived familial amyloidosis caused by asparagine or tyrosine substitution for aspartic acid at residue 187. *Nat Genet* 1992；2：157-160.

121) Lewis DR, Price MO, Feng MT, Price FW, Jr. Recurrence of Granular Corneal Dystrophy Type 1 After Phototherapeutic Keratectomy, Lamellar Keratoplasty, and Penetrating Keratoplasty in a Single Population. *Cornea* 2017；36：1227-1232.

122) Lyons CJ, McCartney AC, Kirkness CM, Ficker LA, Steele AD, Rice NS. Granular corneal dystrophy. Visual results and pattern of recurrence after lamellar or penetrating keratoplasty. *Ophthalmology* 1994；101：1812-1817.

123) Lee JH, Cristol SM, Kim WC, et al. Prevalence of granular corneal dystrophy type 2(Avellino corneal dystrophy)in the Korean population. *Ophthalmic Epidemiol* 2010；17：160-165.

124) Park JE, Yun SA, Roh EY, Yoon JH, Shin S, Ki CS. Prevalence of granular corneal dystrophy type 2-related TGFBI p.R124H variant in a South Korean population. *Mol Vis* 2021；27：283-287.

125) Song Y, Sun M, Wang N, et al. Prevalence of transforming growth factor beta-induced gene corneal dystrophies in Chinese refractive surgery candidates. *J Cataract Refract Surg* 2017；43：1489-1494.

126) Mashima Y, Konishi M, Nakamura Y, et al. Severe form of juvenile corneal stromal dystrophy with homozygous R124H mutation in the keratoepithelin gene in five Japanese patients. *Br J Ophthalmol* 1998；82：1280-1284.

127) Kim SW, Hong S, Kim T, et al. Characteristic features of granular deposit formation in granular corneal dystrophy type 2. *Cornea* 2011；30：848-854.

128) Fujiki K, Hotta Y, Nakayasu K, et al. A new L527R mutation of the betaIGH3 gene in patients with lattice corneal dystrophy with deep stromal opacities. *Hum Genet* 1998；103：286-289.

129) Tsujikawa K, Tsujikawa M, Yamamoto S, Fujikado T, Tano Y. Allelic homogeneity due to a founder mutation in Japanese patients with lattice corneal dystrophy type ⅢA. *Am J Med Genet* 2002；113：20-22.

130) Akama TO, Nishida K, Nakayama J, et al. Macular corneal dystrophy type Ⅰ and type Ⅱ are caused by distinct mutations in a new sulphotransferase gene. *Nat Genet* 2000；26：237-241.

131) Ha NT, Chau HM, Cung le X, et al. Identification of novel mutations of the CHST6 gene in Vietnamese families affected with macular corneal dystrophy in two generations. *Cornea* 2003；22：508-511.

132) Ha NT, Chau HM, Cung le X, et al. Mutation analysis of the carbohydrate sulfotransferase gene in Vietnamese with macular corneal dystrophy. *Invest Ophthalmol Vis Sci* 2003；44：3310-3316.

133) Sultana A, Sridhar MS, Jagannathan A, Balasubramanian D, Kannabiran C, Klintworth GK. Novel mutations of the carbohydrate sulfotransferase-6(CHST6)gene causing macular corneal dystrophy in India. *Mol Vis* 2003；9：730-734.

134) El-Ashry MF, Abd El-Aziz MM, Wilkins S, et al. Identification of novel mutations in the carbohy-

drate sulfotransferase gene (CHST6) causing macular corneal dystrophy. *Invest Ophthalmol Vis Sci* 2002 ; 43 : 377-382.

135) Funderburgh JL. Keratan sulfate biosynthesis. *IUBMB Life* 2002 ; 54 : 187-194.

136) Caterson B, Melrose J. Keratan sulfate, a complex glycosaminoglycan with unique functional capability. *Glycobiology* 2018 ; 28 : 182-206.

137) Klintworth GK, Oshima E, al-Rajhi A, al-Saif A, Thonar EJ, Karcioglu ZA. Macular corneal dystrophy in Saudi Arabia : a study of 56 cases and recognition of a new immunophenotype. *Am J Ophthalmol* 1997 ; 124 : 9-18.

138) Bron AJ. Genetics of the corneal dystrophies : what we have learned in the past twenty-five years. *Cornea* 2000 ; 19 : 699-711.

139) Jonasson F, Oshima E, Thonar EJ, Smith CF, Johannsson JH, Klintworth GK. Macular corneal dystrophy in Iceland. A clinical, genealogic, and immunohistochemical study of 28 patients. *Ophthalmology* 1996 ; 103 : 1111-1117.

140) Yang CJ, SundarRaj N, Thonar EJ, Klintworth GK. Immunohistochemical evidence of heterogeneity in macular corneal dystrophy. *Am J Ophthalmol* 1988 ; 106 : 65-71.

141) Tsujikawa M, Kurahashi H, Tanaka T, et al. Identification of the gene responsible for gelatinous drop-like corneal dystrophy. *Nat Genet* 1999 ; 21 : 420-423.

142) Klintworth GK, Valnickova Z, Kielar RA, Baratz KH, Campbell RJ, Enghild JJ. Familial subepithelial corneal amyloidosis—a lactoferrin-related amyloidosis. *Invest Ophthalmol Vis Sci* 1997 ; 38 : 2756-2763.

143) Nagahara Y, Tsujikawa M, Koto R, et al. Corneal Opacity Induced by Light in a Mouse Model of Gelatinous Drop-Like Corneal Dystrophy. *Am J Pathol* 2020 ; 190 : 2330-2342.

144) Maeno S, Soma T, Tsujikawa M, et al. Efficacy of therapeutic soft contact lens in the management of gelatinous drop-like corneal dystrophy. *Br J Ophthalmol* 2020 ; 104 : 241-246.

145) Zhao XC, Nakamura H, Subramanyam S, et al. Spontaneous and inheritable R555Q mutation in the TGFBI/BIGH3 gene in two unrelated families exhibiting Bowman's layer corneal dystrophy. *Ophthalmology* 2007 ; 114 : e39-46.

146) Hung C, Ayabe RI, Wang C, Frausto RF, Aldave AJ. Pre-Descemet corneal dystrophy and X-linked ichthyosis associated with deletion of Xp22.31 containing the STS gene. *Cornea* 2013 ; 32 : 1283-1287.

147) Araki Y, Sotozono C, Inatomi T, et al. Successful treatment of Stevens-Johnson syndrome with steroid pulse therapy at disease onset. *Am J Ophthalmol* 2009 ; 147 : 1004-1011, 1011 e1001.

148) Shammas MC, Lai EC, Sarkar JS, Yang J, Starr CE, Sippel KC. Management of acute Stevens-Johnson syndrome and toxic epidermal necrolysis utilizing amniotic membrane and topical corticosteroids. *Am J Ophthalmol* 2010 ; 149 : 203-213, e202.

149) Tan DT, Ficker LA, Buckley RJ. Limbal transplantation. *Ophthalmology* 1996 ; 103 : 29-36.

150) Tsubota K, Satake Y, Ohyama M, et al. Surgical reconstruction of the ocular surface in advanced ocular cicatricial pemphigoid and Stevens-Johnson syndrome. *Am J Ophthalmol* 1996 ; 122 : 38-52.

151) Tseng SC, Prabhasawat P, Barton K, Gray T, Meller D. Amniotic membrane transplantation with or without limbal allografts for corneal surface reconstruction in patients with limbal stem cell deficiency. *Arch Ophthalmol* 1998 ; 116 : 431-441.

152) Tsubota K, Satake Y, Kaido M, et al. Treatment of severe ocular-surface disorders with corneal epithelial stem-cell transplantation. *N Engl J Med* 1999 ; 340 : 1697-1703.

153) Tugal-Tutkun I, Akova YA, Foster CS. Penetrating keratoplasty in cicatrizing conjunctival diseases. *Ophthalmology* 1995 ; 102 : 576-585.

154) Nakamura T, Inatomi T, Sotozono C, Amemiya T, Kanamura N, Kinoshita S. Transplantation of cultivated autologous oral mucosal epithelial cells in patients with severe ocular surface disorders. *Br J Ophthalmol* 2004 ; 88 : 1280-1284.

155) Shimazaki J, Satake Y, Higa K, Yamaguchi T, Noma H, Tsubota K. Long-term outcomes of culti-

vated cell sheet transplantation for treating total limbal stem cell deficiency. *Ocul Surf* 2020；18：663-671.

156) Koizumi N, Inatomi T, Suzuki T, Sotozono C, Kinoshita S. Cultivated corneal epithelial stem cell transplantation in ocular surface disorders. *Ophthalmology* 2001；108：1569-1574.

157) Jonas JB, Nangia V, Matin A, Kulkarni M, Bhojwani K. Prevalence and associations of keratoconus in rural maharashtra in central India：the central India eye and medical study. *Am J Ophthalmol* 2009；148：760-765.

158) Xu L, Wang YX, Guo Y, You QS, Jonas JB, Beijing Eye Study G. Prevalence and associations of steep cornea/keratoconus in Greater Beijing. The Beijing Eye Study. *PLoS One* 2012；7：e39313.

159) Reeves SW, Ellwein LB, Kim T, Constantine R, Lee PP. Keratoconus in the Medicare population. *Cornea* 2009；28：40-42.

160) Kennedy RH, Bourne WM, Dyer JA. A 48-year clinical and epidemiologic study of keratoconus. *Am J Ophthalmol* 1986；101：267-273.

161) Gordon-Shaag A, Millodot M, Shneor E, Liu Y. The genetic and environmental factors for keratoconus. *Biomed Res Int* 2015；2015：795738.

162) Hashemi H, Heydarian S, Hooshmand E, et al. The Prevalence and Risk Factors for Keratoconus：A Systematic Review and Meta-Analysis. *Cornea* 2020；39：263-270.

163) Moon JY, Lee J, Park YH, Park EC, Lee SH. Incidence of Keratoconus and Its Association with Systemic Comorbid Conditions：A Nationwide Cohort Study from South Korea. *J Ophthalmol* 2020；2020：3493614.

164) Rabinowitz YS. Keratoconus. *Surv Ophthalmol* 1998；42：297-319.

165) Vincent AL, Weiser BA, Cupryn M, Stein RM, Abdolell M, Levin AV. Computerized corneal topography in a paediatric population with Down syndrome. *Clin Exp Ophthalmol* 2005；33：47-52.

166) Robertson I. Keratoconus and the Ehlers-Danlos syndrome：a new aspect of keratoconus. *Med J Aust* 1975；1：571-573.

167) Gomes JA, Tan D, Rapuano CJ, et al. Global consensus on keratoconus and ectatic diseases. *Cornea* 2015；34：359-369.

168) Ucakhan OO, Cetinkor V, Ozkan M, Kanpolat A. Evaluation of Scheimpflug imaging parameters in subclinical keratoconus, keratoconus, and normal eyes. *J Cataract Refract Surg* 2011；37：1116-1124.

169) Schlegel Z, Hoang-Xuan T, Gatinel D. Comparison of and correlation between anterior and posterior corneal elevation maps in normal eyes and keratoconus-suspect eyes. *J Cataract Refract Surg* 2008；34：789-795.

170) Tuft SJ, Gregory WM, Buckley RJ. Acute corneal hydrops in keratoconus. *Ophthalmology* 1994；101：1738-1744.

171) Grewal S, Laibson PR, Cohen EJ, Rapuano CJ. Acute hydrops in the corneal ectasias：associated factors and outcomes. *Trans Am Ophthalmol Soc* 1999；97：187-198；discussion 198-203.

172) Akhtar S, Bron AJ, Salvi SM, Hawksworth NR, Tuft SJ, Meek KM. Ultrastructural analysis of collagen fibrils and proteoglycans in keratoconus. *Acta Ophthalmol* 2008；86：764-772.

173) Alkanaan A, Barsotti R, Kirat O, Khan A, Almubrad T, Akhtar S. Collagen fibrils and proteoglycans of peripheral and central stroma of the keratoconus cornea—Ultrastructure and 3D transmission electron tomography. *Sci Rep* 2019；9：19963.

174) 高橋明宏，中安清夫，沖坂重邦，金井　淳．円錐角膜の実質コラーゲン線維に関する定量的分析．*日眼会誌* 1990；94：1068-1073.

175) Morishige N, Wahlert AJ, Kenney MC, et al. Second-harmonic imaging microscopy of normal human and keratoconus cornea. *Invest Ophthalmol Vis Sci* 2007；48：1087-1094.

176) Morishige N, Shin-Gyou-Uchi R, Azumi H, et al. Quantitative analysis of collagen lamellae in the normal and keratoconic human cornea by second harmonic generation imaging microscopy. *Invest*

Ophthalmol Vis Sci 2014；55：8377-8385.

177) Morishige N, Magome K, Ueno A, Matsui TA, Nishida T. Relations Among Corneal Curvature, Thickness, and Volume in Keratoconus as Evaluated by Anterior Segment-Optical Coherence Tomography. *Invest Ophthalmol Vis Sci* 2019；60：3794-3802.

178) 島崎　潤，加藤直子，円錐角膜研究会クロスリンキングの手引き作成委員会．進行性円錐角膜に対する角膜クロスリンキング治療．日眼会誌 2021；125：509-522.

179) Alio JL, Montesel A, El Sayyad F, Barraquer RI, Arnalich-Montiel F, Alio Del Barrio JL. Corneal graft failure：an update. *Br J Ophthalmol* 2021；105：1049-1058.

180) Inoue K, Amano S, Oshika T, Tsuru T. Risk factors for corneal graft failure and rejection in penetrating keratoplasty. *Acta Ophthalmol Scand* 2001；79：251-255.

181) Schlaeppi V. La dystrophie marginale inferieure pellucide de la cornee. *Probl Actuels Ophthalmol* 1957；1：672-677.

182) Krachmer JH. Pellucid marginal corneal degeneration. *Arch Ophthalmol* 1978；96：1217-1221.

183) Jabbarvand M, Hashemian H, Khodaparast M, Hassanpour N, Mohebbi M. Intrastromal lamellar keratoplasty in patients with pellucid marginal degeneration. *J Cataract Refract Surg* 2015；41：2-8.

184) Mooren A. Ulcus Rodens. In：Hirschwald A(ed), *Ophthalmoatrische Beobachtungen*. Berlin；1867：107-110.

185) Wilson SE, Lee WM, Murakami C, Weng J, Moninger GA. Mooren's corneal ulcers and hepatitis C virus infection. *N Engl J Med* 1993；329：62.

186) Wilson SE, Lee WM, Murakami C, Weng J, Moninger GA. Mooren-type hepatitis C virus-associated corneal ulceration. *Ophthalmology* 1994；101：736-745.

187) Wood TO, Kaufman HE. Mooren's ulcer. *Am J Ophthalmol* 1971；71：417-422.

188) Lewallen S, Courtright P. Problems with current concepts of the epidemiology of Mooren's corneal ulcer. *Ann Ophthalmol* 1990；22：52-55.

189) Brown SI. Mooren's ulcer. Treatment by conjunctival excision. *Br J Ophthalmol* 1975；59：675-682.

190) Kinoshita S, Ohashi Y, Ohji M, Manabe R. Long-term results of keratoepithelioplasty in Mooren's ulcer. *Ophthalmology* 1991；98：438-445.

191) Wakefield D, Robinson LP. Cyclosporin therapy in Mooren's ulcer. *Br J Ophthalmol* 1987；71：415-417.

192) Tandon R, Chawla B, Verma K, Sharma N, Titiyal JS. Outcome of treatment of mooren ulcer with topical cyclosporine a 2%. *Cornea* 2008；27：859-861.

193) Zhao JC, Jin XY. Immunological analysis and treatment of Mooren's ulcer with cyclosporin A applied topically. *Cornea* 1993；12：481-488.

194) Saw VP, Cornelius N, Salama AD, Pusey C, Lightman SL. Infliximab therapy for aggressive mooren ulceration. *Arch Ophthalmol* 2008；126：734.

195) Odorcic S, Keystone EC, Ma JJ. Infliximab for the treatment of refractory progressive sterile peripheral ulcerative keratitis associated with late corneal perforation：3-year follow-up. *Cornea* 2009；28：89-92.

196) Guindolet D, Reynaud C, Clavel G, et al. Management of severe and refractory Mooren's ulcers with rituximab. *Br J Ophthalmol* 2017；101：418-422.

197) Erdem U, Kerimoglu H, Gundogan FC, Dagli S. Treatment of Mooren's ulcer with topical administration of interferon alfa 2a. *Ophthalmology* 2007；114：446-449.

198) Terrien F. Dystrophie marginale symetrique des deux cornees avec astimgatisme regulier consequetif et guerison par la cauterisation ignee. *Arch Ophthalmol(Paris)* 1900；20：12-21.

199) Chan AT, Ulate R, Goldich Y, Rootman DS, Chan CC. Terrien Marginal Degeneration：Clinical Characteristics and Outcomes. *Am J Ophthalmol* 2015；160：867-872, e861.

200) Austin P, Brown SI. Inflammatory Terrien's marginal corneal disease. *Am J Ophthalmol* 1981；92：

189-192.

201) Iwamoto T, DeVoe A, Farris RL. Electron microscopy in cases of marginal degeneration of the cornea. *Invest Ophthalmol* 1972 ; 11 : 241-257.

202) Fuchs E. On the Dellen in the Cornea. *Arch Ophthal* 1911 ; 78 : 82.

203) Baum JL, Mishima S, Boruchoff SA. On the nature of dellen. *Arch Ophthalmol* 1968 ; 79 : 657-662.

204) Fuchs E. Dystrophia epithlialis corneae. *Graefe's Arch Clin Exp Ophthalmol* 1910 ; 76 : 478-508.

205) Goar EL. Dystrophy of the Corneal Endothelium (Cornea Guttata), with Report of a Histologic Examination. *Trans Am Ophthalmol Soc* 1933 ; 31 : 48-59.

206) Lorenzetti DW, Uotila MH, Parikh N, Kaufman HE. Central cornea guttata. Incidence in the general population. *Am J Ophthalmol* 1967 ; 64 : 1155-1158.

207) Eghrari AO, McGlumphy EJ, Iliff BW, et al. Prevalence and severity of fuchs corneal dystrophy in Tangier Island. *Am J Ophthalmol* 2012 ; 153 : 1067-1072.

208) Zoega GM, Fujisawa A, Sasaki H, et al. Prevalence and risk factors for cornea guttata in the Reykjavik Eye Study. *Ophthalmology* 2006 ; 113 : 565-569.

209) Nagaki Y, Hayasaka S, Kitagawa K, Yamamoto S. Primary cornea guttata in Japanese patients with cataract : specular microscopic observations. *Jpn J Ophthalmol* 1996 ; 40 : 520-525.

210) Kitagawa K, Kojima M, Sasaki H, et al. Prevalence of primary cornea guttata and morphology of corneal endothelium in aging Japanese and Singaporean subjects. *Ophthalmic Res* 2002 ; 34 : 135-138.

211) Higa A, Sakai H, Sawaguchi S, et al. Prevalence of and risk factors for cornea guttata in a population-based study in a southwestern island of Japan : the Kumejima study. *Arch Ophthalmol* 2011 ; 129 : 332-336.

212) Biswas S, Munier FL, Yardley J, et al. Missense mutations in COL8A2, the gene encoding the alpha2 chain of type VIII collagen, cause two forms of corneal endothelial dystrophy. *Hum Mol Genet* 2001 ; 10 : 2415-2423.

213) Gottsch JD, Sundin OH, Liu SH, et al. Inheritance of a novel COL8A2 mutation defines a distinct early-onset subtype of fuchs corneal dystrophy. *Invest Ophthalmol Vis Sci* 2005 ; 46 : 1934-1939.

214) Riazuddin SA, Vithana EN, Seet LF, et al. Missense mutations in the sodium borate cotransporter SLC4A11 cause late-onset Fuchs corneal dystrophy. *Hum Mutat* 2010 ; 31 : 1261-1268.

215) Vithana EN, Morgan PE, Ramprasad V, et al. SLC4A11 mutations in Fuchs endothelial corneal dystrophy. *Hum Mol Genet* 2008 ; 17 : 656-666.

216) Sundin OH, Broman KW, Chang HH, Vito EC, Stark WJ, Gottsch JD. A common locus for late-onset Fuchs corneal dystrophy maps to 18q21.2-q21.32. *Invest Ophthalmol Vis Sci* 2006 ; 47 : 3919-3926.

217) Riazuddin SA, Zaghloul NA, Al-Saif A, et al. Missense mutations in TCF8 cause late-onset Fuchs corneal dystrophy and interact with FCD4 on chromosome 9p. *Am J Hum Genet* 2010 ; 86 : 45-53.

218) Baratz KH, Tosakulwong N, Ryu E, et al. E2-2 protein and Fuchs's corneal dystrophy. *N Engl J Med* 2010 ; 363 : 1016-1024.

219) Afshari NA, Igo RP, Jr., Morris NJ, et al. Genome-wide association study identifies three novel loci in Fuchs endothelial corneal dystrophy. *Nat Commun* 2017 ; 8 : 14898.

220) Riazuddin SA, Vasanth S, Katsanis N, Gottsch JD. Mutations in AGBL1 cause dominant late-onset Fuchs corneal dystrophy and alter protein-protein interaction with TCF4. *Am J Hum Genet* 2013 ; 93 : 758-764.

221) Wieben ED, Aleff RA, Tosakulwong N, et al. A common trinucleotide repeat expansion within the transcription factor 4 (TCF4, E2-2) gene predicts Fuchs corneal dystrophy. *PLoS One* 2012 ; 7 : e49083.

222) Mootha VV, Gong X, Ku HC, Xing C. Association and familial segregation of CTG18.1 trinucleotide repeat expansion of TCF4 gene in Fuchs' endothelial corneal dystrophy. *Invest Ophthalmol Vis Sci* 2014 ; 55 : 33-42.

223) Nanda GG, Padhy B, Samal S, Das S, Alone DP. Genetic association of TCF4 intronic polymorphisms, CTG18.1 and rs17089887, with Fuchs' endothelial corneal dystrophy in an Indian population. *Invest Ophthalmol Vis Sci* 2014；55：7674-7680.

224) Nakano M, Okumura N, Nakagawa H, et al. Trinucleotide Repeat Expansion in the TCF4 Gene in Fuchs' Endothelial Corneal Dystrophy in Japanese. *Invest Ophthalmol Vis Sci* 2015；56：4865-4869.

225) Krachmer JH, Purcell JJ, Jr., Young CW, Bucher KD. Corneal endothelial dystrophy. A study of 64 families. *Arch Ophthalmol* 1978；96：2036-2039.

226) Oie Y, Yamaguchi T, Nishida N, et al. Systematic Review of the Diagnostic Criteria and Severity Classification for Fuchs Endothelial Corneal Dystrophy. *Cornea* 2023；42：1590-1600.

227) Adamis AP, Filatov V, Tripathi BJ, Tripathi RC. Fuchs' endothelial dystrophy of the cornea. *Surv Ophthalmol* 1993；38：149-168.

228) Wacker K, Reinhard T, Maier P.［Pathogenesis and diagnostic evaluation of Fuchs' endothelial corneal dystrophy］. *Ophthalmologe* 2019；116：221-227.

229) Ong Tone S, Kocaba V, Bohm M, Wylegala A, White TL, Jurkunas UV. Fuchs endothelial corneal dystrophy：The vicious cycle of Fuchs pathogenesis. *Prog Retin Eye Res* 2021；80：100863.

230) Kocaba V, Katikireddy KR, Gipson I, Price MO, Price FW, Jurkunas UV. Association of the Gutta-Induced Microenvironment With Corneal Endothelial Cell Behavior and Demise in Fuchs Endothelial Corneal Dystrophy. *JAMA Ophthalmol* 2018；136：886-892.

231) Fujimoto H, Maeda N, Soma T, et al. Quantitative regional differences in corneal endothelial abnormalities in the central and peripheral zones in Fuchs' endothelial corneal dystrophy. *Invest Ophthalmol Vis Sci* 2014；55：5090-5098.

232) Okumura N, Koizumi N, Kay EP, et al. The ROCK inhibitor eye drop accelerates corneal endothelium wound healing. *Invest Ophthalmol Vis Sci* 2013；54：2493-2502.

233) Aldave AJ, Ann LB, Frausto RF, Nguyen CK, Yu F, Raber IM. Classification of posterior polymorphous corneal dystrophy as a corneal ectatic disorder following confirmation of associated significant corneal steepening. *JAMA Ophthalmol* 2013；131：1583-1590.

234) Krafchak CM, Pawar H, Moroi SE, et al. Mutations in TCF8 cause posterior polymorphous corneal dystrophy and ectopic expression of COL4A3 by corneal endothelial cells. *Am J Hum Genet* 2005；77：694-708.

235) Bakhtiari P, Frausto RF, Roldan AN, Wang C, Yu F, Aldave AJ. Exclusion of pathogenic promoter region variants and identification of novel nonsense mutations in the zinc finger E-box binding homeobox 1 gene in posterior polymorphous corneal dystrophy. *Mol Vis* 2013；19：575-580.

236) Liskova P, Dudakova L, Evans CJ, et al. Ectopic GRHL2 Expression Due to Non-coding Mutations Promotes Cell State Transition and Causes Posterior Polymorphous Corneal Dystrophy 4. *Am J Hum Genet* 2018；102：447-459.

237) Holopainen JM, Moilanen JA, Tervo TM. In vivo confocal microscopy of Fleck dystrophy and pre-Descemet's membrane corneal dystrophy. *Cornea* 2003；22：160-163.

238) Ye YF, Yao YF, Zhou P, Pan F. In vivo confocal microscopy of pre-Descemet's membrane corneal dystrophy. *Clin Exp Ophthalmol* 2006；34：614-616.

239) 丸山耕一，福田昌彦，田原恭治，田原恭治，西田輝夫，大鳥利文．毛虫の刺毛による角膜異物の1例．あたらしい眼科 1992；9：1565-1568.

240) Roper-Hall MJ. Thermal and chemical burns. *Trans Ophthalmol Soc U K（1962）*1965；85：631-653.

241) Dua HS, King AJ, Joseph A. A new classification of ocular surface burns. *Br J Ophthalmol* 2001；85：1379-1383.

242) 木下　茂．化学腐食．熱傷．In：木下　茂，大橋裕一，﨑元　卓(eds)，角膜疾患への外科的アプローチ．東京：メジカルビュー社；1992.

243) Speaker MG, Guerriero PN, Met JA, Coad CT, Berger A, Marmor M. A case-control study of risk

factors for intraoperative suprachoroidal expulsive hemorrhage. *Ophthalmology* 1991 ; 98 : 202–209 ; discussion 210.

244) Johansen TR, Mannis MJ, Macsai MS, Marsh PB. Obesity as a factor in penetrating keratoplasty. *Cornea* 1999 ; 18 : 12–18.

245) Kawamoto K, Morishige N, Yamada N, Chikama T, Nishida T. Delayed corneal epithelial wound healing after penetrating keratoplasty in individuals with lattice corneal dystrophy. *Am J Ophthalmol* 2006 ; 142 : 173–174.

246) Martheswaran T, Desautels JD, Moshirfar M, Shmunes KM, Ronquillo YC, Hoopes PC. A Contemporary Risk Analysis of Iatrogenic Transmission of Creutzfeldt–Jakob Disease(CJD)via Corneal Transplantation in the United States. *Ophthalmol Ther* 2020 ; 9 : 465–483.

247) Javadi MA, Fayaz A, Mirdehghan SA, Ainollahi B. Transmission of rabies by corneal graft. *Cornea* 1996 ; 15 : 431–433.

248) Simonds RJ, Holmberg SD, Hurwitz RL, et al. Transmission of human immunodeficiency virus type 1 from a seronegative organ and tissue donor. *N Engl J Med* 1992 ; 326 : 726–732.

249) Vajpayee RB, Sharma N, Sinha R, Agarwal T, Singhvi A. Infectious keratitis following keratoplasty. *Surv Ophthalmol* 2007 ; 52 : 1–12.

250) Fong LP, Ormerod LD, Kenyon KR, Foster CS. Microbial keratitis complicating penetrating keratoplasty. *Ophthalmology* 1988 ; 95 : 1269–1275.

251) Bates AK, Kirkness CM, Ficker LA, Steele AD, Rice NS. Microbial keratitis after penetrating keratoplasty. *Eye*(*Lond*)1990 ; 4(Pt 1) : 74–78.

252) Chen HC, Lee CY, Lin HY, et al. Shifting trends in microbial keratitis following penetrating keratoplasty in Taiwan. *Medicine*(*Baltimore*)2017 ; 96 : e5864.

253) Al-Hazzaa SA, Tabbara KF. Bacterial keratitis after penetrating keratoplasty. *Ophthalmology* 1988 ; 95 : 1504–1508.

254) Griffin B, Walkden A, Okonkwo A, Au L, Brahma A, Carley F. Microbial Keratitis in Corneal Transplants : A 12-Year Analysis. *Clin Ophthalmol* 2020 ; 14 : 3591–3597.

255) 山田直之，田中敦子，原田大輔ほか．全層角膜移植後の拒絶反応についての検討．*臨眼* 2008 ; 62 : 1087–1092.

256) Vail A, Gore SM, Bradley BA, Easty DL, Rogers CA, Armitage WJ. Conclusions of the corneal transplant follow up study. Collaborating Surgeons. *Br J Ophthalmol* 1997 ; 81 : 631–636.

257) Bachmann B, Taylor RS, Cursiefen C. Corneal neovascularization as a risk factor for graft failure and rejection after keratoplasty : an evidence-based meta-analysis. *Ophthalmology* 2010 ; 117 : 1300–1305, e1307.

258) Morishige N, Morita Y, Yamada N, Sonoda KH. Differential Changes in Intraocular Pressure and Corneal Manifestations in Individuals With Viral Endotheliitis After Keratoplasty. *Cornea* 2016 ; 35 : 602–606.

259) Armitage WJ, Winton HL, Jones MNA, et al. Corneal Transplant Follow-up Study II : a randomised trial to determine whether HLA class II matching reduces the risk of allograft rejection in penetrating keratoplasty. *Br J Ophthalmol* 2022 ; 106 : 42–46.

260) Agrawal V, Wagh M, Krishnamachary M, Rao GN, Gupta S. Traumatic wound dehiscence after penetrating keratoplasty. *Cornea* 1995 ; 14 : 601–603.

261) Rehany U, Rumelt S. Ocular trauma following penetrating keratoplasty : incidence, outcome, and postoperative recommendations. *Arch Ophthalmol* 1998 ; 116 : 1282–1286.

262) Elder MJ, Stack RR. Globe rupture following penetrating keratoplasty : how often, why, and what can we do to prevent it? *Cornea* 2004 ; 23 : 776–780.

263) Kawashima M, Kawakita T, Shimmura S, Tsubota K, Shimazaki J. Characteristics of traumatic globe rupture after keratoplasty. *Ophthalmology* 2009 ; 116 : 2072–2076.

264) Abou-Jaoude ES, Brooks M, Katz DG, Van Meter WS. Spontaneous wound dehiscence after removal of single continuous penetrating keratoplasty suture. *Ophthalmology* 2002；109：1291-1296；discussion 1297.

265) Sit M, Weisbrod DJ, Naor J, Slomovic AR. Corneal graft outcome study. *Cornea* 2001；20：129-133.

266) Wang F, Zhang T, Kang YW, He JL, Li SM, Li SW. Endothelial keratoplasty versus repeat penetrating keratoplasty after failed penetrating keratoplasty：A systematic review and meta-analysis. *PLoS One* 2017；12：e0180468.

267) Urrets Zavalia A, Jr. Fixed, Dilated Pupil, Iris Atrophy and Secondary Glaucoma. *Am J Ophthalmol* 1963；56：257-265.

268) Maurino V, Allan BD, Stevens JD, Tuft SJ. Fixed dilated pupil（Urrets-Zavalia syndrome）after air/gas injection after deep lamellar keratoplasty for keratoconus. *Am J Ophthalmol* 2002；133：266-268.

269) Niknam S, Rajabi MT. Fixed dilated pupil（urrets-zavalia syndrome）after deep anterior lamellar keratoplasty. *Cornea* 2009；28：1187-1190.

270) Bozkurt KT, Acar BT, Acar S. Fixed dilated pupilla as a common complication of deep anterior lamellar keratoplasty complicated with Descemet membrane perforation. *Eur J Ophthalmol* 2013；23：164-170.

271) Anwar DS, Chu CY, Prasher P, Bowman RW, Mootha VV. Features of Urrets-Zavalia syndrome after descemet stripping automated endothelial keratoplasty. *Cornea* 2012；31：1330-1334.

272) Bhullar PK, Venkateswaran N, Kim T. Case Series of Urrets-Zavalia Syndrome After Descemet Membrane Endothelial Keratoplasty. *Cornea* 2021；40：652-655.

273) Holtmann C, Spaniol K, Geerling G. Urrets-Zavalia syndrome after Descemet membrane endothelial keratoplasty. *Eur J Ophthalmol* 2015；25：e75-77.

274) Spierer O, Lazar M. Urrets-Zavalia syndrome（fixed and dilated pupil following penetrating keratoplasty for keratoconus）and its variants. *Surv Ophthalmol* 2014；59：304-310.

275) Shimomura Y, Hosotani H, Kiritoshi A, Watanabe H, Tano Y. Core vitrectomy preceding triple corneal procedure in patients at high risk for increased posterior chamber pressure. *Jpn J Ophthalmol* 1997；41：251-254.

276) Higaki S, Fukuda M, Matsumoto C, Shimomura Y. Results of penetrating keratoplasty triple procedure with 25-gauge core vitrectomy. *Cornea* 2012；31：730-733.

277) Shimmura S, Ohashi Y, Shiroma H, Shimazaki J, Tsubota K. Corneal opacity and cataract：triple procedure versus secondary approach. *Cornea* 2003；22：234-238.

278) Wietharn BE, Driebe WT, Jr. Fitting contact lenses for visual rehabilitation after penetrating keratoplasty. *Eye Contact Lens* 2004；30：31-33.

279) Shimazaki J, Shimmura S, Tsubota K. Intraoperative versus postoperative suture adjustment after penetrating keratoplasty. *Cornea* 1998；17：590-594.

280) Richard JM, Paton D, Gasset AR. A comparison of penetrating keratoplasty and lamellar keratoplasty in the surgical management of keratoconus. *Am J Ophthalmol* 1978；86：807-811.

281) Sugita J, Kondo J. Deep lamellar keratoplasty with complete removal of pathological stroma for vision improvement. *Br J Ophthalmol* 1997；81：184-188.

282) Kawashima M, Kawakita T, Den S, Shimmura S, Tsubota K, Shimazaki J. Comparison of deep lamellar keratoplasty and penetrating keratoplasty for lattice and macular corneal dystrophies. *Am J Ophthalmol* 2006；142：304-309.

283) Manche EE, Holland GN, Maloney RK. Deep lamellar keratoplasty using viscoelastic dissection. *Arch Ophthalmol* 1999；117：1561-1565.

284) Anwar M, Teichmann KD. Deep lamellar keratoplasty：surgical techniques for anterior lamellar keratoplasty with and without baring of Descemet's membrane. *Cornea* 2002；21：374-383.

285) Dua HS, Faraj LA, Said DG, Gray T, Lowe J. Human corneal anatomy redefined：a novel pre-Des-

cemet's layer(Dua's layer). *Ophthalmology* 2013 ; 120 : 1778-1785.

286) Gorovoy MS. Descemet-stripping automated endothelial keratoplasty. *Cornea* 2006 ; 25 : 886-889.

287) Melles GR, Ong TS, Ververs B, van der Wees J. Descemet membrane endothelial keratoplasty (DMEK). *Cornea* 2006 ; 25 : 987-990.

288) Droutsas K, Lazaridis A, Papaconstantinou D, et al. Visual Outcomes After Descemet Membrane Endothelial Keratoplasty Versus Descemet Stripping Automated Endothelial Keratoplasty-Comparison of Specific Matched Pairs. *Cornea* 2016 ; 35 : 765-771.

289) Anshu A, Price MO, Price FW, Jr. Risk of corneal transplant rejection significantly reduced with Descemet's membrane endothelial keratoplasty. *Ophthalmology* 2012 ; 119 : 536-540.

290) Dapena I, Ham L, Netukova M, van der Wees J, Melles GR. Incidence of early allograft rejection after Descemet membrane endothelial keratoplasty. *Cornea* 2011 ; 30 : 1341-1345.

291) Tourtas T, Laaser K, Bachmann BO, Cursiefen C, Kruse FE. Descemet membrane endothelial keratoplasty versus descemet stripping automated endothelial keratoplasty. *Am J Ophthalmol* 2012 ; 153 : 1082-1090, e1082.

292) Hamzaoglu EC, Straiko MD, Mayko ZM, Sales CS, Terry MA. The First 100 Eyes of Standardized Descemet Stripping Automated Endothelial Keratoplasty versus Standardized Descemet Membrane Endothelial Keratoplasty. *Ophthalmology* 2015 ; 122 : 2193-2199.

293) Shimazaki J, Amano S, Uno T, Maeda N, Yokoi N, Japan Bullous Keratopathy Study G. National survey on bullous keratopathy in Japan. *Cornea* 2007 ; 26 : 274-278.

294) Nahum Y, Leon P, Mimouni M, Busin M. Factors Associated With Graft Detachment After Primary Descemet Stripping Automated Endothelial Keratoplasty. *Cornea* 2017 ; 36 : 265-268.

295) Busin M, Madi S, Santorum P, Scorcia V, Beltz J. Ultrathin descemet's stripping automated endothelial keratoplasty with the microkeratome double-pass technique : two-year outcomes. *Ophthalmology* 2013 ; 120 : 1186-1194.

296) Deng SX, Lee WB, Hammersmith KM, et al. Descemet Membrane Endothelial Keratoplasty : Safety and Outcomes : A Report by the American Academy of Ophthalmology. *Ophthalmology* 2018 ; 125 : 295-310.

297) Price FW, Jr., Price MO. Descemet's stripping with endothelial keratoplasty in 200 eyes : Early challenges and techniques to enhance donor adherence. *J Cataract Refract Surg* 2006 ; 32 : 411-418.

298) Kitzmann AS, Wagoner MD, Syed NA, Goins KM. Donor-related Candida keratitis after Descemet stripping automated endothelial keratoplasty. *Cornea* 2009 ; 28 : 825-828.

299) Allan BD, Terry MA, Price FW, Jr., Price MO, Griffin NB, Claesson M. Corneal transplant rejection rate and severity after endothelial keratoplasty. *Cornea* 2007 ; 26 : 1039-1042.

300) Ezon I, Shih CY, Rosen LM, Suthar T, Udell IJ. Immunologic graft rejection in descemet's stripping endothelial keratoplasty and penetrating keratoplasty for endothelial disease. *Ophthalmology* 2013 ; 120 : 1360-1365.

301) Li JY, Terry MA, Goshe J, Shamie N, Davis-Boozer D. Graft rejection after Descemet's stripping automated endothelial keratoplasty : graft survival and endothelial cell loss. *Ophthalmology* 2012 ; 119 : 90-94.

302) Kenyon KR, Tseng SC. Limbal autograft transplantation for ocular surface disorders. *Ophthalmology* 1989 ; 96 : 709-722 ; discussion 722-723.

303) Tsai RJ, Li LM, Chen JK. Reconstruction of damaged corneas by transplantation of autologous limbal epithelial cells. *N Engl J Med* 2000 ; 343 : 86-93.

304) Nishida K, Yamato M, Hayashida Y, et al. Corneal reconstruction with tissue-engineered cell sheets composed of autologous oral mucosal epithelium. *N Engl J Med* 2004 ; 351 : 1187-1196.

305) Inatomi T, Nakamura T, Koizumi N, Sotozono C, Yokoi N, Kinoshita S. Midterm results on ocular surface reconstruction using cultivated autologous oral mucosal epithelial transplantation. *Am J*

Ophthalmol 2006 ; 141 : 267-275.

306) Wollensak G, Spoerl E, Seiler T. Riboflavin/ultraviolet-a-induced collagen crosslinking for the treatment of keratoconus. *Am J Ophthalmol* 2003 ; 135 : 620-627.

307) Komai Y, Ushiki T. The three-dimensional organization of collagen fibrils in the human cornea and sclera. *Invest Ophthalmol Vis Sci* 1991 ; 32 : 2244-2258.

308) Meek KM, Tuft SJ, Huang Y, et al. Changes in collagen orientation and distribution in keratoconus corneas. *Invest Ophthalmol Vis Sci* 2005 ; 46 : 1948-1956.

309) Wollensak G. Crosslinking treatment of progressive keratoconus : new hope. *Curr Opin Ophthalmol* 2006 ; 17 : 356-360.

310) Mazzotta C, Jacob S, Agarwal A, Kumar DA. In Vivo Confocal Microscopy After Contact Lens-Assisted Corneal Collagen Cross-linking for Thin Keratoconic Corneas. *J Refract Surg* 2016 ; 32 : 326-331.

311) Kymionis GD, Diakonis VF, Kalyvianaki M, et al. One-year follow-up of corneal confocal microscopy after corneal cross-linking in patients with post laser in situ keratosmileusis ectasia and keratoconus. *Am J Ophthalmol* 2009 ; 147 : 774-778, 778 e771.

312) Mazzotta C, Balestrazzi A, Traversi C, et al. Treatment of progressive keratoconus by riboflavin-UVA-induced cross-linking of corneal collagen : ultrastructural analysis by Heidelberg Retinal Tomograph II in vivo confocal microscopy in humans. *Cornea* 2007 ; 26 : 390-397.

313) Wasilewski D, Mello GH, Moreira H. Impact of collagen crosslinking on corneal sensitivity in keratoconus patients. *Cornea* 2013 ; 32 : 899-902.

314) Kontadakis GA, Kymionis GD, Kankariya VP, Pallikaris AI. Effect of corneal collagen cross-linking on corneal innervation, corneal sensitivity, and tear function of patients with keratoconus. *Ophthalmology* 2013 ; 120 : 917-922.

315) Koppen C, Wouters K, Mathysen D, Rozema J, Tassignon MJ. Refractive and topographic results of benzalkonium chloride-assisted transepithelial crosslinking. *J Cataract Refract Surg* 2012 ; 38 : 1000-1005.

316) Spadea L, Salvatore S, Paroli MP, Vingolo EM. Recovery of corneal sensitivity after collagen crosslinking with and without epithelial debridement in eyes with keratoconus. *J Cataract Refract Surg* 2015 ; 41 : 527-532.

317) Koller T, Mrochen M, Seiler T. Complication and failure rates after corneal crosslinking. *J Cataract Refract Surg* 2009 ; 35 : 1358-1362.

318) Greenstein SA, Fry KL, Bhatt J, Hersh PS. Natural history of corneal haze after collagen crosslinking for keratoconus and corneal ectasia : Scheimpflug and biomicroscopic analysis. *J Cataract Refract Surg* 2010 ; 36 : 2105-2114.

319) Murchison CE, Petroll WM, Robertson DM. Infectious keratitis after corneal crosslinking : systematic review. *J Cataract Refract Surg* 2021 ; 47 : 1075-1080.

320) Salman A, Ali A, Rafea S, et al. Long-term visual, anterior and posterior corneal changes after crosslinking for progressive keratoconus. *Eur J Ophthalmol* 2022 ; 32 : 50-58.

321) Greenstein SA, Shah VP, Fry KL, Hersh PS. Corneal thickness changes after corneal collagen crosslinking for keratoconus and corneal ectasia : one-year results. *J Cataract Refract Surg* 2011 ; 37 : 691-700.

322) Dinh R, Rapuano CJ, Cohen EJ, Laibson PR. Recurrence of corneal dystrophy after excimer laser phototherapeutic keratectomy. *Ophthalmology* 1999 ; 106 : 1490-1497.

323) Chen M, Xie L. Features of recurrence after excimer laser phototherapeutic keratectomy for anterior corneal pathologies in North China. *Ophthalmology* 2013 ; 120 : 1179-1185.

324) Goldenhar M. Associations malformatives de l'oeil et l'oreille, en particulier le syndrome dermoide épibulbaire-appendices auriculaires-fistula auris congenita et ses relations avec la dysostose mandibulo-faciale. *J Genet Hum* 1952 ; 1 : 243-282.

325) Bogusiak K, Puch A, Arkuszewski P. Goldenhar syndrome : current perspectives. *World J Pediatr* 2017 ; 13 : 405-415.

326) Peters A. Ueber angeborene Decectbildung der Descemetschen Membran. *Klin Monbl Augenheilkd* 1906 ; 44 : 27-40.

327) Zaidman GW, Flanagan JK, Furey CC. Long-term visual prognosis in children after corneal transplant surgery for Peters anomaly type I. *Am J Ophthalmol* 2007 ; 144 : 104-108.

328) Bhandari R, Ferri S, Whittaker B, Liu M, Lazzaro DR. Peters anomaly : review of the literature. *Cornea* 2011 ; 30 : 939-944.

329) 小林正明，森重直行，守田裕希子，山田直之，小林元巳，園田康平. 近赤外光カメラを用いた角膜実質浮腫眼における虹彩形状評価. *日眼会誌* 2016 ; 120 : 110-113.

330) Maurice DM. The structure and transparency of the cornea. *J Physiol* 1957 ; 136 : 263-286.

331) Goldman JN, Benedek GB. The relationship between morphology and transparency in the nonswelling corneal stroma of the shark. *Invest Ophthalmol* 1967 ; 6 : 574-600.

332) Morishige N, Yamada N, Morita Y, Sonoda KH. Peters' anomaly imaged with an infrared anterior segment camera. *Clin Exp Ophthalmol* 2014 ; 42 : 391-392.

333) Howard RO, Abrahams IW. Sclerocornea. *Am J Ophthalmol* 1971 ; 71 : 1254-1258.

334) Kim YW, Choi HJ, Kim MK, Wee WR, Yu YS, Oh JY. Clinical outcome of penetrating keratoplasty in patients 5 years or younger : peters anomaly versus sclerocornea. *Cornea* 2013 ; 32 : 1432-1436.

335) Miyata K, Amano S, Sawa M, Nishida T. A novel grading method for superficial punctate keratopathy magnitude and its correlation with corneal epithelial permeability. *Arch Ophthalmol* 2003 ; 121 : 1537-1539.

336) Lee SH, Tseng SC. Amniotic membrane transplantation for persistent epithelial defects with ulceration. *Am J Ophthalmol* 1997 ; 123 : 303-312.

337) Webster RG, Jr., Slansky HH, Refojo MF, Boruchoff SA, Dohlman CH. The use of adhesive for the closure of corneal perforations. Report of two cases. *Arch Ophthalmol* 1968 ; 80 : 705-709.

338) Yin J, Singh RB, Al Karmi R, Yung A, Yu M, Dana R. Outcomes of Cyanoacrylate Tissue Adhesive Application in Corneal Thinning and Perforation. *Cornea* 2019 ; 38 : 668-673.

339) Solomon A, Meller D, Prabhasawat P, et al. Amniotic membrane grafts for nontraumatic corneal perforations, descemetoceles, and deep ulcers. *Ophthalmology* 2002 ; 109 : 694-703.

340) Morita Y, Morishige N, Yamada N, Ohta M, Sonoda KH, Nishida T. Recovery of the Corneal Stroma Associated With Rapid Reepithelialization Induced by the Fibronectin-Derived Peptide PHSRN in 2 Cases of Corneal Perforation Due to a Persistent Epithelial Defect. *Cornea* 2015 ; 34 : 1504-1507.

341) Friend J, Thoft RA. Functional competence of regenerating ocular surface epithelium. *Invest Ophthalmol Vis Sci* 1978 ; 17 : 134-139.

342) Thoft RA, Friend J. Biochemical transformation of regenerating ocular surface epithelium. *Invest Ophthalmol Vis Sci* 1977 ; 16 : 14-20.

343) Cher I. Ocular surface concepts : development and citation. *Ocul Surf* 2014 ; 12 : 10-13.

344) Lavker RM, Sun TT. Epidermal stem cells : properties, markers, and location. *Proc Natl Acad Sci U S A* 2000 ; 97 : 13473-13475.

345) Ruan Y, Jiang S, Musayeva A, Pfeiffer N, Gericke A. Corneal Epithelial Stem Cells-Physiology, Pathophysiology and Therapeutic Options. *Cells* 2021 ; 10.

346) Morishige N, Takagi Y, Chikama T, Takahara A, Nishida T. Three-dimensional analysis of collagen lamellae in the anterior stroma of the human cornea visualized by second harmonic generation imaging microscopy. *Invest Ophthalmol Vis Sci* 2011 ; 52 : 911-915.

角膜テキスト臨床版
―症例から紐解く角膜疾患の診断と治療―

2024 年 9 月 10 日　第 1 版第 1 刷発行（検印省略）

著　者　　輝　夫行　直　郎憲　西　森　近　福　田　重　間　田　輝　直　泰　一

著　者　　西　田　輝　夫
　　　　　森　重　直　行
　　　　　近　間　泰　一
　　　　　福　田　　　憲

発行者　　末　定　広　光

発行所　　株式会社 全日本病院出版会
　　　　　東京都文京区本郷 3 丁目 16 番 4 号 7 階
　　　　　郵便番号 113-0033　電話 (03) 5689-5989
　　　　　　　　　　　　　　　 FAX (03) 5689-8030
　　　　　郵便振替口座　00160-9-58753
　　　　　印刷・製本　三報社印刷株式会社

©ZEN-NIHONBYOIN SHUPPAN KAI, 2024.

・本書に掲載する著作物の複製権・翻訳権・上映権・譲渡権・公衆送信権
　（送信可能化権を含む）は株式会社全日本病院出版会が保有します．
・ JCOPY ＜（社）出版者著作権管理機構 委託出版物＞
　本書の無断複写は著作権法上での例外を除き禁じられています．複写さ
　れる場合は，そのつど事前に，（社）出版者著作権管理機構（電話 03-
　5244-5088，FAX 03-5244-5089，e-mail：info@jcopy.or.jp）の許諾を得て
　ください．
　本書をスキャン，デジタルデータ化することは複製に当たり，著作権法
　上の例外を除き違法です．代行業者等の第三者に依頼して同行為をする
　ことも認められておりません．

定価はカバーに表示してあります．
ISBN　978-4-86519-826-3　C3047